AF509452

# SUITE

## DE LA

# MATIÉRE MÉDICALE
# DE M. GEOFFROY,

Par M. ***, Docteur en Médecine.

## TOME TROISIEME.

### SECTION II.

## DES PLANTES DE NOTRE PAYS.

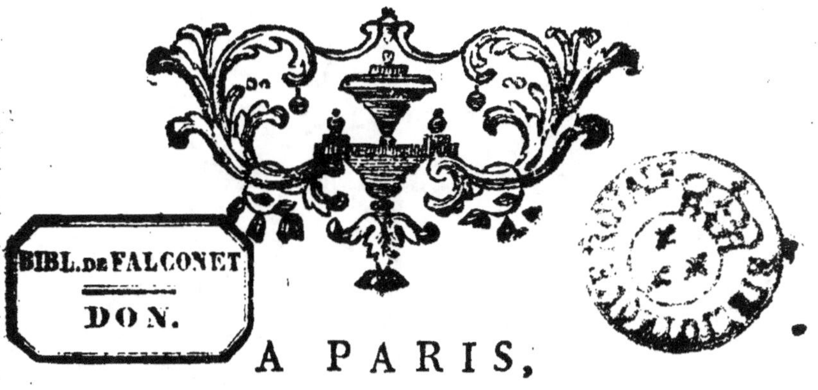



## A PARIS,

Chez
{
G. Cavelier, Pere, rue S. Jacques.
Desaint & Saillant, rue S. Jean de Beauvais.
Le Prieur, rue S. Jacques.

## M. DCC. L.

### AVEC PRIVILEGE DU ROY.

# SUPPLEMENT AU TRAITÉ
## DE LA
# MATIÉRE MÉDICALE
## DE M. GEOFFROY.

*SUITE DE LA SECTION II.*
## DES PLANTES INDIGENES,
*dont on se sert en Médecine.*

## SECALE.

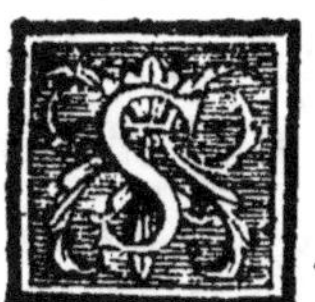

SEIGLE ou Ségle ; *Secale* ; Offic. *Secale hybernum vel majus*, C. B. P. 23. Inst. R H. 513. *Secale*, J. B. 2. 416. Ger. Raii Hist. 1241. *Rogga sive Secale Plinii*, Dod. Pempt. 499. *Siligo*, Brunf. Ruell. Lon. *Olyra*, Cord. *Tipha Cerealis*, & *Tipha Theophrasti*, Port. *Secale vulgatius*, Park. *Farrago*, Fuchs. Lob. Tabern. *Briza, seu Triticum secundum*, Quorumd.

A ij

Sa racine eſt annuelle, garnie de fibres déliées. Elle pouſſe pluſieurs tiges ou tuyaux à la hauteur d'un homme, & méme plus hauts, droits, fermes, plus gréles que ceux du froment, garnis de quatre à cinq nœuds, & d'un petit nombre de feuilles longues & étroites qui ſont rougeâtres quand elles ſortent de terre. Ses fleurs naiſſent aux ſommités des tiges par paquets, compoſées de pluſieurs étamines capillaires jaunes à ſommets oblongs, & rangées en épis. Quand ces fleurs ſont paſſées il leur ſuccède des grains oblongs, preſque cylindriques, gréles, nuds, de couleur brune en dehors, blancs & farineux en dedans. Les épis de Seigle ſont plus longs, plus applatis que ceux du froment, barbus. On cultive cette Plante preſque par-tout, mais principalement dans les terres maigres, legères, ſablonneuſes ; on la ſéme au commencement de l'Hyver ou en Automne, ſeule, ou mêlée avec le froment preſque en quantité égale ; & ce mêlange s'appelle *Meteil* ; elle fleurit ordinairement en Mai. Le Seigle monte en épi un mois plutôt que le froment ; auſſi dit-on communément que le mois d'Avril ne ſe paſſe jamais ſans épi de Seigle, &

le mois de Mai sans épi de Froment.
Le Seigle tient sans contredit le premier rang entre les bleds après le Froment, & il est plus souvent employé en qualité d'aliment qu'en qualité de médicament.

*Gaspard Bauhin* & quelques autres Botanistes après lui, ont distingué deux espèces de Seigle, un Seigle plus grand ou d'Hyver, & un autre plus petit ou de Printemps, parce qu'au lieu que le premier se séme en Automne comme le Froment, le dernier ne se séme qu'au Printemps comme l'Orge : mais ces deux Seigles ne semblent différer que par le temps de la semaille & par les accidens qui en sont les suites.

Le Seigle contient beaucoup d'huile & de sel essentiel. C'est une espéce de Bled dont les Montagnards & les peuples Septentrionaux se servent ordinairement pour faire du pain. Nous l'employons aussi, mais non pas si souvent que le Froment ; on le mêle quelquefois avec celui-ci, pour donner au pain un certain goût qui plaît à plusieurs personnes, & pour le tenir plus longtemps frais : il ne nourrit pas tant que le Froment, & même il ne convient qu'aux estomacs robustes & vigoureux;

A iij

car il charge ce viſcère , & paſſe plus
difficilement , ſi la farine en eſt pure ,
que ſi elle eſt mêlée avec le ſon : il trouble les entrailles , engendre des vents ,
& cauſe quelquefois des tranchées : ainſi il ne convient point aux perſonnes
délicates , & dont l'eſtomac fait mal
ſes fonctions. A l'égard des perſonnes
robuſtes, dont le ventre eſt pareſſeux,
il peut leur être très-bon, parce qu'il eſt
émollient , & qu'il tient le ventre libre :
On le dit encore utile à ceux qui ſont
ſujets aux Hémorrhoides , à la migraine , & aux palpitations de cœur.

Il y a des gens qui font rôtir le Seigle,
comme on fait le Caffé , & qui s'en ſervent de la même maniére après l'avoir
réduit en poudre ; cette boiſſon les
échauffe moins ; mais elle n'a ni les
qualités , ni l'agrément du Caffé.

Le Son de Seigle eſt émollient ; ſa décoction , à laquelle on ajoûte un peu de
ſucre , eſt propre pour adoucir les âcretés de la Poitrine : mais on s'en ſert plus
communément dans les lavemens.

Quant à ſon uſage extérieur, la farine de Seigle eſt une de celles qu'on ſub-
ſtitue aux quatre farines réſolutives ;
elle a à peu près les mêmes vertus que
celle de l'Orge. Le cataplaſme de fari-

ne de Seigle avec le miel & un jaune d'œuf eſt adouciſſant, réſolutif, & avance la ſuppuration des tumeurs ; on l'applique ordinairement ſur les mammelles pour le lait grumelé. Cette même farine mêlée avec parties égales de celle de Froment, enfermée dans un linge ; & appliquée ſur le front calme la douleur de tête & le délire, ſur-tout ſi l'on y ajoûte les ſommités d'Abſinthe ; elle guérit auſſi l'Eréſipéle. Son eau diſtillée, ſuivant *Simon Paulli*, eſt très-bonne contre la ſurdité, & la croûte de pain de Seigle rôtie eſt propre pour nettoyer les dents.

Il naît en certaines années pluvieuſes & humides dans les épis de Seigle, des grains qui ſont plus longs que les autres, noirs en dehors & blanchâtres en dedans, gâtés par le brouillard & comme dégénérés ; ils n'ont pourtant point de mauvais goût ; on les appelle *Ergot* en Sologne, que quelques-uns prétendent avoir été nommée *Solonia*, comme qui diroit *Secalonia*, à cauſe que c'eſt un pays à Seigle ; & en Gâtinois *Bled cornu*, eu égard à leur figure. C'eſt ce que les Auteurs de Botanique appellent *Orga Secale luxurians, Secalis mater, Clavi Siliginis*. Cet Ergot ſemé ne lève point ; ce qui eſt fort naturel, & en même temps heureux. Ce n'eſt que dans le Seigle que ſe trouve l'Ergot ; c'eſt une eſpèce de monſtre , qui d'ail-leurs eſt très-nuiſible. Il fait dans le pain, quand il s'y rencontre en une certaine quantité , un effet des plus terribles ; car pluſieurs de ceux qui en ont mangé, ſont attaqués d'une maladie approchan-te de celle qu'on appelle *mal de S. Antoi-ne.* Il porte par tout le corps une maniè-re de gangrène ſéche , qui ſe manifeſte d'abord aux extrêmités ; ſur-tout des pieds , les membres ſe corrompent par dégrés ; ils deviennent livides , noirs, d'une odeur inſupportable ; ils ſe déta-chent , même dans les jointures , à peu près comme ſi l'on quittoit une jambe de bois , & tombent l'un après l'autre, en ſorte qu'il ne reſte quelquefois plus que le tronc , qui ſurvit encore quel-que temps à la perte des extremités. Les remèdes , tant internes qu'externes, ne peuvent arrêter le cours de ce mal horrible , à moins qu'ils ne ſoient appli-qués de bonne heure : mais dans les commencemens quelques ſaignées & purgations , des cordiaux & un bon ré-gime de vivre tirent ordinairement les Malades d'affaire ; ou du moins ces

Malades en font quittes pour perdre quelques doigts des pieds ou des mains. On prétend que l'Ergot ne produit ces triftes effets, que l'orfqu'on fait du pain de ce mauvais Seigle auffi-tôt après la moiffon; mais que lorfqu'il a paffé l'hiver, & qu'il a fué, il n'y a plus rien à en craindre. Cela eft affez vraifemblable, & l'on trouve dans les *Ephémérides d'Allemagne, Décurie III. années VII. & VIII. page* 52. une obfervation du Docteur *Bautzmannus*, qui appuye ce fentiment. Cet Auteur affûre que plufieurs perfonnes ayant mangé du pain de Seigle ainfi dégénéré & nouvellement moiffonné s'étoient trouvés attaqués fubitement de vertiges, de douleurs de tête, d'enflures de vifage, & de grandes envies de vomir; ce qu'on attribua avec raifon à ce Seigle mêlé d'Ergot, qui n'ayant pas eu le temps de fe deffecher avoit porté dans le fang fon mauvais caractére. Il eft donc étonnant qu'après des effets auffi terribles on puiffe trouver quelques propriétés à cet Ergot: cependant *Gafpard Bauhin* le recommande comme un très bon remède pour diminuer le flux exceffif des vuidanges.

Prenez du Son de Seigle lavé, une

A v

poignée ; autant de feuilles de
Mauve.

Faites bouillir le tout dans une suffisante quantité d'eau, que vous réduirez à une livre.

Ajoûtez à la colature du miel violat,
deux onces ; pour un lavement
émollient.

Prenez du Son de Seigle lavé , une
poignée ; des feuilles de Bardane,
une demi-poignée ; de l'urine d'u-
ne personne saine , une chopine.

Faites bouillir le tout, & réduisez-le
en consistance de cataplasme, pour
appliquer sur les Loupes , le renouvellant soir & matin.

Prenez de la farine de Seigle , une demi-livre ; six jaunes d'œufs.

Mêlez le tout avec une suffisante quantité de Miel commun , pour un cataplasme contre les gersures des
mammelles.

---

## SEDUM.

### *Joubarbe.*

QUOIQUE toutes les différentes espèces de Joubarbe puissent s'em-

ployer pour l'usage de la Médecine , on n'employe néanmoins ordinairement dans les boutiques que les trois suivantes dont nous allons parler.

La grande Joubarbe ; *Sempervivum , seu Jovis Barba* , Offic. *Sedum majus vulgare* , C. B. P. 283. J. B. 3. 687. Inst. R. H. 262. Park. Raii Hist. 687, *Sempervivum majus* , Ger. *Sedum vulgare* , Clus. Hist. 63. Eyst. *Sedum majus*, Fuchs. Matth. Card. Tabern. Gesn. Column. *Aizoon magnum* , Dioscor. *Aizoon , sive Sempervivum majus* , Lob. Camer. Hort. Thal. Lugd. Hist. *Sempervivum tectorum majus* , Rupp. Jan. 132. *Sempervivum foliis radicalibus carnosis , Caulinis imbricatis menbranaceis , Corymbo racemoso reflexo* , Linn. Hort. Cliff 179. *Aizoon majus legitimum , Sedum primum sive magnum , Sempervivum majus crenatum myrtifolium , Aithales seu Sempervivens , Jovis Caulis , Pamphanes , Chrysospermum , Aichryson , Holochryson , Chrysitis , Protogonon* , Quorumd.

Sa racine est petite & fibreuse. Elle pousse plusieurs feuilles oblongues , grosses, grasses, pointues, charnues pleines de suc, attachées contre terre à leur racine, toujours vertes , rangées circulairement & comme disposées en rose ,

A vj

convéxes en dehors , applaties en dedans , tant ſoit peu velües en leurs bords. Il s'éléve de leur milieu une tige à la hauteur d'un pied ou plus haute , droite , aſſez groſſe , rougeâtre , moëlleuſe , revétue de feuilles ſemblables à celles d'en bas , mais plus étroites & plus pointues , qui la rendent comme écailleuſe : cette tige ſe diviſe vers ſa ſommité en quelques rameaux refléchis qui portent une ſuite de fleurs à cinq pétales ou feuilles diſpoſées en roſe , ou étoilées , de couleur purpurine , avec dix étamines à ſommets arrondis. Lorſque ces fleurs ſont paſſées , il leur ſuccède des fruits compoſés de pluſieurs graines ramaſſées en maniére de têtes , & remplies de ſemences fort menues. Cette plante croît ſur les vieux murs , ſur les toits des maiſons ou chaumiéres; elle fleurit après le ſolſtice d'Eté , & ſa tige ſe ſéche en Automne , quand la graine eſt mûre.

La grande Joubarbe donne par l'Analyſe chymique beaucoup d'acide , beaucoup de terre , & fort peu de ſel volatil concret. Il y a apparence qu'elle contient un ſel approchant de l'Alun mélé avec un peu de ſel ammoniac; car le ſuc de cette Plante évaporé laiſſe exhaler

une odeur urineuse, qui indique la pré-
fence du fel ammoniac. La Joubarbe eft
rafraîchiffante, déterfive, aftringente,
réfolutive, & méme répercuffive. Son
ufage eft intérieur. On donne quatre
onces de fon fuc dans les fièvres intermittentes qui n'ont point de froid marqué, ce Remède convient aux fièvres
lentes, hectiques, fi on le mêle avec un
bouillon aux Ecreviffes & aux Tortues.
*Boerhaave* dans fon *Hiftoire des Plantes du
jardin de Leyde*, recommande beaucoup
les feuilles de grande Joubarbe mondées
de leur peau & macérées dans de l'eau
pour les fièvres ardentes, les inflammations qui menacent de gangréne, pour
les fuppurations de l'eftomac & des inteftins ; enfin pour tous les cas où la
chaleur eft portée à un dégré exceffif.
Dans quelques contrées d'Afrique on
guérit la dyfenterie en faifant prendre
au Malade dix onces du fuc de cette
Plante ; ce qui eft très-probable, parce que ce remède étant incraffant &
rafraîchiffant émouffe & tempére la caufticité de la Bile & dés liqueurs âcres
qui fe dégorgent dans le canal inteffi-
nal, & qui le corrodent intérieurement.
On peut fe fervir également dans tous

ces cas de son eau distillée à la dose de
quatre à six onces.

Quant à l'usage extérieur de cette
plante, on employe communément ses
feuilles dans l'inflammation des Hémorrhoïdes ; on en fait un Onguent avec le
Beurre frais, dans lequel on les fait
cuire en certaine consistance. On applique ces mèmes feuilles mondées de
leur peau sur les cors des pieds, & sur les
endroits attaqués de la goute : mais ici
l'usage de cette plante demande quelque circonspection ; car comme elle est
répercussive, il est dangereux de l'appliquer d'abord, lorsque l'inflammation est considérable. Dans l'Esquinancie, on fait avec succès gargariser le
Malade avec son eau distillée, l'on applique sur la gorge des Ecrevisses de
rivière pilée avec ses feuilles. On se sert
aussi du gargarisme du suc d'Ecrevisses
& de Joubarbe pilées ensemble ; ce suc
peut-être quelquefois employé en injection dans les descentes de Matrice,
& dans les ulcères profonds & caver-
neux. Le suc de Joubarbe mêlé avec de
l'huile de noix, & battus ensemble, est
excellent pour la brûlure & l'Erésipéle : mais il faut y ajoûter une quatrié-

me partie d'esprit de vin. Toute la plante pilée & appliquée en cataplasme sur
le front calme les douleurs de tête &
les délires qui accompagnent les fiévres
ardentes. On trouve dans les *Ephémérides d'Allemagne , Décurie III année V.
& VI* une observation du Docteur *Lu-
dovic Apinus* , qui raconte qu'un homme ayant un ulcère à la jambe depuis
plus d'un an , qui rendoit beaucoup de
matières purulentes & ichoreuses , &
auquel il avoit prescrit plusieurs remèdes , mais sans succès , il lui conseilla
enfin de saupoudrer son ulcère avec la
poudre des feuilles de grande Joubar-
de dessechée ; ce qui le guérit & le ci-
catrisa dans l'espace de vingt-quatre
heures au grand étonnement du Médecin de trouver tant de vertu dans un
Remède aussi simple.

M. *Tournefort* assûre que rien n'est
meilleur pour les chevaux fourbus, que
de leur faire boire une chopine du suc
de cette plante.

Les feuilles de grande Joubarbe entrent dans l'Onguent mondificatif d'A-
che & dans l'Onguent *Populeum* ; de la
Pharmacopée de Paris.

Prenez du suc de grande Joubarbe,
& de l'eau-rose , de chacun trois

onces , du sucre de Saturne , une
demi-gros; du syrop de Roses séches , une once.

Mélez le tout pour un gargarisme dans
l'Esquinancie.

Prenez des feuilles de Morelle , de
Laitue & de Plantain , de chacune
une poignée ; des feuilles de grande Joubarbe , une demi-poignée.

Faites bouillir le tout dans une suffisante quantité d'Oxycrat ; ensuite
ajoûtez-y de la farine de Fénugrec ,
trois onces ; de l'huile Rosat , deux
onces.

Pour un cataplasme répercussif.

Prenez des eaux de Laitues & de
grande Joubarbe , de chacune
deux onces ; de l'eau de Fray de
grenouilles , & du syrop de Ne-
nuphar , de chacun une once.

Mélez le tout pour un Julep rafraîchissant.

Prenez des eaux de Plantain , & de
Fray de grenouilles , de chacune
une once & demie; du suc de grande Joubarbe , deux onces ; de l'huile d'Amandes douces , une once ;
du syrop Diacode , six gros.

Mélez le tout pour un Julep anodyn
convenable dans la dysenterie &

contre les érofions de l'eftomac &
du canal inteftinal.

Prenez du fuc de grande Joubarbe,
   quatre onces ; de la litharge, une
   once ; deux jaunes d'œufs.

Agitez le tout long-temps dans un
   mortier de plomb avec un pilon de
   même métail.

Coulez la liqueur par un linge clair,
   pour vous en fervir en injection
   dans les ulcères de l'uréthre & de
   la Matrice.

Prenez du fuc de grande Joubarbe,
   quatre onces : de l'huile de noix,
   deux onces.

Battez le tout enfemble dans un
   mortier de marbre, ou de pierre.

Ajoûtez-y enfuite de l'efprit de vin,
   une once.

Trempez dedans une compreffe, que
   l'on appliquera fur l'Eréfipéle, ou
   fur les brûlures, & qu'on renouvellera, lorfqu'ils feront fecs.


La petite Joubarbe, la Trique-Madame ou Tripe-Madame ; *Vermicularis,
feu Craffula minor*, Offic. *Sedum minus
teretifolium album*, C. B. P. 283. Inft.
R. H. 262. Raii Hift. 1040. *Sedum minus, folio longiufculo tereti, flore candido,*

J. B. 3. 690. *Vermicularis , crassula minor Officinarum , & illecebra major,* Lob. icon. 377. *Sedum minus Officinarum ,* Ger. *Vermicularis flore albo ,* Park. *Sempervivum minus album ,* Brunf. *Sempervivum fæmina ,* Camer. Hort. *Aizoon minus Matthirli ,* Lugd. Hift. 1129. *Aizoon minus fæmina ,* Fuchf. *Sedum minus vulgare album ,* Gefn. Hort. *Semperviva minor , dicta vermicularis ,* Anguill. *Sedum foliis oblongis obtufis teretiufculis feffilibus patentibus , panicula ramofa ,* Linn. Hort. Cliff. 177. *Sedum minus teres , Aizoon minus flore albo , Sempervivum minus alterum floribus candidus , Sempervivum fecundum vermicularis foliis , Vermicularis fæmina , cauda muris vulgò ,* Quorumd.

Sa racine eft menue , fibrée. Elle pouffe plufieurs tiges longues à peu près comme la main , dures , ligneufes , rougeâtres. Ses feuilles font longuettes , rondes , charnues , fucculentes , vermiculaires ou femblables aux vers gras des fromages qui fe pourriffent , difpofés alternativement le long des tiges , aux fommités defquelles naiffent des fleurs comme en ombelles ou bouquets , blanches , compofées chacune de cinq feuilles difpofées en rofes , avec plufieurs étamines à fommets purpurins. Lorfque ces fleurs font paffées , il leur fuccède des petits fruits compofés de plufieurs guaînes ramaffées en tête , & remplies de femences fort menues. Cette plante croît fur les murailles , fur les toits des maifons , aux lieux expofés au Soleil ; elle fleurit en Eté.

La Trique-Madame contient beaucoup de phlegme , de l'huile , & peu de fel ; elle a un goût d'herbe ftyptique falé , & rougit affez le papier bleu ; ce qui indique un fel approchant de l'Alun : mais ce fel , eft mêlé avec un peu de fel ammoniac , affez de fouphre , & beaucoup de phlegme. Ces principes rendent cette plante aftringente & rafraîchiffante ; elle tempère l'ardeur de l'eftomac ; ce qui la fait employer quelquefois en falade : quoique plufieurs Médecins n'en confeillent pas l'ufage intérieur , cependant on n'en voit pas de mauvais effets ; & comme elle paroît convenir de qualités avec la grande Joubarbe décrite ci-deffus , nous croyons qu'on peut la lui fubftituer dans l'occafion.

Les racines les feuilles & le fuc de la Trique-Madame entrent dans l'em-

plâtre *Diabotanum* , & les feuilles dans
l'onguent *Populeum* de la Phamacopée
de Paris

> Prenez du suc de Trique-Madame ;
> huit onces.

> Partagez-les en quatre doses à don-
> ner de six heures en six heures ,
> mêlées avec de l'eau , ou du vin ,
> ou du bouillon, dans le délire &
> dans la Phrénésie , en continnant
> pendant quelques jours.

La Vermiculaire âcre ou brûlante ;
le pain d'Oiseau ; *illecebra minor* , Offic.
*Sempervivum minus vermiculatum acre* ,
C. B. P. 283. *Sedum parvum acre , flore
luteo* , J. B. 3. 694. Inst. R. H 263.
Raii Hist. 1041. *Vermicularis , sive illecebra minor acris* , Ger. *Illecebra minor ,
sive sedum tertium Dioscoridis* , Park. *Illecebra , sive Sempervivum tertium* , Dod.
*Sempervivum minimum , sive illecebra* ,
Lob. *Aizoon acre* , Cord. *Aizoon minimum repens tertium Dioscoridis* , Lugd.
Hist. 1130. *Sedum minus Causticum*, Clus.
Hist. 61. Eyst. *Sedum foliis subovatis ad-
nato sessilibus gibbi erectiusculis alternis
racemo triplici* , Linn. Hort. Cliff. 177.
*Illecebra minor foliis crassiusculis , Vermi-
culata acuta , Aizoon minus fervidi gustûs.*

*Jedum minimum acre , sedum parvum urens , sedi tertium genus non sempervi-rens , Uva judaïca vel felium uva , Piper murorum seu murale.* Quorumd.

Sa racine est petite , fibreuse. Elle pousse plusieurs tiges basses , courtes , menues. Ses feuilles sont fort petites , un peu épaisses , grasses , pointues , triangulaires , remplies de suc. Les tiges portent en leurs sommités de petites fleurs jaunes en étoiles à cinq feuilles , avec plusieurs étamines à sommets de même couleur dans leur milieu. Lorsque ces fleurs sont passées, il leur succède de petits fruits composés de plusieurs guaînes ramassées en maniére de tête , & remplies de semences fort menues. Cette plante croît presque par-tout suspendue par ces racines ou couchée sur les vieux murs , sur les toits des maisons basses ou des chaumières à la campagne , ou aux autres lieux pierreux , arides , mousseux ; elle fleurit en Juin. Son goût est piquant , chaud & brûlant ; ce qui lui fait donner le nom de *Poivre de Murailles.* Quand sa graine est mûre , la plante se séche , & périt l'hiver.

La Vermiculaire brûlante est réellement d'un goût fort âcre & fort piquant. Il semble , suivant M. *Tournefort* dans son *Histoire des Plantes des environs de Paris* , que la partie acide du sel naturel de la terre ait laissé échapper dans sa tissure un sel corrosif , approchant de la nature de l'Esprit de nitre enveloppé & adouci par du souphre. *Etmuller* nous donne cette plante pour un des meilleurs remèdes Antiscorbutiques simples qu'on ait dans la Médecine : le sel âcre dont elle abonde , est excellent pour déterger les gencives ulcèrées des Scorbutiques. Le même Auteur remarque que son suc pris intérieurement picote tellement l'estomac , qu'il excite à vomir ; ce qui donne lieu , dit-il , à plusieurs Médecins de l'ordonner dans les fiévres intermittentes & continues chroniques causées le plus souvent , ou entretenues par un amas de matiéres dans les premières voyes , qui étant évacuées par un vomissement salutaire emportent la maladie ; mais il faut éviter de se servir de ce reméde , lorsqu'il y a beaucoup de chaleur , & qu'on n'est pas assûré d'une saburre présente dans l'estomac. *Boerhaave* dans son *Traité des Plantes du jardin de Leyde* , dit avoir connu un charlatan qui donnoit deux onces du

fuc de cette plante dans du lait , ou de
la Bierre , pour guérir la fiévre quarte ,
l'hydropifie , & d'autres maladies chroniques , & qu'il réuffiffoit très bien en
faifant vomir copieufement , lorfqu'il
n'y avoit point de chaleur : mais que
dans ce dernier cas il faifoit beaucoup
de mal , & avoit les fuites les plus fu-
neftes : ainfi il faut être bon Médecin
pour le donner avec fureté. *Boerhaave*
à qui l'on ne refufera pas cette qualité,
avoue qu'il n'ofoit le donner intérieurement à caufe de la grande âcreté du
remède : cependant il fait excepter le
fcorbut , contre lequel cette plante paroît avoir une propriété merveilleufe.
On trouve à ce fujet dans les *Ephémérides d'Allemagne, Décurie premiére années
VI. & VII. pag. 33.* une obfervation
du Docteur *Bernard Below* , qui expofe en détail la Méthode avec laquelle il
avoit employé cette plante fur un grand
nombre de foldats fcorbutiques qu'il
avoit prefque tous guéris. Il faifoit
pour cela bouillir huit poignées de
cette plante lavée & mondée dans huit
livres de Bierre dans un vaiffeau couvert , & réduifoit le tout a moitié. Il
donnoit tous les matins à jeun trois ou
quatre onces tiédes de cette décoction

ou de deux jours l'un , fuivant la force
des fujets ; ce qui procuroit un vomiffement abondant , & ceux qui vomif-
foient le plus & avec le plus de facilité
étoient les premiers guéris.

Pour les gencives ulcérées & l'ébran-
lement des dents , il employoit un gargarifme de cette même décoction , à
laquelle il ajoûtoit l'Alun crud & le
Miel rofat en plus ou moins grande
quantité , fuivant l'éxigence du cas , &
l'on fe fervoit plufieurs fois le jour de
ce gargarifme tiéde. Pour les ulcères
des jambes , outre l'ufage interne de
la décoction , il en fomentoit les ulcères , & appliquoit deffus en cataplafme
la plante cuite deux fois dans de la
Bierre.

Il affûre enfin avoir guéri plus de
cinquante Malades de rétréciffement de
nerfs & de tendons fi confidérable que
le talon touchoit au jarret fans pouvoir
s'étendre , par cette feule décoction
prife pendant quelques jours & accom-
pagnée de fréquentes Lotions fur ces
tendons , & d'un cataplafme de toute
la plante cuite & exprimée ; ce qui fe
continuoit jufqu'à la guérifon.

Il paroît par ces expériences bien
détaillées & faites fur un grand nombre

bre de Malades, qu'on peut employer utilement cette plante dans les affections fcorbutiques qui ne font pas accompagnées d'une grande chaleur , dans lefquelles le fang n'eft pas fondu , & lorfqu'il a précédê une nourriture qui tourne facilement à l'aigre ; car dans le cas contraire nous croyons que ce remède pourroit faire du mal , en précipitant la fonte du fang , & qu'il vaudroit mieux s'en abftenir.

---

## SENECIO.

SENEÇON ou Seneffon ; *Senecio .* Offic. *Senecio minor vulgaris*, C. B. P. 131. Inft. R. H. 456. *Senecio vulgaris , five Erigeron* , J. B. 2. 1041. *Senecio , five Erigeron* , Lob. icon. 225. *Senecio vulgaris* , Park. Raii Hift. 290. *Erigeron* , Ger. *Verbena fæmina* , Brunf. *Senecio , five Herbulum* , Trag. 285. *Senecio foliis pinnato-finuatis amplexicaulibus , floribus nudis fparfis* , Van-Roy , Flor. Leyd. Prodr. 165. *Senecio foliis pinnatifidis denticulatis , laciniis æqualibus patentiffimis , rachi lineari* , Linn. Hort. Cliff. 406. *Erigerum minus , Acanthis , Carduncellus qui omnium menfium flos*

*Tome III.*                                             B

*vulgò , herba petrella , Senecium , Pappm
vel herba Pappa ,* Nonnull.

Sa racine eft petite , fibrée , blanchâtre. Elle pouffe une ou plufieurs
tiges à la hauteur d'environ un pied ,
rondes , canelées , creufes en dedans ,
qulquefois rougeâtres , rameufes , velues dans de certains endroits , expofés au Soleil , revêtues de feuilles oblongues , découpées , dentelées , rangées
alternativement , attachées par une bafe affez large fans queues , terminées
par une pointe obtufe , de couleur verte obfcure. Les fommités de la tige &
des rameaux portent des fleurs en bouquet , compofées chacune de plufieurs
fleurons jaunes difpofés en étoiles &
foutenues par un calice d'une feule piéce , avec cinq petites étamines à fommets cylindriques dans leur milieu.
Après que les fleurs font tombées , il
leur fuccède plufieurs graines ovales
couronnées d'aigrettes longues, qui forment toutes enfemble une tête blanche.
Cette plante qui n'a point d'odeur re-
marquable , croît partout dans les
champs , le long des chemins, dans les
vignes , dans les jardins , aux endroits
fablonneux & expofés au Soleil ; elle
fe reproduit continuellement , & refte

verte toute l'année : elle fleurit dans toutes les saisons, même en Hiver, & est déja vieille au Printemps ; d'où lui vient le nom d'*Erigeron*.

Le Seneçon a un goût d'herbe qui tire un peu sur l'acide ; il rougit assez le papier bleu. Par l'Analyse chymique, outre plusieurs liqueurs acides, il donne beaucoup d'huile & de terre, nul sel volatil concret, mais un peu d'esprit urineux ; ce qui fait conjecturer que le sel de cette plante approche de celui du Corail, mais qu'il y est enveloppé de beaucoup de souphre, & mélé avec un peu de sel ammoniac. Le Seneçon est émollient, adoucissant, résolutif ; on s'en sert interieurement & extérieurement. M. *Tournefort* assûre, dans son *Histoire des Plantes des environs de Paris* ; que son suc donné à la quantité de deux onces fait mourir les vers ; ce que *Rai* confirme par l'usage qu'ont les Maréchaux en Angleterre de donner ce même suc aux chevaux qui ont des vers, & de les guérir par ce moyen : cependant *Tragus* n'approuve pas l'usage intérieur du Seneçon : mais on ne voit pas trop surquoi il se fonde. Plusieurs Médecins au contraire assûrent que son suc mêlé avec la Bierre, ou sa

décoction mêlée avec le miel & les Raisins de corinthe, purge affez doucement
par haut, & que ce remède eft utile dans
la jauniffe, les intempéries du foye, les
fleurs blanches, & même dans le vomiffement & le crachement de fang. On
affûre que l'eau diftillée de Seneçon
fait paffer les fleurs blanches. *Boerhaave*
recommande le fuc mêlé avec de l'O-
xycrat en gargarifme contre les inflammations du gofier. L'emploi le plus ordinaire de cette plante eft de la faire
entrer dans la décoction des lavemens
émollients.

Quant à fon ufage extérieur, on fe
fert du Seneçon dans les cataplafmes
qu'on ordonne pour avancer la fuppuration des tumeurs, pour la goute,
pour les Hémorrhoïdes, pour diffiper le
lait grumelé dans les mammelles ; il
faut faire bouillir cette plante dans du
lait, ou bien la frire avec du Beurre
frais, & l'appliquer en cataplafme.

Les feuilles de Seneçon entrent dans
la décoction émolliente pour les lavemens de la Pharmacopée de Paris.

Prenez des feuilles de Seneçon, de
Mauve & de Bouillon-blanc, de
chacun une poignée.

Faites-les bouillir dans une pinte de

lait, & autant d'eau commune, jufqu'à la réduction de trois chopines.

Trempez-y un morceau de flannelle, que vous exprimerez enfuite fortement, & que vous appliquerez fur la partie douloureufe & menacée d'inflammation.

Prenez des feuilles de Mauve, de Mercuriale, de Pariétaire, & de Seneçon, de chacune une demi-poignée.

Faites-les bouillir dans deux livres d'eau commune à la réduction de moitié.

Coulez enfuite la liqueur par un linge ; pour un lavement émollient.

---

## SERPYLLUM.

### *Serpolet.*

TOUTES les efpèces de Serpolet ont à peu près les mêmes propriétés, & par cette raifon pourroient être fubftituées les unes aux autres : cependant nous ne parlerons ici que des deux fuivantes, qui font le plus communé-

ment employées pour l'uſage de la Médecine.

Le Serpolet ou Pillolet Citronné ;
*Serpyllum Citratum* , Offic. Ger. Park.
Raii Hiſt. 522. Tabern. icon 360. *Ser-*
*pyllum foliis Citri odore* , C. B. P. 220.
Inſt. R. H. 197. *Serpyllum Citri odore* ,
J. B. 3. 270. *Thymum latifolium* , Ger.
*Serpyllum Panonicum primum & Serpyl-*
*lum Citri odore* , Cluſ. Hiſt. *Serpyllum*
*foliis Citratis* , Quorumd.

Sa racine eſt déliée & fibreuſe. Elle
pouſſe pluſieurs tiges quarrées , longues comme la main , dures , ligneuſes , couchées ſur terre. Ses feuilles ſont
petites , un peu épaiſſes , d'un verd noirâtre , d'une odeur de Citron ou de
Méliſſe des jardins. Aux ſommités des
tiges naiſſent de petites fleurs comme
en tête , de couleur ordinairement purpurine , dont chacune eſt un tuyau découpé par le haut en deux lévres , ſoutenu par un calice fait en cornet , avec
quatre étamines courbes dans le milieu.
Quand ces fleurs ſont paſſées , il leur
ſuccède quatre petites ſemences arrondies, renfermées dans le fond du calice.
Cette plante croît dans les endroits
montagneux, quelquefois mêlée avec le

Serpolet commun, & fleuriſſant comme lui en Juin, Juillet & Août.

Le petit Serpolet ou Pillolet, le Thym ſauvage ordinaire ; *Serpyllum*, Offic. *Serpyllum vulgare minus*, C. B. P. 220. Inſt. R. H. 197. Park. *Serpyllum vulgare*, J. B. 3. 269. Dod. Pempt. 277. Ger. Raii Hiſt. 521. *Serpyllum*, Brunf. Trag. Fuchſ. Anguill. *Serpyllum minus flore albo & flore purpureo*, Tabern. *Serpyllum vulgare repens*, Cluſ. Hiſt. *Thymus floribus capitatis, caulibus repentibus, foliis planis obtuſis baſi ciliatis*, Linn. Flor. Suec. 173. *Serpyllum vulgatiſſimum*, Nonnull.

Sa racine eſt menue, ligneuſe, vivace, brune, garnie de fibres capillaires. Elle pouſſe pluſieurs petites tiges quarrées, dures, ligneuſes, rougeâtres, baſſes, un peu velues ; les unes s'élevant droites à la hauteur de la main, les autres ſerpentant & s'attachant çà & là à la ſurface de la terre par des fibres déliées, d'où lui vient ſon nom, tant en Grec qu'en Latin. Ses feuilles ſont petites, vertes, un peu plus larges que celles du Thym, arrondies, nerveuſes, d'un goût âcre & aromatique. Ses fleurs naiſſent aux ſommets des tiges petites ;

diſpoſées en manière de tête , de couleur ordinairement purpurine, quelquefois blanche , chacune étant un tuyau
découpé par le haut en deux lévres , &
ſoutenu par un calice fait en cornet.
Lorſque ces fleurs ſont tombées , il leur
ſuccède de petites ſemences preſque rondes , renfermées dans une capſule qui
a ſervi de calice à la fleur. Cette plante qui a une odeur fort agréable , croît
aux lieux incultes, montagneux , ſecs,
rudes ; ſablonneux , pierreux , dans les
champs , dans les pâturages , en un mot
preſque partout ; elle fleurit en Eté , &
reſte long-temps en fleur. Le Serpolet
panaché de Parkinſon n'en différe que
par la couleur de ſes feuilles. Non ſeulement le petit Serpolet change d'odeur
ſelon la diverſité des lieux & des climats,
mais même ſes ſommités dégénérent aſſez ſouvent en petites têtes blanchâtres
& veloutées , qui tiennent la place des
fleurs , & logent des vermiſſeaux , la pi-
quûre de certains inſectes donnant lieu
à ces ſortes d'excroiſſances.

On ſe ſert indifféremment de toutes
les eſpèces de Serpolet , principalement
des deux que nous venons de décrire. Le
Serpolet eſt un peu amer , âcre, ſtyptique , odorant , & rougit aſſez le papier

bleu. Il y a apparence qu'il abonde en sel volatil huileux : mais ce sel retient encore une partie de l'acide du sel Ammoniac de la terre ; au lieu que dans le sel volatil aromatique huileux artificiel la partie acide du sel ammoniac a été arrêtée par le sel de Tartre ; ou par les cendres gravelées. Ainsi le Serpolet est cephalique, stomacal, & propre pour les vapeurs : il bride, ou détruit cette matière irritante qui cause les mouvemens convulsifs ; il remeuble le sang de parties spiritueuses ; il rétablit les fonctions des premières voyes , & il emporte les obstructions. Son usage est intérieur & extérieur. On fait infuser pendant la nuit une poignée de Serpolet dans du vin rosé ; on passe l'infusion par un linge ; on la fait boire à jeun dans les pâles couleurs pendant sept ou huit jours , ajoûtant à chaque prise quatre ou cinq gouttes d'huile essentielle de Sassafras. *Simon Paulli* dit qu'en Dannemarck on se trouve bien de boire dans l'Erésipèle la décoction de Serpolet, qui dépure le sang , & pousse par les sueurs, ou par les urines. L'Esprit de Serpolet & son Eau distillée sont très-propres pour les affections soporeuses, pour les vapeurs, & le Rhume

de cerveau. On dit que cet Efprit fait
parler les muets, parce qu'il eft très-utile dans la paralyfie de la Langue. Pour
l'Epilepfie on loue beaucoup l'huile effentielle de cette Plante, ou l'eau qu'on
tire de fes fleurs macérées dans l'eau de
vie, & enfuite diftillées.

Dans le Rhume, la toux invétérée,
& la Coqueluche des enfans, on jette
une poignée de Serpolet dans une pinte d'eau bouillante; on laiffe donner
feulement un bouillon; on retire le pot
du feu, on le couvre, & l'on délaye
dans l'infufion deux cuillerées de Miel
blanc; ou bien, on verfe un poiffon
de la même infufion toute bouillante fur pareille quantité de lait de vache, que l'on fait boire tout chaud au
Malade en fe couchant. Un gros de poudre de Serpolet fait paffer les urines. La
conferve des fleurs & des fommités de
cette Plante foulage ceux qui font fujets
à la Migraine, au vertige, même ceux
qui font attaqués du mal caduc.

Quant à fon ufage extérieur, le Serpolet féché à l'ombre, & enfuite pul-
vérifé, compofe avec la plûpart des
herbes aromatiques préparées de la même manière, une poudre appellée *Cé-*
*phalique* par rapport à la vertu qu'elle

a de décharger le cerveau , en faisant couler par le nez beaucoup de férofi-té , fur-tout lorfqu'on en a pris le matin quelques pincées à jeun. Il y a des per-fonnes qui s'accommodent mieux de cette poudre que du Tabac , qui fait une trop forte impreffion & irrite trop vivement le nez de ceux qui n'y font pas accoutumés. On fe fert de la décoc-tion de Serpolet en lave-pieds pour rappeller les menftrues.

Les feuilles de Serpolet entrent dans l'Eau générale , & fes fommités dans l'huile de petits chiens de la Pharmaco-pée de Paris.

Prenez de la racine d'Angélique , une once; des feuilles de Marjolai-ne , de Sauge , feuilles & fleurs de Romarin , des fommités de Ser-polet , de chacune une demi-poi-gnée ; de la femence de Nielle ro-maine , trois gros ; des cloux de Gerofle , du Maftic & du Styrax calamite , de chacun un gros.

On pulvérifera le tout groffiérement , & on le mêlera enfemble : puis on répandra la poudre dans du cot-ton qu'on enveloppera de toile & de taffetas , pour en former un bonnet que l'on piquera par petits

quarrés pour tenir la poudre en
état.

Ce bonnet piqué ou Cucuphe est
propre pour fortifier le cerveau,
pour les Catarrhes, la Paralysie &
l'Apopléxie séreuses.

Prenez de l'eau de Mélisse composée,
une demi-once; de l'esprit de Serpolet, trois gros; de l'Esprit volatil de sel ammoniac, un gros &
demi.

Mêlez le tout pour une mixtion spi-
ritueuse, que l'on portera au nez,
& dont on frotera les tempes dans
l'Apopléxie & la Syncope.

---

## SERRATULA.

S ARRETTE ou Serrette; *Serratula*,
Offic. C. B. P. 2 3 5. J. B. 3. 2 3. Dod.
Pempt. 42. Raii Hist. 3 3 1. Lob. icon.
5 3 4. Matth. Camer. Hort. Cluf. Hist.
*Jacea nemorensis, quæ Serratula vulgà,*
Inst. R. H. 444. *Serratula purpurea,* Ger.
*Serratula vulgaris flore purpureo,* Park.
*Serratula tinctoria,* Tabern. *Cerretta,*
*five Serretta,* Cæsalp. *Raponticoides ne-*
*morosa, Serratula dicta,* Vaill. Act. Ac.
R. Sc. 1718. pag. 227. *Carduus iner-*

*mis foliis glabris, imis ovatis, superioribus ad basim pinnatis*, Hall. Helv. 678. *Serratula foliis pinnatifidis, lacinia terminatrice maxima*, Linn. Hort. Cliff. 391. *Centauroides, seu Centaurium majus sylvestre Germanicum*, Thal. *Jacea rubra major laciniosa*, Lugd. Hist. 1068. *Serratula Tinctoris*, Eyst. *Jacea Aromatica vel Caryophillata*, *Herba lanaria*, Quorumd.

Sa racine est fibrée, vivace, d'un goût un peu amer. Elle pousse une ou plusieurs tiges à la hauteur de deux ou trois pieds, droites; fermes, canelées, glabres ou sans poil, rougeâtres, divisées vers leurs sommités en plusieurs rameaux, garnies de feuilles découpées comme celles de la Scabieuse ordinaire, & différentes de celles d'en bas, qui sont oblongues, larges, plus grandes que celles de la Bétoine, entiéres, dentelées ou crénelées en leurs bords, lisses, d'un verd-brun. Ses fleurs naissent aux sommets des branches en maniére de petites têtes oblongues, écailleuses, qui forment chacune un bouquet de fleurons purpurins pour l'ordinaire, quelquefois blancs, évasés par le haut & découpés en laniéres, comme dans les autres espèces de Jacée; avec cinq étamines capillaires & très-courtes à sommets cylindriques. Quand ces fleurs sont tombées, il leur succède des semences un peu ovales & couronnées chacune d'une aigrette. Cette plante croît fréquemment dans les bois, dans les prez, aux lieux sombres & humides; elle fleurit en Juin, & c'est alors qu'on la recueille pour l'usage des Teinturiers.

On lui a donné le nom de *Serratula*; parceque ses feuilles sont dentelées en manière de petite scie.

La Sarrette contient beaucoup d'huile & de sel essentiel. Elle est vulnéraire & consolidante, propre pour les contusions, pour ceux qui sont tombés de haut; elle dissout le sang caillé, & le fait rentrer dans les routes de la circulation. On donne pour cela une demi poignée des feuilles infusées pendant quelques heures dans un demi-septier de vin blanc. Un gros de la racine en poudre bue dans un verre de vin fait le même effet. La décoction de toute la Plante dans le vin employée en lotion sur les ulcéres les mondifie & les cicatrise promptement. Elle appaise la douleur des hémorrhoïdes, étant écrasée & appliquée dessus; suivant *Matthiole*, on s'en sert de la même manière pour les hernies.

## SICILIANA.

Toute-Saine ; *Siciliana* , Offic. *Androsæmum maximum frutescens* , C. B. P. 280. Inst. R. H. 251. *Siciliana, aliis Ciciliana , vel Androsamon* , J. B. 3. 384. *Androsæmum* , Dod. Pempt. 78. *Androsæmum vulgare*, Park. Raii Hist. 1020. *Clymenum Italorum*, Ger. *Herba Siciliana*, Tabern. *Androsamon majus*, Camer. Hort. *Androsamon veterum* , Fuchs. Column. *Centeria* , Theophr. *Hypericum floribus trigynis, fructu baccato , foliis ovatis pedunculo longioribus*, Linn. Hort. Cliff. 380. *Tota-Sana.* Quorumd.

Sa racine est grosse , ligneuse , vivace , rougeâtre , garnie de longues fibres , d'un goût résineux. Elle pousse plusieurs tiges à la hauteur de deux ou trois pieds, rougeâtres, rondes, ligneuses, fermes, lisses & sans poil. Ses feuilles sont oblongues, opposées , semblables à celles du Millepertuis ; mais trois ou quatre fois plus grandes , d'un verd brun au commencement de l'Eté, d'un rouge obscur vers l'Automne, paroissant perforées d'un grand nombre de petits

trous : mais en les éxaminant de près,
on reconnoît que ces prétendus trous
ou pertuis font autant de véficules remplies d'une liqueur claire balfamique.
Ses fleurs naiffent aux fommets des branches, compofées chacune de cinq pétales ou feuilles jaunes difpofées en
rond, approchantes de celles du Millepertuis, foutenues par un calice à cinq
piéces. Lorfque ces fleurs font tombées
il leur fuccède de petits fruits ou des
bayes qui noirciffent en mûriffant, &
renferment de petites femences brunes.
Cette plante qui eft rameufe comme
un fous-arbriffeau, croît dans les Ifles,
dans les broffailles, & aux lieux ombrageux ; on la cultive auffi dans les jardins, où elle foutient bien le froid , &
fleurit en Eté ; fes bayes mûriffent en
Automne. Ses feuilles & fes fleurs font
fur-tout d'ufage.

La Toute-Saine contient beaucoup
d'huile : modérément de fel & de phlegme. On appelle cette plante *Toute-Saine*, parce qu'on la croît propre pour
toutes les maladies ; & cependant c'eft
une des plantes les moins employées en
Médecine. *Boerhaave* dans fon *traité des
Plantes du jardin de Leyde*, lui donne
les mêmes propriétés qu'au Milleper-

tuis , avec lequel elle a beaucoup de
rapport ; & c'eſt ſans doute cette grande affinité qui lui fait du tort , parce
que le Millepertuis étant très-commun
& ſes vertus bien éclaircies , on aime
mieux s'en ſervir , que de lui ſubſtituer
une plante dont les vertus ſont plus
équivoques.

## SIDERITIS.

C RAPAUDINE; *Sideritis* , Offic. *Side-
ritis hirſuta procumbens* , C. B. P.
233. Inſt. R. H. 191. Raii Hiſt. 564.
*Sideritis vulgaris hirſuta* , J. B. 3. 425.
*Tetrahit Herbariorum* , Lob. icon. 523.
*Sideritis vulgaris* , Ger. *Sideritis prima* ,
*Herba Judaïca* , Park. *Sideritis foliis ova-
to-prælongis* , *ſupernè crenatis* , Guett.
Obſerv. 235. *Sideritis hirſutie candicans
& Caulibus procumbentibus* , *Sideritis
ſupina hirſutior* , *Sideritis vulgatior* , *Fer-
ruminatrix* , *Heraclea* , *Herba vulneraria*,
Quorumd.

Sa racine eſt dure , ligneuſe , vivace.
Elle pouſſe pluſieurs tiges longues d'un
pied & demi ou de deux pieds , quarrées d'un blanc jaunâtre , ordinairement
couchées par terre. Ses feuilles ſont op-

poſées l'une à l'autre le long des branches, oblongues, velues, dentelées ou
crénelées en leurs bords, ridées, aſſez
approchantes de celles de la Sauge,
d'une odeur qui n'eſt pas trop déſagréable, & d'un goût aſtringent, un peu
âcre. Ses fleurs ſont en gueule, verticillées ou diſpoſées en rayon & par éta-
ges le long des tiges, de couleur blanche tirant ſur le jaune, marquetées de
points rouges, ou tachées comme la
peau d'un Crapaud; d'où lui vient ſon
nom. Chaque rayon ou étage eſt ſoutenu par deux feuilles preſque rondes,
coupées ſouvent en crête de coq, & différentes des autres feuilles qui naiſſent
plus bas; & chaque fleur eſt un tuyau
découpé par le haut en deux lévres,
& ſoutenu par un calice formé en cornet. Lorſque ces fleurs ſont paſſées; il
leur ſuccède quatre ſemences oblongues, noirâtres, renfermées dans une
capſule qui à ſervi de calice à la fleur.
Cette plante croît fréquemment aux
lieux arides, rudes pierreux, montagneux, ſablonneux, dans les champs
ſecs & incultes; elle fleurit en Juin &
Juillet; quelquefois méme juſqu'à l'Automne.

La Crapaudine contient aſſez de ſel

essentiel , & d'huile. Elle est vulnéraire , astringente & détersive, propre pour
les Hernies étant appliquée en cataplasme ; & pour arrêter les fleurs blanches
étant prise en décoction. *Clusius* dit que
cette décoction est très propre contre
l'Erésipéle des jambes , si on les en fo-
mente , & si l'on en fait recevoir la vapeur à la partie malade. Les Allemands
s'en servent communément dans les
bains destinés pour ouvrir les pores de
la peau ; comme cette plante est très-
détersive , elle emporte les crasses qui
ferment l'issue à la transpiration , & elle rétablit cette excrétion si nécessaire
à la santé. On remarque même que l'eau
du bain fait avec sa décoction devient
toute trouble & gélatineuse, après qu'on
en est sorti.

## SILIQUATRUM.

GUAINIER , Arbre de Judas ou de
Judée ; *Siliquastrum* , Offic. *Sili-
qua sylvestris rotundifolia* , C. B. P. 402.
*Judaïca Arbor* , J. B. 1. 433. *Arbor Ju-
da* , Dod. Pempt. 786. Lob. Ger. Park.
Raii Hist. 1717. *Siliquastrum* , Cast.
Dur. 415. Inst. R. H. 647. *Arbor Ju-*

*da*, *quæ Græcis vulgò Coucouchias*, Bellon. *Fabago*, *sive Ceratia agrestis*, Gesn.
Hort. *Cercis Theophrasti*, Aldrov. *Ceratia sylvestris*, *siliqua fatua*, *Arbor va-
ginalis*, *Arbor Lentis*, *Arbor Amoris*,
*Colytea*, Nonnull.

Sa racine est grosse, dure, ligneuse,
vivace. Elle pousse un tronc qui par la
culture & avec le temps devient un arbre de moyenne grosseur & grandeur,
divisé en branches éloignées les unes des
autres, couvertes d'une écorce purpu-
rine-noirâtre, contre lesquelles naissent
au premier Printemps avant les feuilles
des fleurs légumineuses, belles, agréables, purpurines, amassées plusieurs ensemble, attachées à de courts pédicules
noirs, composées chacune de cinq feuilles, dont les deux inférieures surpassent
en grandeur les supérieures; ce qui est
contraire aux fleurs légumineuses des autres plantes; leur goût est doux, un peu
aigrelet. Ensuite naissent les feuilles seules & alternes le long des branches, rondes comme celles du cabaret, mais beaucoup plus grandes, moins charnues,
nerveuses, vertes en dessus, blanchâtres en-dessous. Quand les fleurs sont
passées, il leur succède des gousses longues d'environ un demi-pied, très-ap-

platies, membraneufes & en quelque forte tranfparentes, purpurines, faites comme des gaînes à couteaux, lefquelles renferment entre leurs deux coffes plu-fieurs femences prefque ovales, plus groffes que des Lentilles, dures, rou-geâtres. Cet arbre croît dans les pays chauds proche des rivières & des ruif-feaux, fur les montagnes, aux vallées, & dans les hayes ; on le cultive auffi dans les Jardins pour fa beauté ; il fleu-rit en Avril & Mai.

Les Caftillans l'appellent en leur lan-gue l'*arbre d'Amour*. Il donne quelque-fois une variété à fleur blanche. *Jonſton*, dans fa *Dendrographie*, dit que les Turcs eftiment tant l'arbre de Judas à caufe de fa fleur, qu'il n'y a point de cimetière à Conftantinople qui n'en foit planté.

Le Guainier eft de peu d'ufage en Médecine : fes gouffes paffent pour être aftringentes, & l'on employe fes femen-ces dans les maladies des yeux. En Lan-guedoc & en Provence on mange fes fleurs en falade ; elles font bonnes à cet ufage fi on les confit dans le vinaigre comme les câpres, avant que d'être ou-vertes.

## S I N A P I.

### *Moutarde*

Q uoiqu'il y ait bien des espèces de Moutarde qui ont à peu près les mêmes propriétés, nous ne parlerons cependant ici que des deux suivantes qui sont les plus usitées.

La grande Moutarde cultivée, ou le Senevé ordinaire *Sinapi*, Offic. *Sinapi Rapi folio*, C. B. P. 99. Inst. R. H. 227. *Sinapi Siliquâ latiusculâ glabrâ, semine russo, sive vulgare*, J. B. 2. 855. *Sinapi sativum prius*, Dod. Pempt. 706. *Sinapi sativum*, Ger. Raii Hist. 803. *Sinapi sativum Rapi folio*, Park. *Sinapi primum*, Matth. Cæsalp. *Sinapi hortense*, Cor. *Sinapi hortense majus & vulgatius*, Lugd. Hist. *Sinapis siliquis glabris tetragonis*, Linn. Hort. Clift. 338. *Sinapi commune Neotericis, Sinapi sativum luteum, Sinapi domesticum sive vulgatissimum*, Nonnull.

Sa racine est blanche, ligneuse, fragile, garnie de fibres, annuelle. Elle pousse une tige à la hauteur de quatre ou cinq pieds, moëlleuse, velue par en bas, divisée en plusieurs rameaux.

Ses feuilles sont larges, assez semblables à celles de la Rave ordinaire, mais plus petites & plus rudes. Les sommités de la tige & des rameaux sont garnies de petites fleurs jaunes à quatre feuilles disposées en croix. Lorsque ces fleurs sont tombées, il leur succède des siliques lisses & sans poil, assez courtes, anguleuses, pointues, remplies de semences presque rondes, rousses ou noirâtres, d'un goût âcre & piquant. Cette plante croît fréquemmeut sur les bords des fossés, parmi les pierres, & dans les terres nouvellement remuées ; on la cultive dans les champs & dans les jardins ; elle fleurit en Juin. Sa graine est sur-tout d'usage tant dans les cuisines qu'en Médecine.

La Moutarde blanche, ou le Senevé blanc ; *Sinapi album*, Offic. *Sinapi Apii folio*, C. B. P. 99. *Sinapi siliqua hirsuta, semine albo vel russo*, J. B. 2. 856. Inst. R. H. 227. Raii Hist. 802. *Sinapi sativum alterum*, Dod. Pempt. 707. *Sinapi album*, Ger. Camer. Hort. Eyst. *Sinapi agreste Apii aut potiùs laveris folio*, Lob. icon. 203. *Sinapi Apii folio siliqua hirsuta, semine albo aut rufo*, Boerh. Ind. Alt. 13. *Sinapi hortense seu*

*secundum semine albo, Sinapi semine albi-
cante, & minùs acri; Sinapi Erucæ folio
floribus luteis, siliquis in latera inclinatis,
seminibus ex flavo candicantibus, Sinapi
minus,* Nonnull.

Sa racine est simple, longue comme la main, grosse comme le doigt, ligneuse, blanche, garnie de fibres longues. Elle pousse une tige à la hauteur d'un pied & demi ou de deux pieds, rameuse, velue, creuse. Ses feuilles sont semblables à celles de la Rave, découpées; sur-tout celles d'en bas, garnies de poils roides & piquans en-dessus & en-dessous. Ses fleurs sont petites, jaunes, en croix, semblables à celles de l'espèce précédente, mais portées sur des pédicules plus longs, d'une odeur agréable. Quand ces fleurs sont passées, il leur succède des siliques velues, terminées par une longue pointe vuide, qui contiennent quatre ou cinq graines presque rondes, blanchâtres ou roussâtres, âcres, & qui paroissent articulées ou noueuses. Cette plante croît naturellement dans les champs parmi les bleds; on l'y cultive aussi; elle fleurit en Mai & Juin; ses graines mûrissent en Juillet & Août.

Les deux espèces de Moutarde que
nous

nous venons de décrire ont les mêmes propriétés, & se substituent l'une à l'autre en Médecine ; on préfére cependant la premiére, comme ayant la semence d'un goût plus âcre & plus mordant. La semence de Moutarde donne par l'Analyse chymique beaucoup plus d'indices de sel âcre que de sel acide. Mais on en tire une quantité d'huile très-considérable, fort peu de sel fixe simplement salin, beaucoup de terre, peu d'esprit urineux, point de sel volatil concret. Cette semence est stomacale, Diaphorétique, Anti-scorbutique ; elle est bonne pour les affections Hypocondriaques, pour les pâles couleurs, pour la Cakéxie, pour les affections soporeuses. On l'employe intérieurement & extérieurement. La Moutarde que l'on prépare pour relever le goût des viandes, se fait avec les semences pilées & mêlées avec du moust à demi épaissi, ou avec un peu de farine & de vinaigre. Elle convient aux vieillards & aux personnes phlegmatiques & mélancoliques, parce qu'elle contient un sel âcre & pénétrant, propre à exciter l'appétit & à aider la digestion en divisant & atténuant les alimens, & en raréfiant les matières visqueuses qui séjournent quelquefois dans l'estomac ; mais elle échauffe beaucoup, & rend à la longue les humeurs âcres & piquantes : ainsi il en faut user modérément. Cette semence pilée & mêlée dans du vin blanc est excellente dans le scorbut, & fut d'un grand secours contre les maladies dans le dernier siége de la Rochelle, où les habitans par la disette de vivres furent obligés de souffrir la faim, & d'user d'alimens extrêmement mauvais & dégoutans. On la dit bonne encore contre la fièvre quarte, si on la prend dans du vin chaud deux heures avant l'accès.

Quant à son usage extérieur, la Moutarde ordinaire approchée du nez des personnes de l'un & de l'autre sexe sujettes aux vapeurs, les soulage dans leur accès ; elle réveille aussi les léthargiques. La semence est un puissant sternutatoire, & un masticatoire des plus efficaces : on enferme un gros de cette graine dans un linge, après l'avoir concassée legérement, & on la fait mâcher aux malades menacés d'Apopléxie, ou de Paralysie ; ce remède les fait cracher abondamment, & soulage aussi ceux qui ont la tête pésante & chargée de pituite. Le cataplasme suivant est propre dans la goute Sciatique,

les Rhumatifmes de Poitrine , & les tumeurs Skirrheufes. On fait frire avec
un peu de vinaigre des Porreaux ha-
chés menu ; & lorfqu'ils font cuits , on
les foupoudre avec la graine de Moutarde pilée : on applique ce cataplafme
fur la partie douloureufe. Il eft fort ré-
folutif , & devient cauftique, fi l'on y
met beaucoup de Moutarde. Quelques-
uns en font un avec la thérébenthine ,
la fiente de Pigeon , & la Moutarde ; on
le fait appliquer fur les endroits où la
goute fe fait fentir , & même fur la mâ-
choire dans les grandes douleurs de
dents. Mais il ne convient pas , à moins
que l'inflammation ne foit paffée , parce qu'il eft fort irritant. Ce cataplafme
peut mieux convenir pour faire revenir
des dartres , dont la fupuration fuppri-
mée auroit donné occafion à quelque
dépôt fur la Poitrine ; ou fur quelque
autre partie. On tire de la Moutarde
une huile par expreffion , qui convient
dans la Paralyfie & dans les Rhumatif-
tifmes provenans de caufe froide.

La femence de Moutarde entre dans
l'eau Anti-fcorbutique , dans l'Onguent
épifpaftique , & dans l'emplâtre épifpaftique de la Pharmacopée de Paris.

C ij

Prenez des feuilles récentes de Moutarde ; telle quantité qu'il vous plaira.

Pilez-les dans un mortier de marbre, & passez ensuite avec expression.

Donnez pendant douze jours le matin à jeun quatre onces de ce suc dans les affections Scorbutiques.

Prenez de la graine de Moutarde, trois onces.

Pilez la dans un mortier de marbre, & faites-la bouillir ensuite dans un pot de terre bien net avec une chopine de l'urine du Malade, en remuant toujours avec une spatule jusqu'à ce que le tout soit réduit en consistance de cataplasme.

Etendez ce mélange sur des étoupes, & appliquez-le chaud sur le côté dans les gonflemens & duretés de Ratte.

On couvrira le cataplasme d'une compresse, que l'on maintiendra d'une serviette, & le malade se promenera pendant quelque temps dans la chambre.

Prenez du lait, deux livres.

Faites-le chauffer ; puis ajoûtez-y trois cuillerées de Moutarde nou-

velle préparée avec le vinaigre , &
faites un petit lait clair que l'on
paſſera pour une priſe.

C'eſt un excellent remède dans la
Toux & dans l'Aſthme ; il le faut prendre chaud le ſoir en ſe couchant , & le
matin au lit, en continuant pendant
trois ou quatre jours.

Prenez des feuilles vertes de Rue ,
    deux onces ; de la racine récente
    de Bryone , quatre onces ; du
    levain très-fort , du ſel , & du Sa-
    von noir , de chacun une once &
    demie ; de la Moutarde préparée,
    trois onces ; du Vinaigre, ce qu'il
    en faut pour former du tout un
    cataplaſme à appliquer ſous la plan-
    te des pieds dans l'Apopléxie , la
    Léthargie , & les autres affections
    ſoporeuſes.

Prenez des bulbes de pied de Veau
    récemment tirées de la terre, une
    demi-once; de la racine de Raifort
    ſauvage , une once ; des feuilles
    d'herbe aux Cuillers & de Treffle
    d'eau , de chacune une poignée ;
    de la ſemence de Moutarde , deux
    onces ; du vin blanc , ſix livres.

Faites du tout , ſuivant l'art , un vin
    médicinal propre pour le Scorbut.

C iij

La dose est de quatre onces deux fois
le jour pendant quelque temps.

## SISARUM.

CHERVI, ou Gyrole; *Siser*, Offic.
*Sisarum Germanorum*, C. B. P.
155. Inst. R. H. 309. *Sisarum multis*,
J. B. 3. 153. *Sisarum*, Dod. Pempt.
681. Ger. Raii Hist. 442. *Siser vulga-*
*re*, Park. *Siser sativum*, Fuchs. *Siser*
*Germanicum*, Cæsalp. *Siser hortense*,
Gesn. Coll. *Sisarum majus Matthioli*,
Lugd. Hist. 723. *Siser*, *Sisar*, *Sisarum*
*vel Sesarum verum*, *Servillum aut Cher-*
*villum*, *seu Servilla*, Nonnull.

Sa racine est composée de plusieurs
Navets longs comme la main, gros
comme le doigt, ridés, tendres, aisés à
rompre, attachés à un collet en maniére de tête, couverts d'une écorce mince
& pâle, d'une pulpe blanche, d'un goût
doux & agréable, un peu aromatique,
bons à manger. Elle pousse une ou plusieurs tiges à la hauteur d'environ deux
à trois pieds, assez grosses, noueuses,
canelées. Ses feuilles sont aîlées ou
opposées deux à deux sur une côte terminée par une seule qui est plus longue

& plus large que les autres, plus peti-
tites , plus vertes & plus douces au toucher que celles du Panais ordinaire ,
legérement crénelées en leurs bords ,
pointues. Ses fleurs naissent en ombelles ou parasols aux sommets des tiges ,
assez petites , composées chacune de
cinq feuilles blanches disposées en rose , odorantes , avec autant d'étamines
dans leur milieu. Lorsque ces fleurs
sont passées , il leur succède de petits
fruits composés chacun de deux graines oblongues , un peu plus grandes
que celles du Persil , étroites , canelées
sur le dos , de couleur obscure. On cultive cette plante dans les jardins potagers ; elle fleurit au mois de Juin. Ses
racines sont seules d'usage ; mais on les
trouve plus fréquemment dans les Cuisines que dans les Boutiques.

Il n'y a point de racines plus douces
que celles du Chervi , & nous apprenons de *Pline* le Naturaliste que l'Em-
pereur *Tibére* les exigeoit des Allemands
en forme de tribut annuel. Elles contiennent peu d'huile , médiocrement de
sel essentiel , & beaucoup de ph'egme.
On doit les choisir tendres , faciles à
rompre , & d'un goût sucré Les Cher-
vis sont apéritifs , vulnéraires ; ils exci-

tent la femence, & donnent de l'appétit : on en fait ufage fur les meilleures
tables à caufe de leur bon goût. Ils conviennent en tout temps, à toute forte
d'âge & de tempérament, & il n'y a
que l'excès avec lequel on en uferoit
qui pourroit les rendre nuifibles ; car
ils ont cela de commun avec la plupart
des racines & des légumes, qu'ils font
venteux. *Boerhaave*, dans fon *Traité
des Plantes du jardin de Leyde*, regarde
ces racines comme le meilleur reméde
que l'on puiffe employer pour le crachement & le piffement de fang, enfin
pour toutes les maladies de Poitrine qui
menacent de la Phtifie. Il les confeille cuites dans le lait, dans le petit lait,
dans les bouillons à la viande, & il les
fait entrer dans tous les alimens de ces
Malades : il les loue encore contre. la
Strangurie, le Tenefme, la Dyfenterie, & les autres flux de ventre. *Céfalpin* affure que ces racines pouffent les
urines ; d'autres ajoutent qu'ëlles font
vulnéraires : mais en général on s'en
fert plus en aliment qu'en médicament.

## Sisymbrium.

NOus avons déja parlé au mot *Nasturtium* d'une espèce de *Sisymbrium* connue sous le nom de *Cresson de Fontaine* : il nous reste maintenant à parler des cinq suivantes.

Le Cresson à feuille de Raifort, le Raifort d'eau ou aquatique; *Radicula palustris*, Offic. *Raphanus aquaticus, alter*, C. B. P. 97. Park. Raii Hist. 819. *Radicula sylvestris, sive palustris*, J. B. 2. 866. *Rapistrum aquaticum*, Tabern. icon. 405. Ger. *Sisymbrium aquaticum, Raphani folio, siliquâ breviori*, Inst. R. H. 226. *Sisymbrium foliis simplicibus dentatis serratis*, Linn. Hort. Cliff. 336. *Raphanus aquaticus Rapistri folio, Radicula palustris vulgaris*, Quorumd.

Sa racine est longue, fléxible, garnie de fibres, d'un goût âcre qui approche de celui du Raifort. Elle pousse une ou plusieurs tiges à la hauteur de trois pieds, rameuses, creuses, canelées. Ses feuilles sont larges, longues, sinueuses, dentelées en leurs bords, surtout vers leur partie inférieure. Ses fleurs naissent aux sommités des ra-

meaux, petites, portées sur de longs
pédicules, composées chacune de quatre pétales ou feuilles jaunes disposées
en croix. Quand ces fleurs sont passées,
il leur succède une petite silique cour-
te, divisée intérieurement en deux loges, qui renferment des semences menues, presque rondes. Cette plante croît
dans les marais : dans les ruisseaux &
les riviéres, dans les fossés où il y a de
l'eau ; elle fleurit en Eté ; elle se multiplie beaucoup, & varie considérablement par ses feuilles, selon les lieux.
On la trouve quelquefois à feuilles panachées.

Le Raifort d'eau ou de marais à feuilles laciniées ; *Raphanus aquaticus*, Offic.
*Raphanus aquaticus foliis in profundas la-
cinias divisis*, C. B. P. 97. *Raphanus
aquaticus Taberna Montani*, J. B. 2. 867.
*Sisymbrium aquaticum, foliis in profundas
lacinias divisis, siliqua breviori*, Inst. R.
H. 226. *Raphanus aquaticus*, Ger. Park.
Raii Hist. 818. *Sisymbrium sylvestre*,
Cæsalp. *Raphanus sylvestris cum siliquis
curtis, Radicula sylvestris foliis profundè
laciniatis*, Quorumd.

Sa racine est oblongue ; grosse comme le petit doigt, blanche, âcre, pi-

quante. Elle pousse des tiges à la hauteur de trois pieds , quelquefois plus
hautes , canelées , creuses , quelquefois
rougeâtres. Ses feuilles font oblongues ,
pointues , découpées profondément ,
dentelées , en leurs bords , disposées
alternativement le long des tiges. Ses
fleurs naissent aux sommets des tiges &
des rameaux , petites eu égard à la plante , soutenues par des pédicules longs &
grêles , composées chacune de quatre
feuilles jaunes disposées en croix , & à six
étamines. Lorsque ces fleurs font passées ; il leur succède de petites siliques
courtes , divisées intérieurement en
deux loges , qui renferment des semences menues & presque rondes. Cette
plante croît dans les fossés pleins d'eau ;
dans les riviéres, aux lieux marécageux,
elle fleurit en Juin & Juillet.

Les racines de ces deux fortes de
Raifort d'eau font bonnes à manger
au Printemps ; quelques-uns s'en servent au lieu de Raiforts , leur attri-
buant les mêmes propriétés. Toute la
plante contient beaucoup de sel essentiel , de phlegme & d'huile. Elles font
l'une & l'autre fort apéritives , déterfives , propres pour exciter l'urine , pour
atténuer & pousser la pierre du Rein &

de la veſſie, pour la Néphrétique, pour le Scorbut , pour l'Hydropiſie , étant priſes intérieurement : néanmoins on les employe rarement dans les alimens, & dans la Pharmacie.

Le petit Creſſon ſauvage à fleur jaune ; *Eruca paluſtris* , Offic. *Eruca paluſtris & Naſturtii folio , ſiliquâ oblongâ,* C. B. P. 98. *Eruc quibuſdam ſylveſtris, repens , floſculo luteo ,* J. B. 2. 866. *Eruca paluſtris minor* , Tabern. icon. 447. *Siſymbrium paluſtre , repens , Naſturtii folio* , Inſt. R. H. 226. *Eruca aquatica,* Ger. Park. Raii Hiſt. 808. *Sium alterum aquaticum luteum , vel Cardamine tenuifolia montana* , Column. *Naſturtium paluſtre floribus luteis* , Geſn. Hort. *Iberis Naſturtii folio altera floribus luteis* , Thal. *Siſymbrium foliis pinnatis , foliolis lanceolatis erratis* , Linn. Hort. Cliff. 336. *Eruca ſylveſtris minor luteo parvoque flore , Sinapi ſylveſtre ſeu paluſtre* , Nonnull.

Sa racine eſt fort rampante , déliée, blanchâtre , d'un goût âcre , mais plus foible qui celui du Raifort. Elle pouſſe pluſieurs petites tiges longues comme la main , canelées , legérement perforées , quelquefois rougeâtres , revêtues de feuilles semblables à celles du Cresson ordinaire, ou de la Roquette, découpées en laniéres plus larges vers le bas, d'un verd-noirâtre, d'un goût légumineux. Ses fleurs naissent au sommets des tiges & des rameaux, petites, composées chacune de quatre pétales ou feuilles jaunes, d'un goût âcre. Quand ces fleurs sont passées, il leur succède de petites siliques cylindriques, plus courtes que celles de la Roquette, mais plus longues que celles des deux espéces précédentes, lesquelles contiennent en deux loges divisées par une cloison mitoyenne plusieurs semences menues. Cette Plante croît le long des Riviéres, dans les fossés humides, dans les lits des torrens pierreux, aux lieux même éloignés des ruisseaux & des riviéres, ou l'eau a un peu séjourné pendant l'Hiver ; elle fleurit aux mois de Juin & Juillet.

Ce faux Cresson a une grande affinité avec les deux espèces de Raifort d'eau ; aussi passe-t'il pour être pareillement Antiscorbutique : mais on en fait si peu d'usage qu'il n'est presque point connu dans les Boutiques.

L'herbe de Sainte Barbe, ou l'herbe

aux Charpentiers ; *Barbarea*, Offic. *Eruca lutea latifolia , five Barbarea* , C. B. P. 98. *Barbarea* , J. B. 2. 868. Dod. Pempt. 712. Lob. Ger. Raii Hift. 809. *Barbarea flore fimplici* , Park *Nafturtium hybernum* , Thal. *Nafturtium paluftre* , Gefn. Hort. *Sifymbrium Eruca folio glabro , flore luteo* , Inft. R. H. 226. *Scopa regia , five Sideritis latiffima* , Fuchf. Anguill. *Herba Sancta Barbara , & Sinapi agrefte quintum* , Trag. *Eryfimum foliis bafi pennato-dentatis , apice fubrotundis* , Linn. Flor. Lappon. 264. *Herba Carpentariorum , Carpentaria Gallis vulgò dicta , Pfeudo-bunias , Nafturtium five Cardamium Hyemale.* Quorumd.

Sa racine eft oblongue, médiocrement groffe , blanche , vivace , d'un goût affez âcre. Elle pouffe plufieurs tiges à la hauteur d'un pied & demi , canelées , fermes , rameufes , moëlleufes , creufes. Ses feuilles font plus petites que celles du Raifort , un peu approchantes de celles du Creffon , d'un verd foncé & luifant , d'un goût moins fort que celui de la racine. Les fommités des tiges & des rameaux font garnies de longs épis de fleurs jaunes , petites , compofées chacune de quatre pétales ou feuilles difpofées en croix.

Quand ces fleurs font paffées, il leur
fuccède des filiques grèles, longues,
cylindriques, tendres, qui contiennent plufieurs femences menues, de
couleur rouffe. Cette plante croît fur
le bord des foffés, le long des ruiffeaux
& des eaux courantes ou dormantes,
quelquefois dans les champs, on la cultive auffi dans certains jardins potagers
pour la falade ; elle fleurit en Mai &
Juin ; elle refte verte tout l'hiver, &
fe multiplie très-aifément.

L'herbe de Ste Barbe contient beaucoup de fel effentiel, & d'huile. Elle eft
déterfive & vulnéraire ; on s'en fert avec
fuccès dans le Scorbut, & dans l'Hydropifie naiffante, foit qu'on l'employe
dans les bouillons & dans les ptifanes,
foit qu'on s'en ferve en infufion à la
manière du Thé. Sa femence, fuivant
*Lobel*, eft apéritive & propre à chaffer
le fable des Reins. Sa dofe eft d'un gros
concaffé & pris dans du vin blanc, ou
quelque liqueur apéritive. *Rai* dit que
fon fuc eft très-bon pour déterger &
deffécher les vieux ulcères, & M. *Chomel* dans fon *Traité des Plantes Ufuelles,*
affûre que nos Payfans pilent toute la
plante legérement, & la font macérer
dans de l'huile d'Olives pendant un

mois de l'Eté, & s'en servent ensuite avec succès commme d'un baume excellent pour leurs blessures.

Prenez des feuilles de l'herbe de Ste Barbe & de Thalitron, de chacune une demi poignée.

Pilez-les, & les faites infuser à froid pendant la nuit dans un verre de vin blanc, ou clairet ; puis coulez la liqueur le matin par un linge, pour une potion à donner pendans quelque temps le matin à jeun dans le Scorbut.

Le Thalitron ou la Science des Chirurgiens ; *Sophia*, Offic. *Nasturtium sylvestre tenuissimè divisum*, C. B. P. 105, *Seriphium Germanicum, sive Sophia quibusdam*, J. B. 2. 886. *Sophia Chirurgorum*, Lob. icon. 738. Dod. Ger Park. Raii Hist. 812. *Sisymbrium annuum Absinthii minoris folio*, Inst. R. H. 226. *Seriphium Absinthium*, Fuchs. Lon. *Accipitrina*, Cæsalp. 361. *Thalictrum, Herba sophia angustifolia*, Tabern. *Nasturtii genus sylvestre*, Gesn. Hort *Sisymbrium petalis calyce minoribus, foliis decompositopinnatis*, Linn. Flor. Suec. 200. *Descurea*, Guett. Observ. 164. *Erysimum sophia dictum, Thalictrum verum, Thalie-*

*trum feu Thalietron vel Thalictron Anti-*
*quorum, Eruta geratina italorum, Sophia*
*vulneraria, Lumbricorum herba,* Quorumd.

Sa racine eſt blanche, longue, ligneuſe, garnie de petites fibres, annuelle. Elle pouſſe des tiges à la hauteur
d'un pied & demi ou de deux pieds,
rondes, dures, un peu velues, diviſées
en pluſieurs rameaux, revêtues de feuilles nombreuſes, découpées très-menu,
blanchâtres, aſſez reſſemblantes à celles
de la petite Abſinthe Pontique, garnies
de petits poils courts, d'un goût douçâtre, mêlé d'une légére acrimonie. Ses
fleurs naiſſent aux ſommités des tiges
& des rameaux, petites, fréquentes,
compoſées chacune de quatre feuilles
diſpoſées en croix, de couleur jaune-
pâle. Lorſque ces fleurs ſont paſſées,
il leur ſuccéde des ſiliques un peu longues, grêles, remplies de ſemences menues, rondes, dures, rougeâtres. Cette
plante croît ſur les vieux murs, aux
lieux rudes, incultes, pierreux, ſablonneux, parmi les décombres des bâtimens, où elle revient tous les ans & ſe
multiplie fort aiſément de graines ; elle
fleurit en Juin & Juillet. Sa ſemençe eſt

presque la seule partie dont on fasse usage en Médecine.

M. *Guettard* de l'Académie Royale des Sciences de Paris, dans ses *Observations sur les Plantes* qu'il vient de publier, fait de cette plante un genre à part à cause de la différence de ses pétales & de ses filets, qu'il appelle *Descurea* du nom de feu son grand-pere M. *Descurain*, Maître Apothicaire à Estampes. On ne sçauroit refuser à l'Auteur de ces observations une grande sagacité pour l'Histoire naturelle, mais comme nous n'avons pas encore eu occasion de répéter ses expériences par rapport aux glandes & aux vaisseaux excrétoires des plantes, nous laissons aux plus habiles Botanistes-Méthodistes de l'Europe à juger s'il à raison.

Le Thalitron est d'un goût un peu astringent, mais âcre & qui approche de celui de la Moutarde ; il rougit un peu le papier bleu : le sel ammoniac domine dans cette plante, melé avec beaucoup de Souphre & de parties terrestres ; ce qui la rend vulnéraire-détersive & fébrifuge. On s'en sert intérieurement & extérieurement. Sa semence qui est connue des Herboristes fous le aom de *Thalitron*, fe donne à la péfanteur d'un gros, ou dans un potage, ou dans du vin rofé, pour arrêter les cours de ventre ; c'eft un remède fort familier aux Pauvres, & tous les Auteurs conviennent de cette propriété. La décoction ou l'infufion de toute la plante dans l'eau a les mêmes vertus. Le fuc, la conferye, & l'extrait des feuilles & des fleurs font propres pour le crachement de fang, pour les fleurs blanches, & pour le flux immodéré des Hémorrhoïdes & des mois. *Céfalpin* avance que cette femence tue les vers ; quelques-uns la croyent fudorifique, & en effet un gros infufé dans un verre de vin blanc provoque les fueurs. *Rai* la recommande pour chaffer le fable des Reins, & cite à ce fujet le Docteur *Robinfon* qui dit qu'aux environs d'York on la donne avec fuccès aux perfonnes fujettes à la Néphrétique & à la Gravelle.

Quant à fon ufage extérieur, toute la plante pilée & appliquée fur les bleffures & fur les ulcères les guérit en très-peu de temps.

## SISON.

SISON, ou Amome ; *Sison*, Offic. *Sison*, *quod Amomum Officinis nostris*, C. B. P. 154. *Sison*, *sive Officinarum Amomum*, J. B. 3. 107. Raii Hist. 443. *Sium aromaticum*, *Sison Officinarum*, Inst. R. H. 308. *Petroselinum Macedonicum*, Fuchs. Dod. Pempt. 697. Ger. *Sison vulgare*, *sive Amomum Germanicum*, Park. *Amomum Officinarum falsum*, Gesn. Hort *Sison*, Anguill. Lugd. Hist. Tabern. Camer. *Sison hortense*, *Petroselinum exoticum*, *Apium nigrum seu saxatile*, *Ammi parvum*, Nonnull.

Sa racine est simple pour l'ordinaire, blanché, ligneuse, peu enfoncée en terte, d'un goût de Panais un peu aromatique. Elle pousse une ou plusieurs tiges hautes d'environ deux pieds, de moyenne grosseur, rondes, moëleuses, assez fermes, lisses & sans poil, noueuses, rameuses. Ses feuilles sont aîlées comme celles du Panais, rangées alternativement le long de la tige ; du reste semblables à celles du Chervi, tendres, oblongues, crénelées sur leurs bords, quelquefois découpées. Ses fleurs naîssent sur des ombelles ou parasols aux sommets de la tige & des rameaux, petites, composées chacune de cinq pétales ou feuilles blanches taillées en cœur & disposées en rose. Quand ces fleurs sont tombées, il leur succède des semences jointes deux à deux, menues, arrondies & canelées sur le dos, applaties de l'autre coté, brunes, d'un goût un peu âcre aromatique. Cette plante croît aux lieux humides, le long des hayes & des fossés ; on la cultive aussi dans les jardins ; elle fleurit l'Eté, & ses graines mûrissent en Juillet & Août ; elle se multiplie aisément & vient partout : néanmoins sa semence nous est apportée du Levant ; elle a l'odeur du véritable *Amomum*, & l'on peut la lui substituer.

Le Sison est un faux Amome, bien différent de celui dont il a été parlé précédemment ; sa semence est une des quatre semences chaudes mineures, qui sont celles d'Ache ou de Persil, d'Ammi, de Panais sauvage, & d'Amome. Cette semence abonde en huile essentielle aromatique ; ce qui la rend carminative, c'est-à-dire, propre à diviser & à dissoudre les matiéres visqueuses & gluantes dans lesquelles l'air se trouvant

embarraſſé ſe raréfie, & cauſe des diſten-
ſions douloureuſes dans l'eſtomac &
dans les inteſtins. Ainſi elle eſt très-propre pour la colique venteuſe, & l'on
peut ſe ſervir de ſon infuſion dans l'eau
de Vie en guiſe de Ratafia, ou la mêler
dans quelque autre liqueur ſpiritueuſe.
Son eau diſtillée ſe donne depuis quatre
juſqu'à ſix onces dans les Potions car-
minatives : mais il faut y ajoûter cinq
ou ſix gouttes de ſon huille eſſentielle
pour en augmenter la vertu.

## SMILAX.

### *Liſeron.*

IL y a pluſieurs ſortes de plantes qui
portent le nom de *Smilax*, quoique
de différens genres ; entre les trois que
nous allons décrire, il n'y a que la première qui ſoit proprement du genre du
*Smilax*, les deux autres étant compri-
ſes dans le genre du *convolvulus*.

Le Liſeron rude, le Liſet piquant ou
épineux ; *Smilax aſpera*, Offic. *Smilax
aſpera fruĉtu rubente*, C. B. P. 269.
Inſt. R. H. 654. *Smilax aſpera*, J. B. 2.
115. Dod. Ger. Ruell. Matth. Fuchſ.
Turn. Cord. *Smilax aſpera, rutilo fru-*

*Etu*, Cluf. Hift. 112. *Smilax afpera fru-*
*Etu rubro*, Park. Raii Hift. 655. *Volu-*
*bilis afpera*, Lonic. *Smilax afpera vera*,
Trag. *Hedera Cilicia, vel Ciliffa*, Plin.
*Smilax*, Theophr. & Anguill. *Smilax*,
*Nicephoro cognominata*, Gaz. *Milax*,
Galen. *Hedera fpinofa, Rubri Viticula,*
*Rubus Cervinus, Smilax Trachæa, volu-*
*bilis acuta vel pungens, Salfaparilla no-*
*tha feu fpuria*, Quorumd.

Sa racine eft longue, ferpentante
groffe environ comme le petit doigt,
noueufe ou articulée, dure, blanchâtres, garnie de fibres, vivace. Elle
pouffe plufieurs tiges longues, dures,
canelées, farmenteufes, rameufes,
pliantes, garnies d'épines & de mains
ou vrilles, par le moyen defquelles elles s'attachent & s'entortillent autour
des arbriffeaux voifins. Ses feuilles naiffent feules par intervalles, amples,
femblables à celles du *Tamnus*, mais
plus épaiffes, fermes, nerveufes, pointues, armées d'épines tant fur les bords
que fur le dos, femées affez fouvent
de taches blanches. Ses fleurs naiffent
par grappes aux fommités des rameaux,
petites, blanches, odorantes, compofées chacune de fix feuilles difpofées en
étoile, avec autant d'étamines à fom-

mets oblongs. Quand ces fleurs font
paffées, il leur fuccède des fruits ronds
comme des raifins, mollets & rouges
dans leur maturité, qui contiennent
deux ou trois femences rondes, liffes,
douces au toucher, d'une couleur rouge-brune en dehors, blanches en dedans, d'un goût fade & défagréable.
Cette plante croît aux lieux rudes, incultes, le long des hayes, aux bords
des chemins, fur les montagnes, & dans
les vallées, en Provence & en Languedoc ; on la cultive auffi dans les jardins ;
elle fleurit au Printemps, & fon fruit
mûrit en Juillet & Août. Toutes fes
parties font d'ufage en Médecine, mais
principalement fes racines.

Cette plante contient beaucoup
d'huile & de fel effentiel. Sa racine eft
defficcative & fudorifique ; elle divife
& atténue les humeurs vifqueufes & tenaces, & convient dans la goute, les
fluxions, la paralyfie, les maladies
chroniques & invétérées qui viennent
d'humeurs épaiffes & gluantes : elle eft
utile encore pour les Dartres vives, &
pour toutes les maladies de la peau.
On peut la fubftituer dans les maladies
Vénériennes à la *Salfepareille*, qui eft
une efpèce de *Smilax* qu'on nous apporte

porte du Pérou. *Fallope* ayant trouvé aux environs de Pife le *Smilax* âpre, s'en fervit avec fuccès pour guérir des Vérolés pendant le féjour qu'il fit en cette Ville. On donne la poudre de cette racine en fubftance depuis un demi-gros jufqu'à deux gros, & en décoction jufqu'à une demi-once. Il faut s'en abftenir dans les Fièvres & dans les maladies aiguës : mais on peut l'employer fûrement dans les Ptifanes fudorifiques & defficcatives.

On trouve dans les *Ephémérides d'Allemagne, Décurie III. année II page* 44. une obfervation du Docteur *Lanzoni*, qui affûre qu'un des meilleurs topiques contre la Goute eft d'envelopper les pieds jufqu'au gras de la jambe de feuilles de *Smilax*, les renouvellant chaque jour : par ce moyen il fe fait au travers de la peau, fans érofion & doucement, un fuintement de férofités fétides, qui calment la douleur, abrége le paroxyfme, & emporte une partie de l'humeur gouteufe.

Prenez des racines de Smilax âpre coupées par morceaux, quatre onces, de celles de Salfepareille, deux onces.

Faites-les bouillir dans douze livres

d'eau de fontaine, réduisant le tout à moitié.

Coulez ensuite par un linge, & gardez la liqueur au frais dans des bouteilles bien bouchées.

On usera de cette ptisane à la quantité de trois verres tiédes par jour dans les fluxions, dans la Goute froide, & dans la Paralysie.


Le grand Liseron ou Liset ; *Convolvulus major*, Offic. *Convolvulus major albus*, C. B. P. 294. Inst. R. H. 82. Park. *Convolvulus major*, J. B. 2. 154. Raii Hist. 725. *Smilax lævis major*, Dod. Pempt. 392. *Smilax lævis, sive lenis, major*, Ger. *Volubilis major*, Trag. 805. Tabern. icon. 875. Lonic. Lob. Thal *Convolvulus major flore albo*, Eyst. *Convolvulus major . sive Campana alba sylvestais*, Schwenck. *Malacocissus Damocratis*, Anguill. *Helxine Cissampelos*, Cord. *Convolvulus foliis sagittatis posticè truncatis*, Linn. Hort. Cliff 66. *Volubilis magna , Lactaria , funis Arborum , Campana Candida Germanorum , Scammonium Germanicum , Cymbalaris seu Campanella , Smilax lenis alba major , Volubilis Cissophyllos vel latifolia , Liliastrum* , Nonnul.

Sa racine est longue, menue, blanche, garnie de fibres, vivace, d'un goût un peu âcre. Elle pousse des tiges longues, grêles, sarmenteuses, canelées, qui s'élévent fort haut en grimpant, & se lient par leurs vrilles autour des arbres & arbrisseaux voisins. Ses feuilles sont en cœur, plus grandes, plus molles & plus douces au toucher que celles du Lierre, pointues, lisses, vertes, attachées à de longs pédicules. Ses fleurs ont la figure d'une cloche, & sont blanches comme neige, portées sur un assez long pédicule qui sort des aisselles des feuilles, soutenues par un calice ovale divisé en cinq parties, avec autant d'étamines à sommets applatis. Quand ces fleurs sont tombées, il leur succède des fruits presque ronds, gros comme de petites cerises, membraneux, enveloppés du calice, qui contiennent deux semences anguleuses ou pointues, de couleur de suye ou d'un noir tirant sur le rougeâtre. Cette plante qui rend du lait comme les autres espèces du même genre, croît presque par-tout dans les hayes & parmi les brossailles, aux lieux un peu humides & cultivés ; elle fleurit en Eté, & sa semence meûrit en Automne. *Jean Bauhin* assure que sa racine est

D ij

aimée des pourceaux ; ce qui eſt aſſez étonnant, ſelon *Rai*, vu qu'elle eſt purgative.

Le grand Liſeron contient beaucoup de ſel eſſentiel, de phlegme, & modérément d'huile. Cette plante eſt purgative, réſolutive, & vulnéraire. Le ſuc laiteux & réſineux qu'elle fournit, la fait approcher des vertus de la Scammonée, & on pourroit la donner comme elle pour purger les ſéroſités ; mais à une plus forte doſe, c'eſt-à-dire, depuis vingt grains juſqu'à trente. *Jean Prevoſt*, dans ſa *Médecine des Pauvres*, preſcrit pour purger la bile huit onces de la décoction d'une ou de deux poignées des feuilles, ſuivant la force du ſujet ; & *Antoine Conſtantin*, dans ſa *Pharmacopée Provençale*, fait infuſer cinq gros des fleurs & des feuilles pilées legèrement, dont il donne depuis un gros juſqu'à trois, pour évacuer doucement les ſéroſités par les ſelles.

Quand à l'uſage extérieur du grand Liſeron, il eſt réſolutif & Anodyn ; on l'applique en cataplaſme après une legère coction, & il convient pour les tumeurs menacées d'inflammation.

Le petit Liſeron ou Liſet, la Cam⸗

panette ou Clochette, la Vrillée com-
mune ; *Convolvulus minor*, Offic. *Convolvulus minor arvenſis*, C. B. P. 294.
Inſt. R. H. 83. *Helxine ciſſampelos multis, ſive Convolvulus minor*, J. B. 2.
157. *Smilax lævis minor*, Dod. Pempt.
393. *Volubilis minor*, Trag. Lonic. Thal.
*Scammonea parva*, Anguill. Camer.
Hort. *Convolvulus minor vulgaris*, Park.
Raii Hiſt. 725. *Smilax lenis, minor*, Ger.
*Convolvulus minor*, Geſn. Hort. Cæſalp.
Cluſ. Hiſt. *Convolvulus foliis ſagittatis
utrinque acutis*, Linn. Hort. Cliff. 66.
*Convolvulus ſeu volubilis arvenſis vel ſe-
piarius minor*, *Cymbalaria parva*, *Angi-
na ſeu peſtis Hortenſium Herbarum*, *Oro-
banche Theophraſti*, *ſive Ervanga Gazæ*,
Quorumd.

Sa racine eſt très-longue, menue,
rampante, garnie de quelques fibres,
vivace. Elle pouſſe pluſieurs petites tiges grêles, foibles, tendres, ſerpentan-
tes, qui s'entortillent çà & là autour
des autres plantes voiſines. Ses feuilles
ſont en cœur comme celles du grand
Liſeron, mais beaucoup plus petites,
plus rudes, plus nerveuſes, glabres ou
ſans poil, & ſans dentelures. Ses fleurs
ſortent des aiſſelles des feuilles, en forme de petites cloches, blanches de cou-

leur de rose, purpurines, ou panachées; portées sur de longs pédicules, jointes deux à deux pour l'ordinaire. Quand ces fleurs sont passées, il leur succède des fruits arrondis, menus, qui contiennent des semences assez grosses, anguleuses. Cette plante croît abondamment par-tout dans les terres cultivées, aux bords des chemins, dans les jardins, où elle étouffe & abbat les autres plantes qu'elle peut saisir, dans les bleds, & même aux lieux incultes, principalement dans les années pluvieuses; elle fleurit en Eté comme la précédente.

Le petit Liseron est anodyn, détersif, & vulnéraire. *Emmanuel Konig* assure que sa décoction est utile dans la Colique : cet Auteur ajoûte que ses feuilles cuites dans l'huile appaisent les douleurs de la Goute, en faisant un liniment sur la partie souffrante avec cette drogue. M. *Tournefort* la regarde comme un des meilleurs vulnéraires que nous ayons en Médecine. Les gens de la campagne s'en servent communément pour guérir leurs blessures, en appliquant dessus la plante pilée entre deux cailloux. *Garidel* dans son *Traité des Plantes des environs d'Aix*, assure en avoir vu des effets merveilleux en plufleurs occasions, & s'en être servi pour lui-même heureusement dans une blessure qu'il s'étoit faite à la campagne.

---

### Smyrnium.

MACERON, ou gros Persil de Macédoine ; *Smyrnium sive Olusatrum*, Offic. *Hipposelinum, Theophrasti, vel Smyrnium Dioscoridis*, C. B. P. 154. *Macerone, quibusdam Smyrnium, semine magno, nigro*, J. B. 3. 126. *Smyrnium*, Matth. 773. *Smyrnium Matthioli*, Inst. R. H. 316. *Hipposelinum*, Ger. emac. Raii Hist. 437. *Hipposelinum, sive Smyrnium vulgare*, Park. *Petroselinum Alexandrinum*, Trag. 436. *Olusatrum*, Cord. in Dioscor. Gesn. Hort. Cast. Lugd. Hist. Column. *Petroselinum Italicum, Apium grande vel magnum sylvestre, Equapium, Smyrnium vel Smyrnion Holeraceum, Hipposelinon vulgatum*, Quorumd.

Sa racine est moyennement longue, grosse, blanche, empreinte d'un suc âcre & amer, qui a l'odeur & le goût approchant en quelque manière de la Myrrhe. Elle pousse des tiges à la hauteur de trois pieds, rameuses, cane-

lées , un peu rougeâtres. Ses feuilles
font femblables à celles de l'Ache , mais
plus amples , découpées en fegmens plus
arrondis , d'un verd-brun , d'une odeur
aromatique , & d'un goût approchant
de celui du Perfil. Les tiges & leurs
rameaux font terminées par des ombelles ou parafols qui foutiennent de
petites fleurs blanchâtres , compofées
chacune de cinq feuilles difpofées en
rofe , avec autant d'étamines dans leur
milieu. Lorfque ces fleurs font paffées ,
il leur fuccède des femences jointes
deux à deux , groffes , prefque rondes ou
taillées en croiffant , canelées fur le
dos , noires , d'un goût amer. Cette
plante croît aux lieux fombres & marécageux , fur les rochers proche de la
mer ; on la cultive auffi dans les jardins ; elle fleurit au premier Printemps ,
& fa femence eft mûre en Juillet ; elle
eft bis-annuelle , & fe multiplie aifément de graine ; elle refte verte tout
l'Hiver ; la première année elle ne produit point de tige , & elle périt la feconde année , après avoir pouffé fa tige , & amené fa graine à maturité. Sa
racine tirée de terre en Automne &
confervée dans le fable pendant l'Hiver , devient plus tendre & plus propre

pour les ſalades. C'étoit autrefois un
légume fort familier,en pluſieurs lieux;
on mangeoit ſes jeunes pouſſes comme
le Celeri; mais ce dernier a pris le deſſus, & l'a chaſſé de nos jardins potagers,

Le Macéron contient beaucoup
d'huile & de ſel eſſentiel. On ſe ſert en
Médecine principalement de ſa racine
& de ſa ſemence, la première peut être
ſubſtituée à la racine d'Ache, & convient dans les apozêmes & bouillons
propres pour purifier le ſang: mais ſa ſemence eſt la plus en uſage; elle eſt propre pour la colique venteuſe, pour
l'Aſthme, & elle entre dans pluſieurs
compoſitions cordiales & carminati-
ves à la place de la ſemence du Perſil
de Macédoine. La plûpart de ces ſortes de ſemences ont la même propriété,
en ce qu'elles abondent toutes en huile
eſſentielle.

La ſemence de Maceron entre dans
l'electuaire Lithontriptique de *Nicolas
d'Alexandrie*, & dans la poudre de l'E-
lectuaire de *Juſtin.*

## SODA.

### Soude.

ENTRE les différentes espèces de Soude, nons ne décrirons ici que les deux suivantes qui sont les plus usitées dans les Arts & dans la Pharmacie.

La grande Soude ou Salicote, la Marie vulgaire ; *Kali seu Soda*, Offic. *Kali majus*, *Cochleato semine*, C. B. P. 289. Inst. R H. 247. Ger. Raii Hist. 212. Mor. *Kali vulgare*, J. B. 3. 702. *Kali*. Dod. Pempt. 81. Matth. *Soda*, *Kali magnum*, *Sedi medii folio*, *semine Cochleato*, Lob icon. 294. *Kali majus Cochleatum*, Park. *Anthyllis altera salsa*, Camer *Salsola genus in hortis*, *Isgarum vulgò*, Cæsalp. 170. *Herba Kali*, Bellon. *Kali magnum Penæ* Lugd. Hist. 1377. *Anthyllis salsola appellata*, *Anthyllis Græcorum*, *Kali Arabum seu Mauritanorum*, *Herba vitri seu vitraria*, *stercus Passerum*, Nonnull.

Sa racine est ferme, fibreuse, annuelle. Elle pousse une tige à la hauteur d'environ trois pieds quand elle est cultivée, & d'un pied & demi quand elle

ne l'eſt point , laquelle s'étend au large
ſans épines , & ſe diviſe en rameaux
longs, droits, aſſez gros, rougeâtres. Ses
feuilles ſont longues, étroites, épaiſſes,
charnues, pointues, pleines de ſuc. Ses
fleurs naiſſent le long de la tige & des
branches , formées par un calice à cinq
feuilles de couleur jaunâtre, avec autant
d'étamines très-courtes, auxquelles ſuc-
cèdent des fruits preſque ronds, membraneux, qui contiennent une ſemence longue, noire, luiſante, ſemblable
à un petit Serpent roulé en ſpirale , ou
à un limaçon. Cette plante croît dans
les pays chauds proche de la mer ; on
la ſéme auſſi exprès aux environs de
Montpellier ; elle fleurit vers la fin de
l'Eté.

£ La Soude, Salicote, ou Marie épi-
neuſe ; *Kali ſpinoſum* , Offic. *Kali ſpinoſum Cochleatum* , C. B. P. 289. Raii
Hiſt. 212. *Tragus ſpinoſus Matthioli , ſive
Kali ſpinoſum* , J. B. 3. 706. *Tragon
Matthioli* , Lob. icon. 797. Lugd. Hiſt.
1477. *Tragon Matthioli , ſive potiùs Tragus improbus Matthioli* , Ger. *Tragus , ſive
Tragum Matthioli* , Park. *Kali ſpinoſum,
foliis longioribus & anguſtioribus* , Inſt. R.
H. 247. *Salſola foliis pungentibus* , Linn.

Hort. Cliff. 86. *Drypis, five Scorpius Theophrasti, Tragium five Tragon secundum, pufillus frutex aculeatus, Herba maritima Cochleiformis,* Quorumd.

Sa racine est fibrée, annuelle. Elle pousse une ou plusieurs tiges à la hauteur d'un pied & demi, grosses, rameuses, pleines de suc, d'un verdbrun, revêtues de feuilles longues, étroites, épaisses ou charnues, empreintes d'un suc salé, terminées par un aiguillon roide & piquant. Ses fleurs naissent dans les aisselles des feuilles, petites, composées chacune de cinq étamines soutenues par un calice à cinq feuilles de couleur herbeuse. Quand ces fleurs sont passées, il leur succède des fruits membraneux, presque ronds, épineux, qui contiennent chacun une semence semblable à un petit Serpent roulé en spirale, ou à un limaçon, de couleur noire, un peu luisante. Cette plante croît dans les pays chauds sur les rivages sablonneux de la mer, le long des lacs salés, quelquefois même dans les champs éloignés de la mer; sémée dans les jardins elle dégénère un peu, & devient moins épineuse; elle fleurit vers l'arrière saison, & sa graine mûrit en Automne.

La Soude a un goût salé , & contient beaucoup de sel ; elle est apéritive , propre pour la Pierre & la Gravelle , & pour lever les obstructions. On s'en sert intérieurement & extérieurement. On séme & l'on cultive cette plante pour en faire la Soude en pierre , appellée en François *Salicote* ou *Alun Catin*. Pour la préparer , on coupe l'herbe quand elle est en sa parfaite grandeur , on la laisse sécher sur la terre , & on la met ensuite calciner dans de grands trous faits exprès dans la terre & bouchés , en sorte qu'il n'y entre de l'air que pour entretenir le feu : la matiére se réduit nonseulement en cendres ; mais comme il y en a beaucoup , qu'elle contient une bonne quantité de sel , & qu'elle est calcinée pendant long-temps par un feu de reverbère qui vient de la Plante même allumée, ses parties s'unissent & s'accrochent tellement les unes aux autres , qu'il s'en fait une espèce de pierre fort dure , qu'on est obligé de casser avec des marteaux ou d'autres instrumens pour la retirer de dedans les trous , lorsqu'elle est refroidie. Cette matiére est un mêlange de beaucoup de sel & de terre , & cette masse saline a donné le nom d'Alkali , par la ressemblance des vertus non seulement à tous les sels fixes tirés des plantes brûlées & aux sels volatils des animaux, mais encore aux matières terreuses & insipides, & généralement à tout ce qui est capable de fermenter avec les acides. On employe cette matière plutôt pour faire le Savon, la lessive & le verre, que pour les usages de la Médecine : mais la plante dont on la tire est, comme nous l'avons dit ci-dessus, apéritive & diurétique ; elle pousse les urines & les matiéres glaireuses qui s'amassent dans la vessie ; elle emporte les obstructions du foye & des autres viscères. Il en faut cependant user avec circonspection, & n'en pas donner aux femmes grosses, comme remarque *Simon Paulli*, non plus qu'à ceux qui ont des ardeurs d'urine, ou une disposition inflammatoire dans la vessie. Le sel qui domine dans la Soude est si âcre, qu'on doit plutôt le regarder comme un puissant détersif, que comme apéritif.

Quant à l'usage extérieur de cette plante, elle est propre dans les vieux ulcères, la Galle & les autres maladies de la peau. On tire un sel fixe de la pierre de Soude qui est caustique, & qui sert à faire des Pierres à cautére ;

ce fel a beaucoup plus d'âcreté & de force que celui qu'on tireroit de la plante réduite en cendres à la manière ordinaire, parce que la forte & longue calcination qu'il a reçue l'a empreint d'une bien plus grande quantité de parties ignées.

## SOLANUM.

PARMI les différentes efpèces de *Solanum* qui font en affez grand nombre ; nous parlerons uniquement des deux fuivantes, comme étant les plus employées, l'une en Médecine, & l'autre en aliment.

La Morelle commune à fruit noir ; *Solanum*, Offic. *Solanum Officinarum acinis nigricantibus*, C. B. P. 166. Inft. R. H. 148. *Solanum hortenfe, five vulgare, acinis nigris*, J. B. 3. 608. *Solanum hortenfe baccis nigricantibus* Dod. Pempt. 453. *Solanum nigrum vulgare*, Cord. Hift. 158. *Solanum vulgare*, Park. Raii Hift. 672. *Solanum hortenfe*, Matth. Fuchf. Anguill. Gefn. Hort. Lob. icon. 262. Lugd. Hift. 597. *Solanum caule inermi herbaceo, foliis ovatis angulatis*, Linn. Hort. Cliff. 60. *Solanum vel Siry-*

*chnon sativum , Solatrum vulgare vel nigrum , Uva Lupina seu Vulpina , Morella ,* Nonnull.

Sa racine est longue , déliée , fibreuse & chevelue, d'un blanc sale, annuelle. Elle pousse une tige à la hauteur d'environ un pied & demi , ferme, anguleuse , d'un verd-noirâtre , divisée en plusieurs rameaux. Ses feuilles sont oblongues , assez larges, molles , pointues , noirâtres , alternes , les unes anguleuses , les autres crénelées , les autres entières , lisses , pleines d'un suc verdâtre , d'un goût herbeux & fade. Ses fleurs qui sortent des branches mêmes un peu au-dessous des feuilles , sont des rosettes découpées pour l'ordinaire en cinq pointes comme en étoile , de couleur blanche , avec cinq petites étamines jaunes à sommets oblongs dans leur milieu. Quand ces fleurs sont passées , il leur succède des fruits gros comme des bayes de Genièvre , ronds , verds au commencement , mais qui en mûrissant deviennent mous , noirs , lisses , & remplis de suc ; lesquels renferment plusieurs semences menues, applaties, jaunes. Cette plante croît le long des chemins, proche des hayes & des maisons ; elle fleurit aux mois d'Août & de Septembre ;

ſes fruits mûriſſent ſur la fin de l'Automne, & la plante périt dès les premiéres gelées blanches. Elle donne des
variétés à fruit rouge, & à fruit jaune,
dont on ſe ſert indifféremment.

La racine de Morelle eſt comme in-
ſipide ; les feuilles ont un goût d'herbe
un peu ſalé ; le fruit a quelque choſe
d'aigrelet & de vineux, & toute la plante eſt d'une odeur aſſoupiſſante. Les
feuilles ne rougiſſent pas le papier bleu ;
mais le fruit mûr le rougit très-fort ;
ce qui fait conjecturer que le ſel Ammoniac qui eſt dans cette plante, eſt
modéré dans les feuilles par une portion très-conſidérable d'huile fétide &
& de terre : mais que la partie acide
de ce ſel eſt fort développée dans le
fruit mûr ; de ſorte qu'il y a un choix
à faire des parties de cette plante,
ſuivant les indications qu'on veut remplir. Les fruits, par exemple, ſont plus
rafraîchiſſans, mais plus répercuſſifs que
les feuilles, qui adouciſſent, réſolvent,
& abſorbent davantage. Elles donnent
par l'analyſe Chymique beaucoup de
ſel volatil concret. On ſe ſert de la Morelle dans les occaſions où il faut modérer l'inflammation, ramollir & relâ-
cher les fibres qui ſont dans une ten-

fion trop violente. Son ufage extérieur n'eft point douteux : mais plufieurs Auteurs regardent avec raifon cette plante comme fufpecte , prife intérieurement ; on a plufieurs Obfervations de perfonnes qui après avoir mangé de fon fruit font tombées dans des convulfions mortelles ; ainfi quoique *Céfalpin* affûre que l'eau diftillée ou le fuc de Morelle eft très-utile dans l'inflammation de l'Eftomac & dans l'ardeur d'urine, & que l'on trouve dans les *Ephémérides d'Allemagne, Décurie II. année III.* page 154. une Obfervation qui en loue l'ufage dans la Dyfenterie ; cependant nous ne confeillons à perfonne de s'en fervir intérieurement : le plus fûr eft de choifir d'autres remèdes , dont on ne manque pas , pour remplir fes indications.

Quant à l'ufage extérieur de la Morelle , on applique l'herbe pilée fur les Hémorrhoïdes, ou l'on baffine ces parties avec le fuc tiédi : on malaxe ce fuc pendant quelque temps dans un mortier de Plomb , pour en baffiner les Cancers ; ce remède eft très-adouciffant, & calme la douleur. Le meme fuc animé avec la fixiéme partie d'Efprit de Vin bien déphlegmé , eft fort bon pour l'Eréfipéle , les Dartres , le feu volage ,

les boutons, & toutes les démangeaisons de la peau : on y ajoute l'Esprit de
Vin ; parce que seul il seroit trop froid
& trop répercussif. On tient dans les
Boutiques une eau distillée de Morelle, & une huile par infusion, & une
par coction. L'eau distillée a les mêmes
usages que le suc : mais elle n'a pas tant
de vertu. Les huiles par coction & par
infusion s'employent dans tous les cataplasmes anodyns.

Les feuilles de Morelle entrent dans
le baume Tranquille, & dans l'Onguent
mondificatif d'Ache de la Pharmacopée
de Paris : ses sommités entrent dans
l'onguent *Populeum*, & le suc de la plante & des bayes dans l'onguent *Diapom-*
*pholygos* de la même Pharmacopée.

Prenez des sucs de grande Joubarbe
& de Morelle, de chacune une once ; le blanc d'un œuf.

Agitez le tout ensemble pendant du
temps jusqu'à ce qu'il soit bien mê-
langé.

Faites tiédir ensuite la liqueur, & appliquez la plusieurs fois le jour sur
les tumeurs des mammelles qui ne
font point accompagnées d'inflammation, & sur le Prépuce enflammé

à l'occasion des Chancres Véné-
riens.

Prenez des eaux de Morelle, de Plantain, & de Fray de grenouilles, de
chacune deux onces ; de la poudre
de Tuthie préparée , un demi-
gros ; du sel de Saturne , dix-huit
grains.

Mélez le tout pour un Collyre rafraîchissant contre la rougeur des
yeux.

Prenez de l'huile de Morelle par infusion, de l'onguent *Populeum* , &
du baume Tranquille , de chacun
parties égales.

Mélez le tout , & servez-vous-en en
liniment sur les Hémorrhoïdes enflammées & douloureuses.


La Truffe rouge, la Pomme de Terre, l'Artichaud des Indes, ou la Batate
commune des jardins ; *Solanum tubero-*
*sum , seu Papas*, Offic. *Solanum tubero-*
*sum esculentum*, C. B. P. 167. Inst. R.
H. 149. Raii Hist. 675. *Papas Ameri-*
*canum* , J. B. 3. 621. *Battata Virginiana,*
Ger. Park. *Archidua Theophrasti fortè ,*
*Papas Pervanorum* , Clus. Hist. *Papas,*
Acost. *Papas Hispanorum , Papas seu*
*Pappas Indicum vulgò*, Nonnull.

Sa racine est tubéreuse, oblongue, inégale, quelquefois grosse commé le poing, couverte d'une écorce brune ou d'un rouge-noirâtre, une chair ferme & blanche, bonne à manger. Elle pousse une tige à la hauteur de deux ou trois pieds, & même plus haute dans les pays chauds, grosse environ comme le pouce, arrondie, velue, verte, tachetée de petits points rougeâtres, creuse, canelée, rameuse, pleine de suc. Ses feuilles sont longues comme la main, rangées par paires le long d'une côte terminée par une seule qui est plus grande que les autres, un peu larges & velues, d'un verd-brun & luisantes en dessus, sans queues, entremêlées çà & là d'autres petites feuilles arrondies. Ses fleurs sont des rosettes découpées en cinq pointes, soutenues par un calice verdâtre divisé en autant de parties, assez amples, blanchâtres, avec cinq étamines à sommets jaunes dans leur milieu. Quand ces fleurs sont passées, il leur succède des fruits ronds, d'abord verdâtres, puis d'un rouge-brun dans leur maturité & pleines de suc lesquels contiennent plusieurs semences menues & arrondies, semblables à celles de la Morelle ordinaire. Cette plante dont la tige périt tous les ans, a été d'abord apportée de Virginie en Angleterre, puis d'Angleterre en France & dans les autres contrées de l'Europe; elle se multiplie si considérablement, qu'en l'arrachant vers la fin de l'Automne on trouve quelquefois à sa racine jusqu'à quarante ou cinquante tubérosités de différente grosseur; ce qu'on a coutume de faire, de peur qu'elles ne pourrissent durant l'Hiver, pour les garder en lieu sec & un peu chaud, ou dans un vase rempli de terre séche, & les replanter au Printemps; elle fleurit en Juin & Juillet, même jusqu'en Automne.

Cette espéce de *Solanum* est la seule dont l'usage intérieur soit sans mauvais effet. Les indiens, au rapport d'*Acosta*, se servent de sa racine en guise de Pain, ils la font cuire, & l'assaisonnent de différentes façons; & lorsqu'ils la veulent conserver du temps, ils la font sécher au Soleil, & la coupent ensuite par tranches. On s'en sert en ce paysci à la maniére de Truffes; on fait cuire cette racine sous la cendre; on en ôte ensuite la peau, & on l'assaisonne avec du Poivre pour la rendre plus piquante & plus agréable : cette nourriture est assez bonne, & approche de celle du Panais & de la Châteigne ; cependant elle est très venteuse, & ne convient pas aux mauvais estomacs.

---

## SOLDANELLA.

SOLDANELLE, Chou de mer, Chou marin ; *Soldanella*, Offic. *Soldanella maritima minor*, C. B. P. 295. *Brassica marina, sive Sodanella*, J. B. 2. 166. *Convolvulus maritimus nostras rotundifolius*, Mor. Hist. Oxon. 2. 11. Inst. R. H. 83. *Soldanella*, Dod. Pempt. 395. Lon. Cost. Gesn. Hort. *Soldanella marina*, Ger. Raii Hist. 726. Eyst. *Soldanella vulgaris, sive Volubilis marina*, Park. *Soldanella vera, Soldanella, Brassica seu Crambe marina Antiquorum, Campanula maritima sive marina, Volubilis seu Convolvulus marinus*, Quorumd.

Sa racine est menue & fibreuse. Elle pousse plusieurs tiges grêles, pliantes, sarmenteuses, rougeâtres, rampantes sur terre. Ses feuilles sont presque rondes, lisses, luisantes, semblables à celles de la petite Chelidoine, mais plus épaisses, remplies d'un suc laiteux, portées sur de longs pédicules. Ses fleurs

font des cloches à bords renversés comme dans les autres espèces de Liseron,
assez grandes, de couleur purpurine.
Quand ces fleurs sont passées, il leur
succède des fruits presque ronds, membraneux, qui renferment des semences
anguleuses & noires pour l'ordinaire.
Cette plante croît fréquemment sur les
rivages sablonneux de la mer, & fleurit
en Eté; on la fait sécher toute entiére
avec sa racine, & on nous l'envoye; il
faut la choisir récente, entière, ou la
moins brisée qu'il se pourra.

La Soldanelle contient beaucoup
de sel essentiel & d'huile. Toute la
plante a un goût amer, âcre & un peu
salé. On la regarde comme un bon purgatif hydragogue, c'est-à-dire, qu'elle
évacue abondamment les sérosités par
les selles, & l'on s'en sert avec succès
dans l'Hydropisie, la Paralysie, & dans
les Rhumatismes. On donne la poudre
de cette plante séche depuis un demi-
gros jusqu'à un gros : quelques-uns en
donnent jusqu'à deux gros dans un
bouillon. La dose du suc tiré par expression est de demi-once : si on le fait épaissir en consistance d'extrait, on se con-
tente d'en donner un gros ou un
gros & demi. Les Bouillons faits avec

le

le collet de Mouton & une poignée
ou une poignée & demie de feuilles de
Soldanelle purgent très-bien & sans in-
convenient : il faut seulement avoir attention d'ajouter un peu de Canelle en
poudre à ces bouillons, pour servir de
correctif à la plante, parce qu'on a remarqué qu'elle est nuisible à l'estomac.
*Matthiole* veut pour la même raison
qu'on la mêle avec la Rhubarbe : mais
la meilleure manière de s'en servir est
de faire macérer ses feuilles dans le vinaigre avec la crême de Tartre, ou le
Tartre vitriolé, & de les ajoûter ensuite au bouillon. On prépare aussi une
Conserve avec les feuilles, le Sucre, &
la Canelle.

Les feuilles séches de Soldanelle entrent dans la poudre Hydragogue de la
Pharmacopée de Paris.

Prenez de l'*Asarum*, une demi-once ; du Jalap, & du Turbith, de
chacun six gros ; de la Soldanelle,
deux gros ; de la poudre *Diacar-
thami*, une demi-once ; des trois
Santaux, du Saffran de Mars apéritif, & de la Canelle, de chacun
trente grains : de la Scammonée,
deux gros.

Pulvérisez le tout, & mêlez-la éxactement, pour en composer une poudre Hydragogue éprouvée, dont la dose sera depuis un demi-gros jusqu'à un, suivant l'âge & la constitution des Malades.

On l'avalera dans un demi-verre de vin blanc, après l'avoir fait infuser pendant deux heures.

On se contentera d'en prendre deux fois la semaine pendant quelque temps, n'usant d'aucune nourriture ni boisson que deux heures avant & après l'avoir avalée.

---

## SONCHUS.

### *Laitron.*

DE toutes les différentes espèce de *Sonchus*, nous n'en décrirons que trois, qui sont les seules d'usage en Médecine.

Le Laitron ou Laceron doux, ou Palais de Lièvre ; *Sonchus lævis*, Offic. *Sonchus lævis laciniatus latifolius*, C. B. P. 124. Inst. R. H. 474. *Sonchus minùs laciniosus, mitior, sive minùs spinosus*, J. B. 2. 1014. *Sonchus lævis*, Dod. Pempt. 643. Ger. Raii Hist. 222. Matth. Gesn. Hort. *Sonchus lævis vulgaris*,

Park. *Lactuca Leporina*, Apul. *Endivia sylvestris*, Lonic. *Andryala major Dalechampii*, Lugd. Hist. *Sonchus caule ramoso diffuso, foliis summis amplexicaulibus*, Van-Roy. Flor. Leyd. Prodr. 129. *Sonchus pedunculis tomentosis*, Linn. Flor. Suec. 231. *Sonchus lenis seu sine aculeis*, *Sonchus pinguis foliis non dissectis, vel minus fissis*, *Sonchus tenerior latifolius*, *Lactucella*, *Lactuca Leporaria*, *Brassica leporina*, *Olus leporinum*, *Palatinum, vel potiùs Palatum seu pabulum Leporis*, *Cicerbita*, Nonnull.

Sa racine est petite, blanche, fibreuse. Elle pousse une tige à la hauteur d'un pied & demi, creuse en dedans, tendre, canelée, un peu purpurine. Ses feuilles sont longues, lisses plus larges & plus tendres que celles du Pissenlit découpées, dentelées en leurs bords, remplies d'un suc laiteux, rangées alternativement, les unes attachées à de longues queues, les autres sans queue, embrassant la tige par leur base qui est plus large que le reste de la feuille. Ses fleurs naissent aux sommités de la tige & des branches par bouquets à demi-fleurons jaunes, quelquefois blancs, semblables à celles du Pissenlit, mais plus petites. Quand ces fleurs sont pas-

ſées , il leur ſuccède des fruits de figure conique , qui contiennent de petites
ſemences oblongues , brunes-rougeâ-
tres , garnies chacune d'une aigrette.
Cette Plante croît par-tout dans les jardins, dans les bleds, dans les vignobles,
ſur les levées & le long des chemins ,
principalement dans les champs dont le
terrein eſt un peu gras ; elle fleurit en
Mai & Juin , ſes feuilles ſont ſur-tout
d'uſage ; elle rend du lait quand on l'é-
craſe ; elle eſt bonne à manger en ſalade,
ou autrement , lorſqu'elle eſt encore tendre & avant qu'elle ait pouſſé ſa tige , les
Lièvres en ſont fort friands.

Le Laitron ou Laceron épineux ;
*Sonchus aſper* , Offic. *Sonchus aſper non*
*laciniatus,* C. B. P. 123. Inſt. R. H. 474.
Raii Hiſt. 225. *Sonchus minùs lacinioſus*
*aſperior , ſive ſpinoſior* , J. B. 2. 1014.
*Sonchus aſper* , Ger. *Sonchus aſper major*
*non laciniatus* , Park. *Intybus ſylveſtris ſeu*
*erratica aculis foliis* , Trag. 270. *Sonchus*
*aſperior* , Dod. *Sonchus ſylveſtris ſpinoſior ;*
*Sonchus nigrior ac ſpinoſior non laciniatus ,*
*Sonchus tenerior aculeis horridiuſculus ;*
*Sonchus valde ſpinoſius folio non laciniato ,*
*Carduus anſerinus , Carduus, ſuillus cicho-*
*rium ſeu Roſtrum porcinum* , Quorumd.

Sa racine est semblable à celle du précédent. Elle pousse une tige assez haute, tendre, rougeâtre, creuse. Ses feuilles sont entières ou peu laciniées, approchantes de celles de l'Endive, embrassant la tige par leur base, d'un verd foncé, luisantes, garnies d'épines longues, dures & piquantes. Ses fleurs & ses semences sont semblables à celles du Laitron doux. Cette plante croît dans les mêmes endroits que la précédente ; elle fleurit dans la même saison, & rend aussi un suc laiteux & amer.

Le petit Laitron ou Laceron doux, dit Terre-Crépe ; *Terracrepola*, Offic. *Sonchus lævis angustifolius*, C. B. P. 124. Inst. R. H. 475. Park. Raii Hist. 225. *Sonchis affinis Terracrepola*, J. B. 2. 1018. *Sonchus lævis Matthioli*, Lob. Icon. 236. *Crepis Dalechampii*, Lugd. Hist. *Terracrepolus*, Cæsalp. *Chondrillis affinis quædam Herba laciniata, Trinciatella fortè, Hieracium parvum Dioscoridis, Olus sylvestre*, Nonnull.

Sa racine est grêle, longue, semblable à celle de l'Endive, blanche, fibreuse. Elle pousse plusieurs tiges à la hauteur d'un pied & demi, divisées en deux ou trois rameaux. Ses feuilles sont semblables à celle de l'Endive, mais plus blanches & moins découpées, d'un goût affez agréable, quoiqu'un peu amères. Ses fleurs font jaunes & à demi-fleurons foutenus par un calice qui devient un fruit, où font contenues de petites femences aigrettées, comme dans les deux précédens. Cette plante croît naturellement fur les collines pierreufes, fur les levées, & dans les décombres des édifices aux environs de Montpellier ; elle fleurit tout l'Eté ; on la cultive auffi dans les jardins potagers en certains endroits, pour la manger en falade.

On fe fert indifféremment des trois efpèces de Laitron que nous venons de décrire. Cette plante a un goût d'herbe falé, un peu amer, & rougit le papier bleu ; elle contient un fel affez femblable à l'*Oxyfal Diaphoreticum d'Angelus Sala :* mais dans le Laitron ce fel eft diffous dans beaucoup de phlegme ; & uni avec beaucoup de foufre. Le fel Ammoniac s'y trouve en très-petite quantité ; car par l'analyfe chymique cette plante ne donne que peu d'efprit urineux, & point de fel volatil concret. Ces principes rendent le Laitron rafraîchiffant, adouciffant, & un fondant modéré : Ses racines tirées de terre en hyver servent d'aliment aux gens de la campagne, comme les autres légumes. On fait boire la décoction des feuilles pour tempérer la chaleur du bas ventre, & dans les inflammations de l'esto-mac, du foye, & des intestins : cette décoction facilite la circulation des humeurs dans ces parties, & emporte les obstructions qui leur donnent lieu d'y croupir. Cette même décoction est encore bonne pour augmenter le lait des nourrices. Personne n'ignore l'usage que l'on fait du Laitron pour nourrir les vaches, les lapins, & les autres animaux domestiques.

Quelques-uns employent cette plante dans le syrop de chicorée.

---

## SORBUS.

### *Sorbier.*

IL y a trois sortes de Sorbier em-ployées pour l'usage de la Médecine ; sçavoir, 1°. Le Sorbier cultivé ; 2°. Le Sorbier sauvage ; 3°. Le Sorbier torminal, plus connu sous le nom d'A-lisier, qui est d'un genre différent de celui des deux premiers.

E iiij

Le Sorbier , ou Cormier , domesti-
que , ou cultivé ; *Sorbus* , Offic. *Sorbus
sativa* , C. B. P. 415. Inst. R. H. 633.
*Sorbus* , J. B. 1. 59. Dod. Pempt. 803.
Ger. Raii Hist. 1456. *Sorbus legitima* ,
Park. Clus. Hist. *Sorbus domestica* , Matth. Lob. Cast. *Sorbus esculenta* , Camer.
Hort. *Sorbum ovatum* , Fuchs. Turn. *Sorbus vulgaris : Sorbus vera* , Quorumd.

Sa racine est longue , dure , grosse ,
ligneuse. Elle produit un arbre grand
& branchu , dont le tronc est droit ,
couvert d'une écorce rude ou un peu ra-
boteuse , pâle ; son bois est fort dur ,
compact , rougeâtre. Ses feuilles sont
oblongues , rangées plusieurs ensemble
sur une côte comme celles du Fresne ,
dentelées en leurs bords , velues , molles , verdâtres en dessus , blanchâtres en-
dessous , d'un goût acerbe & styptique.
Ses fleurs sont petites , blanches , jointes plusieurs ensemble en forme de grappes , portées sur de longs pédicules qui
sortent d'entre les feuilles ; & chacune
d'elles est composée de cinq feuilles disposées en rose. Après que ces fleurs sont
tombées , le calice devient un fruit de la
forme & de la grosseur d'une petite Poire , dur , charnu , de couleur verdâtre ou
pâle d'un côté , & rougeâtre de l'autre ,

ayant la chair jaunâtre, d'un goût très-
acerbe & rude en sortant de l'arbre : ce
fruit s'appelle *Sorbe* ou *Corme* ; il ne mûrit point ordinairement sur l'arbre, on
le cueille en Automne : & on le met sur
de la paille où il devient mou, doux,
agréable au goût & bon à manger ; il
renferme dans un follicule membraneux
quelques semences ou pepins applatis,
semblables à ceux de la Poire. Cet arbre croît naturellement dans certaines
contrées ; il aime les montagnes froides
& un terrein pierreux ; on le cultive aussi dans les jardins, dans les vergers & les
vignobles ; il fleurit en Avril & Mai, &
son fruit n'est mûr qu'en Octobre & No-
vembre. Il croît très-lentement, il est rare que celui qui l'a planté en recueille le
fruit.

Les Sorbes ou Cormes contiennent
baucoup d'huile & de sel essentiel joint
à quelques parties terrrestres, & du
phlegme. Elles sont en usage comme
aliment, & en Médecine. Les Sorbes
sont astringentes, propres pour arrêter le vomissement, les Hémorrhagies &
les diarrhées ; elles rendent aussi l'halei-
ne agréable. On doit les choisir assez
grosses, très-mûres, d'un bon goût,
& d'une odeur agréable : mais comme

E v

elles ne mûriſſent point ſur l'arbre comme les autres fruits, on eſt obligé de les cueillir en Automne, & de les étendre ſur la paille ; quand elles y ont été quelque temps, elles changent beaucoup de conſiſtance & de goût ; & de dures, acerbes & déſagréables qu'elles étoient, elles deviennent molles, douces & délicieuſes, comme nous l'avons déja dit. Elles conviennent en hiver aux jeunes gens bilieux, & à ceux qui ont l'eſtomac foible, pourvu qu'ils en uſent modérément ; car l'uſage immodéré de ce fruit eſt ſouvent pernicieux, parce que contenant un ſuc groſſier & terreſtre il produit auſſi beaucoup d'humeurs groſſières : de plus, ce ſuc demeurant long temps à fermenter dans l'eſtomac & dans les inteſtins s'aigrit, picote les fibres de ces parties, & cauſe des tranchées & des coliques.

On tient dans les boutiques une eau diſtillée de Sorbes, qui ſe donne à la doſe de quatre à ſix onces dans les Juleps & les potions aſtringentes. Si l'on exprime le ſuc de ces fruits, & qu'on le laiſſe fermenter quelque temps, il devient vineux & ſemblable au Poiré. *Jean Bauhin* rapporte que les Sorbes confites fortifient l'eſtomac, réveillent l'appétit

& arrêtent les cours de ventre & les vomiſſemens. Voici de quelle manière on les prépare.

Prenez quatre livres de Sorbes preſque mûres, mondées de leur peau & de leurs ſemences.

Faites-les cuire dans une ſuffiſante quantité d'eau, où l'on aura fait bouillir auparavant des roſes & des balauſtes, juſqu'à ce que les Sorbes ſoient réduites en une eſpéce de moëlle ; alors vous mêlerez avec trois livres de cette pulpe, du ſucre & de bon miel, de chacun une livre & demie.

Faites épaiſſir le tout en conſiſtance de conſerve liquide.

La doſe en eſt de deux gros à une demi-once.

La poudre de Sorbes eſt bonne extérieurement pour deſſécher les ulcères.

Le Sorbier ou Cormier ſauvage ; *Sorbus ſylveſtris ſive Aucuparia*, Offic. *Sorbus ſylveſtris, foliis domeſtica ſimilis*, C. B. P. 415. Raii Hiſt. 1457. *Sorbus aucuparia*, J. B. 1. 62. Inſt. R. H 634. Bellon. Geſn. Cluſ. Thal. *Sorbus ſylveſtris Alpina*, Lob. icon. 107. *Sorbus ſylve-*

*ſtris , ſive Fraxinus bubula ,* Ger. *Ornus ; ſive Fraxinus ſylveſtris ,* Park. *Sorbus ſylveſtris,* Tabern. *Sorbus montana aucuparia ,* Schwenckf. *Sorbus foliis pinnatis ,* Linn. Hort. Cliff. 188. *Fraxinus humilior montana ſive aucuparia , Sorbus aucupalis vel racemoſa , Sorbus agreſtis ſeu vulgatior ,* Nonnull.

Sa racine eſt groſſe, dure, longue. Elle produit un arbre de grandeur médiocre , le tronc eſt droit, blanchu , couvert d'une écorce brunc-rougeâtre tachetée , ſemblable à celle de l'aulne , ſous laquelle il s'en trouve une autre qui eſt jaune , d'une odeur puante , & d'un goût amer. Ses feuilles ſont aîlées , ou rangées par paires ſur une côte terminée par une ſeule, dentelées en leurs bords ; plus pointues que celles du Sorbier cultivé , fermes, liſſes & ſans poil , verdâtres en deſſus , blanchâtres en deſſous , d'un goût un peu amer : au reſte elles jouent ou varient conſidérablement. Ses fleurs ſont petites, blanches, odorantes, attachées pluſieurs enſemble en maniére d'ombelle ; & lorſqu'elles ſont tombées , il leur ſuccède des fruits ſemblables aux bayes de l'Obier , d'un jaune mêlé de vermillon , d'un goût acide déſagréable, qui ren-

ferment quelques femences oblongues.
Cet arbre croît aux lieux humides &
montagneux : il fleurit en Mai & Juin,
& fon fruit mûrit en Septembre. Comme fon bois eft fort dur, les bouviers
en font des baguettes pour piquer ou
aiguillonner leurs bœufs : delà vient
qu'en Bourgogne on a appellé cet arbre
Aiguillon.

Cette efpèce de Sorbier eft plus en
ufage chez les Oifeleurs qu'en Médecine. Les Merles, les Grives, quantité
d'autres petits oifeaux font fi avides de
fes bayes, qu'on s'en fert comme d'appas pour les prendre au filet ou autrement ; & c'eft de-là que lui eft venu le
nom d'*Aucuparia*, comme qui diroit
*Sorbier* ou *Cormier des Oifeleurs*. Cependant cet arbre a quelques propriétés qu'il
ne faut pas ignorer. Le Docteur *Needham* dit qu'on tire de ces bayes par expreffion un fuc qui purge très-bien les
eaux, & qui eft excellent dans le Scorbut. On fait auffi au printemps des incifions au tronc de l'arbre, par lefquelles il diftille une liqueur acidule très-recommandée contre la même maladie
& contre les affections de la Ratte. On
trouve dans les *Ephémérides d'Allemagne, Decurie III. Année IV.* une ob-

fervation du Docteur *Ledelius* , qui rapporte qu'une femme qui depuis quelques mois étoit très-incommodée d'une
fuppreffion de Régles & attaquée en
même temps d'Hémorrhoïdes enflammées & douleureufes , fut guérie de ces
deux maladies par l'ufage d'un Rob
fait avec les bayes de ce Sorbier. Il
naît auffi fur le tronc de cet arbre un
Champignon leger , blanchâtre & fpon-
gieux , qui eft fort eftimé contre la dyfenterie ; on le garde dans un lieu fec ,
& on le réduit en poudre , l'orfqu'on
veut s'en fervir ; cette poudre fe donne
depuis douze grains jufqu'à un demi-
gros dans un verre de quelque boiffon
adouciffante , & l'on réitére ce remède
trois fois le jour jufqu'à la fin de la maladie.

Le Docteur *Carifius* , cité par *Jonflon*
dans fa *Dendographie* , à l'article du Sorbier fauvage , en fait les plus grands élo-
ges. Il affûre que la poudre du bois de
cet arbre répandue fur les playes les cica-
trife promptement par une vertu balfamique qui lui eft naturelle ; que fi on
la donne à la dofe d'un demi-gros deux
ou trois fois le jour , incorporée avec
de l'huile d'Olives , elle rémédie aux
toux les plus invétérées & guérit les ul-

cères internes ; que le sel tiré de cet arbre par la calcination , donné à la dose
de trois ou quatre grains par jour dans
une décoction de Guimauve , soulage
non seulement dans la Néphretique ,
mais réduit en un mucilage glaireux
qui sort avec les urines , les matiéres tar-
tareuses qui causent la maladie ; enfin ,
qu'on tire de ses feuilles par la distilla-
tion une eau adoucissante & legérement
incisive qui remédië à toutes les affections du Poumon ; mais sur-tout à l'ex-
tinction de voix & aux engorgemens
glaireux qui donnent naissance aux tu-
bercules ; que cette eau est également
bonne contre les couleurs & les fleurs
blanches : on la donne à la dose d'une
once ou deux chaque jour pendant quelque temps. Nous ne finirions point , si
nous rapportions toutes les propriétés
qu'il attribue à cet arbre ; car il en fait
presque une Panacée universelle , & cela sur sa propre expérience ; nous laissons à celle des autres à décider s'il
faut l'en croire sur tous ces articles.

Le Sorbier torminal, ou Tormigne ;
l'Alisier, Alignier , Alier , Anier ou Ai-
gretier ; *Sorbus torminalis*, Offic. *Mespi-
lus Apii folio sylvestris , non spinosa. sive*

*Sorbus torminalis*, C. B. P. 454. Raii
Hiſt. 1457. *Sorbus torminalis*, & *Crate-*
*gus Theophraſti*, J. B. 1.63. *Sorbus tor-*
*minalis*, Dod. Pempt. 803. Ger. Tabern. Lonic. Cæſalp. Geſn. Hort. *Sorbus*
*torminalis, ſive vulgaris*, Park. *Cratægus*
*folio laciniato*, Inſt. R. H. 633. *Sorbus*
*ſylveſtris ſive torminalis Matthioli*, Lugd.
Hiſt. *Sorbus torminalis folio Aceris, vitis*
*aut Populi albæ*, Lob. *Cratægus foliis*
*ovatis inæqualiter ſerratis*, Linn. Hort.
Cliff. 187. *Sorbus torminalis Plinii &*
*Herbariorum, vulgò*, *Hypomelides fortè*
*Palladii*, Quorumd.

Sa racine eſt groſſe, ferme, profonde. Elle produit un arbre de la grandeur d'un Poirier, branchu, dont le
tronc eſt couvert d'une écorce blanchâtre & liſſe ; au lieu que les branches ſont revêtues d'une écorce brune-
rougeâtre ou tirant ſur le jaune, aſtringente & un peu amère : ſon bois eſt
blanc, & fort dur. Ses feuilles ſont ſimples, alternes, ſemblables à celles de
l'Obier, mais plus pointues & plus
finement dentelées en leurs bords,
étendues en forme de patte d'Oye,
preſque glabres ou ſans poil des deux
côtés, ſur-tout en Automne, portées ſur de longs pédicules tant ſoit

péu velus, d'un goût legérement aftringent. Ses fleurs font d'un blanc pâle
compofées chacune de cinq feuilles difpofées en rofe , attachées plufieurs enfemble comme en grappe ou en forme
d'Ombelle , & lorfque ces fleurs font
tombées, il leur fuccède des fruits ronds,
pyriformes , femblables à ceux de l'Epine blanche , de couleur jaunâtre , mar-
quetés de petits points blancs , d'un goût
d'abord auftère , puis acidule & affez
agréable , quand ils molliffent , partagés
intérieurement en cinq loges qui contiennent chacune pour l'ordinaire deux
femences ou pepins femblables à des
pepins de Poire , mais plus petits , prefque triangulaires , un peu châtains ,
dont la moëlle eft blanche. Cet arbre
croît aux lieux incultes , montagneux ,
en terrain gras ou pierreux , dans les
forêts & dans les Hayes ; il fleurit en
Mai, & fon fruit mûrit en Automme.
On fait mûrir ce fruit fur la paille ,
comme la Corme , & alors il eft fort ai-
mé des enfans & des femmelettes. Son
bois eft auffi recherché pour les arts , &
*Jean Bauhin* obferve qu'on en fait de fort
bons fufeaux.

Les fruits de l'Alifier , ou les Alifes ,
ont les mèmes qualités que ceux du Sor-

bier cultivé , & peuvent leur être sub-
stitués en toute occasion. *Rai* trouve
même qu'ils rafraîchissent davantage,
quoiqu'ils ne resserrent pas moins : mais
on leur donne la préférence , & on les
regarde comme spécifiques dans les diarrhées & les dysenteries qui viennent
pour avoir trop mangé de fruits cruds.
On exprime pour cela le suc des Alises,
que l'on fait ensuite épaissir en consistance de Rob , & qu'on donne à la dose de demi-once dans ces maladies : si
l'on veut rendre ce remède plus agréable , il en faut faire cuire le suc jusqu'à la
consistance de Cotignac ; car alors leur
goût acidule modéré par le sucre est
plus agréable.

Les Auteurs ont donné à l'arbre le
nom de *Sorbus Torminalis* , parce que
ses fruits sont vantés contre les tranchées & les épreintes des dysenteriques.
Cependant quelques-uns prétendent que
les Alises causent des coliques & des
tranchées : mais cela n'arrive que quand
on les mange encore vertes , & non pas
quand on attend qu'elles soient devenues molles & bien mûres.

## SPHONDYLIUM.

**B**ERCE, fauſſe Branc-Urſine, Branc-Urſine bâtarde ; *Sphondylium*, Offic. *Sphondylium vulgare hirſutum*, C. B. P. 157. Inſt. R. H. 320. *Sphondylium quibuſdam, ſive Branca Urſina Germanica*, J. B. 3. 160. *Sphondylium*, Dod. Pempt. 307. Ger. Raii Hiſt. 408. Matth. Lac. Lon. Caſt. Cæſalp. Tabern. Lob. Geſn. Hort. *Sphondylium vulgare*, Park. *Branca Urſina*, Trag. Brunf. Cord. *Acanthus vulgaris, ſive Germanica*, Fuchſ. *Heracleum foliis, pinnatifidis*, Linn. Hort. Cliff. 103. *Spondylium veterum, Spondylion ſeu Spondylis, Branca Urſi ſive Urſina Germanorum, Planta Urſina, Pſeudo-Acanthus, Herba rutinalis, Platanella vel Chamæplatanus*, Quorumd.

Sa racine eſt ſimple, longue, groſſe, ridée, charnue, blanche, vivace, empreinte d'un ſuc jaunâtre, d'un goût doux mêlé d'âcreté & d'un peu d'amertume. Elle pouſſe une tige à la hauteur de trois ou quatre pieds, droite, ronde, noueuſe, velue, canelée, creuſe, en dedans, rameuſe. Ses feuilles ſont larges, laciniées ou dé-

coupées en plusieurs parties , crénelées
fur leurs bords , couvertes de part &
d'autre d'un duvet affez doux : d'un goût
douçâtre , attachées à des queues longues & velues ; celles d'en haut ne font
pas fort différentes de celles d'en bas , fi-
non qu'elles embraffent la tige & les rameaux qui en fortent par une bafe large membraneufe : en général elles reffemblent en quelque maniére à celles du
Platane , mais beaucoup plus à celles du
Panais. Ses fleurs naiffent fur des ombelles en parafols aux fommités de la tige & des branches , compofées chacune
de cinq pétales ou feuilles difpofees en
fleur de lys , ordinairement blanches ,
rarement purpurines. Quand la fleur eft
tombée , le calyce qui la foutenoit devient un fruit compofé de deux grandes graines applaties , ovales , échancrées par le haut , rayées fur le dos , fe
dépouillant facilement de leurs envelop-
pes , marquées de deux rayes noires à
l'endroit par où elles fe touchent , d'une
odeur défagréable , d'un goût un peu
âcre. Cette plante croît abondamment
dans les prez , & aux autres lieux humides & marécageux , fur les bords des riviéres & des ruiffeaux ; elle fleurit en
Mai, Juin & Juillet.

On a donné le nom de *Sphondylium* à cette plante, à cause que la semence sent mauvais comme le Ver ou insecte appellé *Sphondyle*, qui ronge les racines des plantes; & celui de *Branca Ursina*, à cause de quelque ressemblance qu'on a trouvée entre les feuilles de la Berce avec les pieds d'un Ours, ou parce qu'on a cru, quoiqu'assez mal à propos, suivant M. *Linnæus*, pouvoir la substituer à la vraie Branc-Ursine.

La Berce contient beaucoup d'huile, & de sel essentiel & fixe. Ses feuilles sont regardées comme émollientes & résolutives; on s'en sert dans les lavemens & dans les cataplasmes propres à adoucir & à calmer les inflammations. Comme elles ont beaucoup de rapport avec celles de l'Acanthe, on les leur substitue dans l'occasion, principalement en Allemagne. A l'égard de la racine & des semences, elles ont d'autres propriétés, car suivant *Dioscoride* & *Galien*, elles sont incisives & apéritives; propres aux maladies du foye, à l'Epilépsie, aux suffocations de matrice, & aux affections du cerveau. Il faut appliquer en liniment la semence de cette plante concassée & melée avec de l'huile d'Olives en consistance de cataplasme. *Taberna-*

*Montanus* assûre que la décoction des feuilles ou de la racine est laxative ; & qu'elle soulage les personnes sujettes aux vapeurs ; cette même racine est bonne pour dissiper les callosités, étant pilée & appliquée dessus.

*Rai* rapporte d'après *Dodonée* que les Polonois & les Lithuaniens font bouillir les feuilles & les graines de la Berce dans l'eau, dont ils font en y ajoûtant du ferment une sorte de Boisson qu'ils appellent *Parst*, laquelle tient lieu de Bierre aux Pauvres : il ajoûte que les Lapins aiment beaucoup les feuilles de cette plante.

---

## STACHYS.

EPI fleuri , Sauge molle , Sauge sauvage ou de montagne ; *Stachys*, Offic. *Stachys major Germanica*, C. B. P. 236. Inst. R. H. 186. *Stachys Fuchsii*, J. B. 3. 319. Dod. Ger. Raii Hist. 554. Cast. Lonic. Tabern. *Stachys Dioscoridis*, Lob. icon. 530. *Salvia sylvestris*, Cæsalp. *Marrubium agreste vel tertium* , Trag. *Sphacelus, aliis Stachys*, Guil. *Pseudo-Stachys Matthioli*, Lugd. Hist. 963. *Stachys foliis oblongo-cordatis , floribus, verticillat-*

*is*, Linn. Hort. Cliff. 309. *Marrubium campestre seu montanum , salvia montana , Navicula , Herba coronata , spica sylvestris vel agrestis ,* Quorumd.

Sa racine est dure , ligneuse , fibrée , jaunâtre , vivace. Elle pousse une ou plusieurs tiges à la hauteur d'environ deux pieds , grosses , quarrées , nouées velues , blanches , veloutées , moëlleuses en-dedans. Ses feuilles sont opposées l'une à l'autre à chaque nœud de la tige, semblables à celles du Marrhube blanc, mais beaucoup plus longues , plus blanches ; velues ou cotonnées , dentelées en leurs bords , d'une odeur assez agréable , d'un goût astringent ou desséchant sans aucune âcreté. Ses fleurs sont verticillées, & disposées en manière d'épis entre les feuilles au sommet de la tige, velues en dehors , glabres en dedans , ordinairement purpurines , quelquefois blanches , fort approchantes de celles du *Lamium* , formées chacune en gueule ou en tuyau découpé par le haut en deux Lèvres , dont la supérieure est creusée en cuilleron , relevée & échancrée : & l'inférieure divisée en trois parties , dont celles des cotés sont beaucoup plus petites que celles du milieu. Après que la fleur est tombée , il lui suc cède quatre semences presque rondes, noirâtres, renfermées dans une capsule qui a servi de calice à la fleur. Toute la plante rend une odeur forte ; elle croît aux lieux montagneux, rudes incultes, fleurit en Juin & Juillet. On la cultive aussi dans les jardins.

Le *Stachys* a été ainsi nommé, parce que ses fleurs sont rangées en épis.

Cette plante est très-peu d'usage en Médecine. Elle contient beaucoup de sel, & d'huile éxaltée. *Dioscoride*, dont le sentiment a été suivi par les modernes, assûre que sa décoction excite l'urine & les mois aux femmes, & qu'on s'en sert avantageusement pour hâter l'accouchement & la sortie de l'Arriére-faix. *Boerhaave* dans son *Histoire des Plantes du jardin de Leyde*, la recommande contre l'Apopléxie, l'Epilepsie, & contre les vapeurs.

---

## STAPHISAGRIA.

STAPHISAIGRE, Herbe aux poux, ou herbe à la pituite, *Staphisagria*, Offic. C. B. P. 324. J. B. 3. 641. Matth. 1231. Dod. Pempt. 366. Trag. 902. Raii Hist. 705. Fuchs. Lob. Lac. Turn.

Turn. Lugd. Hift. Cæfalp. Caft. Camer.
Gefn. Hort. Ger. Park. *Delphinium Pla-*
*tani folio, Staphifagria dictum*, Inft. R.
H. 428. *Herba pedicularis*, Cord. in
Diofcor. *Aconitum urens Ricini ferè foliis,*
*flore cæruleo magno, Staphifagria dictum,*
Pluk. *Aftaphifagria & Staphis Plinio,*
*vitifolia, Pituitaria, uva taminea, Piper*
*murium aut glirium Germanorum, Albe-*
*ras, Arabum, Phthirion, Phthirococcon,*
*Phthiroctonon, feu Granum Pedicula-*
*rium*, Nonnull.

Sa racine eft longue, ligneufe, annuelle. Elle pouffe une tige à la hauteur
d'un pied & demi ou de deux pieds,
droite, ronde, velue, rameufe. Ses
feuilles font grandes, larges, découpées profondément en plufieurs parties, vertes, velues, reffemblantes à celles du Ricin, du Platane, ou de la vigne, attachées à des queues longues.
Ses fleurs naiffent aux fommités de la
tige & des rameaux, & dans les aiffelles des feuilles, compofées chacune de
cinq pétales ou feuilles, inégales & difpofées en rond, d'un bleu foncé, femblables à celles du pied d'Alouette,
mais beaucoup plus amples, dont la
fupérieure s'allonge poftérieurement
& reçoit dans fon éperon celui d'une

*Tome III.*            F

autre feuille. Quand la fleur eſt paſſée,
il lui ſuccède un fruit compoſé de trois
ou quatre cornes ou guaines verdâtres
qui s'ouvrent en dedans ſelon leur longueur, & qui renferment pluſieurs ſemences groſſes comme de petits Pois,
de figure triangulaire, ridées, rudes,
unies étroitement enſemble, noirâtres
en dehors, blanchâtres ou jaunâtres en
dedans, d'un goût âcre, brûlant, amer,
fort déſagréable. Cette plante croît aux
lieux ſombres dans les pays chauds,
comme en Provence & en Languedoc,
d'où la graine nous eſt apportée ſéche;
on doit la choiſir récente, bien nourrie, nette; on la cultive auſſi dans les jardins, à cauſe de la beauté de ſa fleur;
on la ſéme au Printemps; elle demande une terre cultivée & arroſée qui ne
ſoit pas trop expoſée au Soleil du midi,
elle fleurit en Eté, & ſa ſemence mûrit
vers la vendange.

L'herbe aux Poux contient beaucoup
de ſel & d'huile, Sa graine eſt la ſeule
partie d'uſage en Médecine; on ne l'employe qu'extérieurement; car ſon uſage intérieur n'eſt pas ſans danger. Elle
purge violemment par haut & par bas à
la doſe de douze grains à un ſcrupule;
mais elle échauffe & enflamme le goſier

à un tel point, qu'ellle fait craindre la ſuffocation. C'eſt ce qui fait qu'on l'a abandonnée, ayant des purgatifs bien plus ſûrs pour remplir ſes indications.

Quant à ſon uſage extérieur, on en concaſſe un gros, que l'on enferme dans un nouet pour faire cracher beaucoup de pituite dans le mal de dents, & dans les occaſions où il faut décharger le cerveau d'une ſéroſité ſurabondante. On pourroit également faire bouillir cette ſemence, & s'en gargariſer la bouche. On s'en ſert encore comme d'un vulnéraire déterſif pour conſumer les chairs baveuſes des vieux ulcères : mais ſon plus grand uſage eſt pour faire mourir les Poux. On en ſoupoudre les cheveux, ou bien on mêle cette poudre avec de l'huile pour en faire un liniment ſur la tête ; ce qui en peu de temps détruit cette vermine.

## STATICE.

STATICE, Gazon d'Olympe ou de Montagne, Œillet de Paris, Herbe à sept tiges; *Statice*, Offic. *Caryophyllus montanus major flore globoso*, C. B. P. 211. Raii Hist. 1037. *Caryophylleus flos aphyllocaulos, vel junceus, major*, J. B. 3. 336. *Gramen Polyanthemum majus*, Dod. Pempt. 564. *Statice*, Lugd. Hist. 1190. Inst. R. H. 341. *Caryophyllus mediterraneus*, Ger. *Gramen marinum mediterraneum majus*, *Statice quibusdam*, Park. *Statice caule nudo simplicissimo capitato*, Linn. Hort. Cliff. 115. *Statice major & vulgatior*, *Gramen majus Caryophylleum*, *Caryophyllus sylvestris major*, *Caryophyllus foliis Graminis montani spicati*, *Caryophyllus montanus major radice longissimâ*, Quorumd.

Sa racine est longue, assez grosse, ronde, rougeâtre, ligneuse, vivace, divisée en plusieurs têtes. Elle pousse un grand nombre de feuilles longues & étroites comme celles du *Gramen*, de couleur de verd de mer, qui varient un peu pour la largeur. Il s'éléve d'entre ces feuilles plusieurs tiges à la hauteur d'environ un pied, droites, sans nœuds, creuses, presque toutes nues, portant à leur sommet un bouquet sphérique de petites fleurs à cinq feuilles blanches-purpurines, disposées en œillet & soutenues par un calice formé en entonnoir, ce bouquet ou peloton de fleurs est encore soutenu par un calice général écailleux. Lorsque ces fleurs sont tombées, il leur succede à chacune une semence pointue par les deux bouts, enfermée dans une capsule qui a servi de calice à la fleur. Cette plante croît aux lieux montagneux, un peu humides, & éloignés de la mer ; elle fleurit en Eté, & comme ses fleurs ne s'ouvrent pas toutes ensemble, mais les unes après les autres, elle reste long-temps fleurie, même jusqu'à la fin de l'Automne.

La Statice est regardée comme vulnéraire-astringente, & propre pour arrêter le sang & les autres fluxions. *Dalechamp*, dans son *Histoire des plantes de Lyon*, & *Boerhaave* dans celle *du jardin de Leyde*, la recommandent également pour ces cas. On en boit le suc dans le crachement de sang, le saignement de nez, & dans les règles & les Hémorrhoïdes trop abondantes, elle guérit aussi la dysenterie.

Quant à fon ufage extérieur, on en foupoudre les playes, & par fa qualité vulnéraire elle les guérit promptement, ainfi que les ulcères malins.

---

## STRAMONIUM.

POMME épineufe, Noix metelle, Herbe aux Sorciers, Herbe des Magiciens ou des Dèmoniaques, Herbe du Diable, Herbe à la Taupe; *Stramonium feu Nux Metella*, Offic. *Solanum pomo fpinofo rotundo, longo flore*, C. B. P. 168. *Stramonia multis dicta, five Pomum fpinofum*, J. B. 3. 624. *Stramonia*, Dod. Pempt. 460. *Stramonium fructu fpinofo rotundo, flore albo fimplici*, Inft. R. H. 118. *Stramonium majus album*, Park. Raii Hift. 748. *Stramonium fpinofum*, Ger. *Nux Metella*, Matth. Caft. Acoft. Camer. *Nux Methel Avicennæ*, Anguill. Fuchf. *Stramonia, five Pomum fpinofum*, Trag. *Stramonium fructu rotundo, deorsùm fpectante & afpero*, Column. *Datura Turcarum*, Eyft. *Datura pericarpiis erectis ovatis*, Linn. Hort. Cliff. 55. *Stramonium minus, five Nux Methel Arabum flore albo, Tatura vel Tatula, Stramonium peregrinum, malum fpinofum*,

*Malus Peruviana , Hyoscyamus Peruvianus , Solanum Romanum vel spinosum , Melospinus , Corona regia , solanum fœtidum , Hippomanes , Quorumd.*

Sa racine est grosse , blanche , fibreuse , ligneuse , annuelle. Elle pousse une tige à la hauteur de trois pieds , quelquefois même d'un homme, grosse comme le doigt ; ronde , creuse , divisée en plusieurs branches , tant soit peu velue. Ses feuilles sont larges amples , anguleuses , pointues ; ressemblantes à celles du *Solanum* , mais beaucoup plus grandes , placées alternativement , sinuées sur leurs bords , attachées à de longues queues , molles , grasses , d'un verd foncé , d'une puanteur éxécrable & assoupissante. Sa fleur est une grande campane ou cloche blanche , semblable en quelque maniére à un verre à boire, soutenue par un calice , oblong , découpé ou dentelé par en haut de cinq dentelures , d'une odeur qui n'est pas si désagréable , ayant dans le milieu cinq étamines à sommets jaunes applatis. Lorsque cette fleur est passée , il lui succède un fruit gros comme une Noix commune encore revêtue de sa premiére écorce , presque rond ; garni tout autour de pointes courtes , grosses , peu piquantes, lequel dans sa maturité s'ouvre en quatre parties égales séparées par des cloisons membraneuses, où sont attachées plusieurs semences noires, un peu applaties, semblables à un petit rein, d'un goût désagréable. On cultive cette plante dans les jardins, on la trouve aussi quelquefois à la campagne dans des terreins gras & voisins des maisons, elle fleurit en Juillet & Août, & ses graines mûrissent en Automne.

La Pomme épineuse est une des plantes les plus singuliéres de la Médecine il seroit même à souhaiter, ou que ses propriétés ne fussent point connues, ou qu'il n'y eût pas des gens assez corrompus pour les appliquer à de mauvaises fins. Nous avons nombre de plantes qui pourroient lui être substituées dans les cas où elle est utile, & l'on éviteroit son usage & l'abus qu'on en fait dans ceux où elle est pernicieuse.

Le *Stramonium* contient beaucoup d'huile, de phlegme, & de sel essentiel ou volatil. Ses feuilles rendent une odeur extrêmement forte & puante qui fait mal à la tête; ses fleurs comme nous l'avons déja dit, ont l'odeur moins mauvaise, mais assoupissante, & toute la plante est Narcotique & stupéfiante.

Son usage intérieur doit être interdit absolument, c'est-à-dire, qu'on n'en doit jamais prendre par la bouche, ni même en lavemens, parce qu'elle causeroit des accidens fâcheux, comme des vomissemens, la folie, la Léthargie, des sueurs froides, des convulsions, & enfin la mort, si l'on n'étoit pas promptement secouru. Le remède contre cette espèce de Poison qui est coagulant, c'est-à-dire, qui fige & grumelle la masse du sang, sont les sels volatils, la Thériaque, l'Orviétan, les vomitifs, les applications extérieures d'esprit de vin, d'eau de la Reine d'Hongrie, d'esprit volatil, de sel ammoniac, &c. On trouve dans les *Ephémerides d'Allemagne* plusieurs Observations des mauvais effets de cette plante prise intérieurement, entr'autres une du Docteur *Grugerus*, *Décurie III, année II. page* 84, qui rapporte qu'un Magistrat attaqué de la Néphrétique ayant pris par un quiproquo fâcheux de la poudre de semence de *Stramonium* pour celle de Bardane, fut saisi quelques heures après d'un étranglement de gosier avec danger de suffocation, accompagné de vertiges, d'égarement d'esprit & d'un état extatique qui lui représentoit des chimères

F v

& des visions fantastiques. Le Médecin qui fut appellé, lui fit user d'abord d'un gargarisme fait avec les figues, les raisins passés & la réglisse ; ce qui diminua l'étranglement, & dégagea l'Œsophage ; on lui fit prendre ensuite deux gros de Thériaque pour le faire suer : ce qui ayant été répété encore quelquefois ; & entremêlé de l'usage des poudres absorbantes, le Malade guérit en peu de jours, excepté qu'il fut encore sujet quelque temps à des vertiges ; qui enfin se dissipérent. Les mêmes *Ephémérides* nous apprennent, *Centurie IX. page* 206. qu'un enfant de huit ans étant entré dans un jardin où il y avoit des Pommes épineuses, en mangea quelques semences qui le jettérent trois heures après dans un délire, où il rioit, chantoit & gesticuloit continuellement. On lui fit prendre de la Thériaque dissoute dans du lait chaud ; ce qui lui procura une sueur abondante, qui fut suivie d'un sommeil de vingt-quatre heures, après lequel l'enfant se trouva en santé. *Acosta* & *Garet* rapportent que les courtisanes & les voleurs font prendre à ceux qui ont le malheur de tomber entre leurs mains, un demi-gros de cette semence en poudre dans quelque liqueur agréa-

.ble , afin de profiter de leur délire pour les voler inpunément. Le premier même aſſure que les femmes Indiennes ſont ſi habiles à préparer cette drogue : qu'elles peuvent vous jetter dans l'égarement d'eſprit pour le temps qu'il leur plaît.

On voit par ces exemples combien cette plante eſt pernicieuſe priſe intérieurement , & quoiqu'il y ait des Médecins qui en approuvent quelques préparations , nous ne conſeillons point de s'y fier : il faut toujours en Médecine , encore plus qu'en toute autre Science , s'attacher au plus certain.

Quant à l'uſage extérieur du *Stramonium* , on applique ſes feuilles en cataplaſme , ou bien on les pile avec du Sain-doux pour en faire un onguent propre contre la brûlure & les hémorrhoïdes. Cette plante ainſi appliquée eſt adouciſſante , anodyne & réſolutive. On aſſûre que le vinaigre où ces graines ont trempé pendant la nuit , eſt admirable contre les dartres vives & les ulcéres ambulans.

Les feuilles du *Stramonium* entre dans le Baume tranquille , dont on connoît l'excellence pour calmer toutes ſortes de douleurs , étant appliqué ſur la partie malade.

## SUBER.

LIEGE; *Suber*, Offic. *Suber latifo-lium perpetuò virens*, C. B. P. 424. Inſt. R. H. 584. *Suber latifolium*, J. B. 1. 103. Ger. Park. Raii Hiſt. 1393. *Phellos, ſive Suber*, Dod. Pempt. 830. *Suber latifolia*, Lob. icon. 159. *Suber*, Lac. Lonic. Cord. Cæſalp. *Suber folio breviore & latiore*, Lugd. Hiſt. *Suberife-ra latifolia ilex glande echinato, Suberel-la, Suber ſylveſtre vel agreſte, Suber ſpon-taneum, Arbor Corticoſa*, Nonnull.

Sa racine eſt longue, groſſe, dure. Elle produit un arbre de moyenne hau-teur, reſſemblant beaucoup au chêne verd; mais dont le tronc eſt plus gros, jettant peu de branches, & l'écorce beaucoup plus épaiſſe, fort legére, ſpongieuſe, de couleur griſe tirant ſur le jaune : elle ſe fend d'elle-même, & ſe ſépare de l'arbre, ſi l'on n'a pas ſoin de l'en détacher; parce qu'elle eſt pouſ-fée par une autre écorce qui ſe forme deſſous, & qui eſt ſi rouge qu'on la voit de loin. Ses feuilles ont auſſi la fi-gure de celles du chêne verd; mais el-les ſont plus grandes, plus longues; plus molles, plus vertes en-deſſus, quelquefois un peu dentelées & piquantes. Ses chatons & ſes glands ſont pareillement ſemblables à ceux du chêne verd : mais le gland du liége eſt plus long, plus obtus, d'un goût plus déſagréable que celui de l'yeuſe : le calice en eſt auſſi plus grand & plus velu. Cet arbre eſt d'autant meilleur qu'il eſt plus vieux ; il croît dans les pays chauds & dans nos provinces méridionales ; comme en Provence, en Gaſcogne, vers les Pyrénées ; il en vient auſſi beaucoup en Rouſſillon.

Les habitans des lieux où croît le Liége, voulant faire la récolte de ſon écorce, fendent le tronc de l'arbre tout de ſon long pour la tirer plus commodément ; ils la mettent enſuite ſur des charbons ardents, puis ils la chargent de pierres faiſant une manière de preſſe pour la rendre platte ; après quoi ils la nettoyent & la tranſportent. C'eſt le Liége dont nous nous ſervons pour faire des bouchons, & qui s'employe pour la pêche & la Marine à différens uſages. Selon *Cluſius*, on en couvre les maiſons dans certains cantons en Eſpagne. On doit le choiſir en belles tables, uni, le moins noueux, n'étant point crevaſſé ;

d'une épaisseur moyenne, léger, mais
le moins poreux, se coupant net facilement. Quand on veut enlever l'écorce
du Liège, on prend pour cela un temps
chaud & assûré; car l'écorce inférieure,
étant encore trop jeune & trop tendre,
est sujette à se gâter; & les arbres peuvent aisément périr par les pluyes
abondantes, s'il en survenoit immédia-
tement après la récolte; ce qui n'arrive guére dans des pays chauds & secs,
où le temps est fort constant.

Cette écorce extérieure, à laquelle
on donne proprement le nom de Liége
à raison de sa légéreté, contient beaucoup d'huile, & très-peu de sel essentiel, elle est astringente & détersive,
propre pour arrêter les Hémorrhagies &
les cours de ventre, soit qu'on la prenne en substance à la dose d'un demi-
gros ou d'un gros réduite en poudre,
soit qu'on la prenne en décoction depuis une demi-once jusqu'à une once
dans une pinte d'eau. Le Liége brulé &
réduit en cendre impalpable, puis lié
avec de l'huile d'œuf ou d'amandes
douces, est un remède que M. *Chomel*
dit avoir éprouvé plusieurs fois avec
succès pour adoucir les hémorrhoïdes,
& les réduire insensiblement.

Le fruit du Liége qui eſt une eſpèce de Gland, a des vertus aſſez ſembla- bles à celles du gland de chêne. La do- ſe en eſt d'un demi-gros dans un bouil- lon au lait pour la colique.

Les Eſpagnols calcinent l'écorce du Liége dans des pots couverts pour la réduire en une cendre noire extrême- ment legére; c'eſt ce qu'on appelle *Noir d'Eſpagne*, qui eſt employé par pluſieurs Ouvriers.

Prenez de la cendre de Liége, telle quantité que vous voudrez.

Incorporez-la avec une ſuffiſante quantité de beurre frais, ou d'hui- le d'Amandes douces, pour faire un liniment ſur les hémorrhoïdes le ſoir en ſe couchant; ce qui ſera continué pendant quelques jours.

Prenez du lait de Vache, une livre.

Faites-le chauffer, & ajoûtez-y de la poudre de gland de Liége, un de- mi-gros, pour un bouillon à pren- dre dans la colique venteuſe.

## SYRINGA.

NOus allons décrire sous le nom de *Syringa* deux arbrisseaux qu'on cultive pour la fleur quoique d'un genre tout different ; sçavoir , 1°. Le *Syringa* à fleur bleuâtre , plus connu sous le nom de *Lilac* ou *Lilas* ; 2°. Le *Syringa* à fleur blanche ou proprement dit , qu'on appelle vulgairement *Séringa*.

Le Lilac ordinaire , ou la Queue de Renard des Jardins ; *Lilac* , Offic. *Syringa cœrulea* , C. B. P. 398. Ger Raii Hist. 1763. *Syringa flore cœruleo , sive Lilac* , J. B. 1. 204. *Lilac* , Matth. 1237. *Lilac Matthioli* , Inst. R. H. 601. *Lilac Matthioli , sive Syringa flore cœruleo* , Park. *Cauda vulpina Turcarum* , Bellon. *Ligustrum Orientale , fortè Jasminum cœruleum Mauritanum* , Cæsalp. *Syringa cœrulea Lusitanica* , Lob. *Syringa Lusitanica* , Tabern. *Syringa Belgis cœruleo flore* , Ludg. Hist. Camer. Hort. *Lilach sive hambach Arabum flore cœruleo , Syringa Constantinopolitana , Syringa azurea , Syringa rubra seu purpuro-cœrulea* , Quorumd.

Sa racine est déliée , ligneuse , rampante. Elle produit un Arbriſſeau qui croît à la hauteur dun arbre médiocre; ſes tiges, ſont menues, droites, rameuſes, aſſez fermes, couvertes d'une écorce griſe-verdâtre, remplies d'une moëlle blanche & fongueuſe. Ses feuilles ſont oppoſées l'une à l'autre, larges, pointues, liſſes, molles, vertes, luiſantes approchantes de celles du Dompte-Venin ou du Peuplier noir, attachées à des queues longues, d'un goût un peu âcre & amer. Ses fleurs ſont petites, diſpoſées en longues grappes, de couleur ordinairement rougeâtre ou d'un rouge-bleu, quelquefois blanche ou argentée, d'une odeur douce & fort agréable : chacune d'elles eſt un tuyau évaſé par le haut, & découpé le plus ſouvent en quatre parties, n'ayant que deux étamines très-courtes à ſommets jaunes. Quand ces fleurs ſont paſſées, il leur ſuccède des fruits applatis, oblongs, ſemblables pour l'ordinaire à un fer de pique, qui en mûriſſant prennent une couleur rouge, & ſe partagent en deux loges qui contiennent des ſemences menues, oblongues, applaties, pointues par les deux bouts, bordées d'un feuillet membraneux, & comme ailées, de couleur rouſſe. On cultive cet Arbriſſeau dans les jardins, à cauſe de ſa beauté de ſa fleur ; il fleurit au mois d'Avril. Selon *Matthiole*, ſon origine vient de Conſtantinople, & ſelon d'autres, des Indes Orientales.

*Lilac* ou *Lilach* eſt un nom Arabe : mais quelques-uns le font dériver de *Lilium*, & ils prétendent qu'on a donné ce nom à cet Arbriſſeau, à cauſe que ſa fleur a une figure approchante de celle du L.is. On l'appelle *Queue de Renard*, parce que les grappes des fleurs du Lilac ont la figure de la Queue d'un Renard ; & en Latin *Syringa*, du mot Grec *Sirinx* qui veut dire *un tuyau*, parce que les groſſes branches du Lilac étant vuidées de leur moëlle font des tuyaux : auſſi les Turcs en font-ils des pipes.

Son uſage en Médecine eſt extrêmement borné. On regarde ſa ſemence comme aſtringente, étant priſe en poudre ou en décoction.

Le Syringa ou Séringa commun ; *Syringa*, Offic. *Syringa alba, ſive Philadelphus Athenæi*, C. B. P. 398. Inſt. R. H. 617. *Syringa flore albo*, J. B. 1. 203. *Syringa alba*, Tabern. Ger. Raii Hiſt. 1763. *Syringa*, Dod. Cæſalp. *Syringa flore albo ſimplici*, Park. *Frutex coronarius*,

Cluf. Hift. 55. *Syringa vulgò*, Lugd.
Hift. *Syringa italica feu vulgaris, Phila-
delphus flos , Syringa floribus candidis ,*
Quorumd.

Sa racine eft fléxible, rampante , divifée en plufieurs branches. Elle produit un bel Arbriffeau qui s'étend au
loin & au large, dont les tiges & les
branches font droites , articulées par
plufieurs nœuds , groffes comme le
doigt, couvertes d'une écorce cendrée,
remplies d'une moëlle fongueufe &
blanche, Ses feuilles font oblongues ,
larges , pointues, veineufes, un peu ridées , crénelées fur leurs bords , prefque femblables à celles du Poirier , mais
plus rudes , oppofées l'une à l'autre ,
d'un goût un peu amer & âcre. Ses fleurs
naiffent difpofées en épi court aux fommités des tiges & des branches , compofées chacune de quatre pétales ou feuilles pointues difpofées en rofe, de couleur blanche , d'une odeur agréable,
mais un peu forte , approchante de celle
des fleurs d'orange ou de citron. Quand
ces fleurs font paffées , il leur fuccède de
petits fruits, d'abord verdâtres , puis noirâtres dans leur maturité, ovales, pointus
par les deux bouts , attachés fortement
au calice, divifés chacun en quatre loges

remplies de femences menues & oblongues. On cultive cet Abriffeau dans les
jardins ; il fleurit en Mai & Juin, & fa
femence mûrit en Août & en Septembre. On ne dit point d'où il vient. Il n'eft
nullement délicat ; il fubfifte aifément
partout, ainfi que le Lilac, dans les pays
froids comme dans les pays chauds, &
il fe multiplie tant qu'on veut de graine
& de bouture. Ses racines pouffent auffi beaucoup de rejettons. Il donne une
variété à fleur double.

On l'a nommé *Syringa*, parce que
fes rameaux étant vuidés de la moelle
dont ils font remplis, peuvent fervir à
faire des tuyaux ou de petites féringues,
comme ceux du *Lilac*. Le furnom de
*Philadelphus*, qui fignifie *bon frére*, convient bien encore à cet Abriffeau, felon
*Jonfton* d'après *Jean Bauhin*, parce que
fes branches fe lient & s'embraffent
étroitement de proche en proche les
unes les autres : c'eft ce qui fait que le
Séringa eft fort propre à faire des hayes
vives autour des jardins, pour les garder contre les incurfions des voleurs &
des animaux.

*Boerhaave*, dans fon *Traité des Plantes du jardin de Leyde*, dit qu'il ne connoît point de qualités médicinales au

Seringa : néanmoins *Jonſton* , dans ſa
*Dendographie* , nous apprend que les
Dames Autrichiennes en mettent les
fleurs parmi leurs gants , afin de leur
donner une odeur ſuave , & que l'on en
tire une eau odorante.

# TAMARISCUS.

## *Tamariſc.*

IL y a deux eſpèces de Tamariſc d'u-
ſage en Médecine ; ſçavoir, le Tamariſc d'Allemagne , & le Tamariſc de
Narbonne.

Le Tamariſc, Tamaris ou Tamarix
d'Allemagne, le petit Tamariſc ; *Tamariſcus Germanica* , Offic. Lob. icon.
218. Inſt. R. H. 661. Ger. *Tamarix
fruticoſa folio craſſiore , ſive Germanica ,*
C. B. P. 485. *Tamarix Germanica , ſive
minor, fruticoſa,* J. B. 1. 351. *Tamariſcus folio latiore ,* Park. Raii Hiſt. 1705.
*Myrica ,* Trag. 955. *Myrica ſylveſtris
altera ,* Cluſ. Hiſt. 40. *Tamarix humilis ,* Cord. Hiſt. *Myrica humilis ,* Tab.
*Myrica , ſive Tamariſcus altera ,* Camer.
Hort. *Tamarix ſecunda vulgaris ,* Matth.
*Myrica ſpecies altera , Myrica Pannonica ,*

*Myrica Fuschsii, Tamarix sylvestris, Ta-*
*mariscus fæmina,* Quorumd.

Sa racine est grosse à peu près comme la jambe, revêtue d'une écorce un
peu épaisse & fort amère. Elle pousse
une quantité de tiges fragiles, couvertes d'une écorce rougeâtre, divisées
en plusieurs rameaux, ornées d'un grand
nombre de feuilles assez semblables à
celles de la bruyére commune, plus
grandes que celles du Tamarisc de Narbonne, de couleur approchante d'un
verd de mer, & d'un goût astringent. Ses
fleurs sont disposées en épi à l'extremi-
té des tiges & des rameaux, composées
chacune de cinq pétales ou feuilles ovales, d'un blanc-purpurin, avec autant
d'étamines à sommets arrondis & jaunâtres. Après que ces fleurs sont passées,
il leur succède de petits fruits oblongs,
pointus, triangulaires, qui contiennent plusieurs semences menues & aigrettées. Cet arbrisseau croît en Hongrie, aux environs de Strasbourg, de
Landaw, de Genève, & ailleurs le long
des eaux courantes, ou même des marais, dans des endroits humides & pierreux ; il fleurit en Mai & Juin, ne ces-
sant point de porter fleurs & graines.

presque tout l'Eté ; il ne souffre pas aisé-
mant la culture des jardins , à moins
qu'on ne le plante près de l'eau : il sou-
tient bien l'hiver ; mais il ne monte jamais en arbre.

Le Tamarisc , Tamaris ou Tamarix
de Narbonne, le Tamarisc ordinaire ou
commun ; *Tamariscus , sive Tamarix ,*
Offic. *Tamarix altera folio tenuiore , sive
Gallica ,* C. B. P. 485. *Tamarix major ,
sive arborea , Narbonensis ,* J. B. 1. 350.
Raii Hist. 1704. *Tamariscus Narbonensis ,* Lob. icon. 318. Inst. R. H. 661.
Ger. *Tamariscus folio tenuiore ,* Park.
*Myrica , sive Tamarix Gallica & prima ,*
Matth. Camer. Hort. *Myrica sylvestris
prima ,* Cluf. Hist. *Myrica ,* Cæsalp. Dod.
*Tamarix Narbonensis ,* Lugd. Hist. *Tamarix Gallica aut Hispanica , Tamaricis
sylvestre genus Italiæ notissimum , Myrica
circà Monspelium crescens sive vulgatissima ,* Quorumd.

Sa racine est grosse , ligneuse , divisée
en plusieurs branches. Elle pousse une ou
plusieurs tiges en arbrisseau ou buisson
pour l'ordinaire , lequel forme quelquefois un assez grand arbre , à peu près
comme un coignassier , ayant le tronc
souvert d'une écorce rude, grise en de-

hors , rougeâtre en dedans , & le bois blanc. Ses feuilles font petites , longues & rondes , approchantes de celles du cyprès ou de la bruyére commune , d'un verd-pâle. Ses fleurs naiffent aux fommités de la tige & des rameaux fur des pédicules oblongs , difpofées en grappes , petites , blanches-purpurines , compofées chacune de cinq feuilles. Lorfque ces fleurs font paffées , il leur fuccède des capfules ou fruits pointus qui contiennent plufieurs femences menues & chargées d'aigrettes , comme dans le Saule & le Peuplier. Cet arbre croît prinpalement dans les pays chauds, comme en Italie , en Efpagne , en Languedoc & ailleurs , proche des riviéres , & aux autres lieux humides quelquefois affez loin des eaux ; il fleurit d'ordinaire trois fois l'année , au Printemps , en Eté , & en Automne ; il fe dépouille de fes feuilles pendant l'hiver , & tous les ans il en repouffe de nouvelles au Printemps ; il demande une terre humide & noire ; il ne craint pas beaucoup le froid , quand il eft bien repris ; néanmoins il aime le chaud , & les grands froids lui font contraires ; il fe multiplie de boutures & de rejettons. Son bois , fa raçine , fon écorce , & fes feuilles

les sont sur-tout d'usage en Médecine.

On se sert également des deux es-pèces de Tamarisc que nous venons de décrire. Toutes leurs parties contien-nent beaucoup de sel & d'huile, & on les regarde avec raison comme apériti-ves, propres pour lever les obstructions de la Ratte, du Foye, du Mésentére, & pour atténuer les humeurs tartareu-ses & mélancoliques. On employe prin-cipalement les écorces du bois & de la racine dans les Apozêmes, ptisanes & bouillons apéritifs, à la dose d'une on-ce par chaque pinte de liqueur qu'on fait réduire aux deux tiers. L'extrait de cette écorce fait avec le vin blanc ou l'Eau de vie est un puissant apéritif, qui se donne depuis un gros jusqu'à deux. Le sel fixe que l'on en tire par la calci-nation, est d'un usage très-familier dans les bouillons depuis douze jusqu'à vingt grains pour chaque prise. Les Anciens Médecins ont débité bien des Fables sur la vertu prétendue du Tamarisc pour consumer la Ratte. *Dioscoride* se servoit pour ce sujet de la décoction des feuil-les, & *Pline* en recommandoit le suc mêlé avec du vin, mais l'expérience a montré, que cette pratique n'étoit fon-dée que sur des idées chimériques, &

*Tome III.*            G

que le Tamarisc n'avoit point cette propriété, mais seulement celle d'attenuer
& de rendre plus fluide par son sel
incisif le sang épais, qui séjournant dans
la Ratte y cause des gonflemens, & souvent des obstructions. On fait même
faire avec le bois de cet arbre des tasses, des gobelets & des barils qui communiquent à l'eau ou au vin qui y sont
contenus leur vertu incisive, & dont les
Rateleux & les Hypocondriaques se trouvent bien. *Matthiole & Amatus Lusita-
nus* assurent que la décoction de l'écorce ou du bois de Tamarisc est excellente contre toutes les maladies de la
peau, comme démangeaisons, Dartres,
Galle, & même jusqu'à la Lépre : elle
fait vuider abondamment par les urines les sérosités salées qui entretien-
nent ces vices. On substitue même ce
bois au Gayac dans les maladies Vénériennes, où l'on en a vu de très-bons
effets.

Quant à l'usage extérieur de cet arbre, on en pile l'écorce avec celle de
Caprier, & on les applique en cataplasme sur les duretés de la Ratte. Les
Teinturiers se servent de ses fruits à la
place de Noix de galle pour teindre en
noir.

L'écorce, les racines & les feuilles du Tamarisc entrent dans l'huile de Capres de la Pharmacopée de Paris.

Prenez des racines de Chiendent ; d'Asperge & de Chardon Rôland, de chacune une once ; de l'écorce de Tamarisc, une demi-once.

Faites bouillir le tout dans trois livres d'eau réduites à deux.

Ajoûtez-y du Nitre purifié, un gros.

Coulez pour une ptisane apéritive, qui servira de boisson ordinaire dans l'Hydropisie & les obstructions des viscères du bas ventre.

Prenez des extraits de Chicorée sauvage, de Fumeterre & de Rhubarbe, de chacune une demi-once ; de l'extrait de Coloquinte, six grains ; de l'extrait de Concombre sauvage, un scrupule ; du Saffran de Mars apéritif, une demi-once ; de la poudre de Séné & du Mercure doux, de chacun deux gros ; de la poudre de Jalap & du Diagréde, de chacun quatre scrupules ; du sel d'Absinthe & du sel de Tamarisc, de chacun un gros ; du Saffran oriental, un demi-gros, du Macis, douze grains.

Faites du tout une opiate avec suffisante quantité d'Oxymel simple
pour prendre le matin à jeun à
la dose d'un gros & demi à deux
gros , & par dessus un bouillon
apéritif ou un verre de la ptisane
ci-dessus , dans les obstructions de
la Ratte , du Foye & du Mésen-
tère.

---

## TANACETUM.

### *Tanaisie.*

ON distingue plusieurs espèces de
Tanaisie , entre lesquelles nous ne
décrirons que les deux suivantes , parce
qu'elles sont les seules qu'on employe
dans les Boutiques.

La Tanaise , Tanésie ou Tanaise or-
dinaire , l'Herbe aux Vers ; *Tanacetum*,
Offic. *Tanacetum vulgare luteum* , C. B.
P. 132. Inst. R. H. 461. *Tanacetum vul-
gare flore luteo* , J. B. 3. 131. *Tanacetum
Millefolii foliis* , Lob. icon. 749. *Tana-
cetum* , Matth. Dod. Cæsalp, Ger. Brunf.
Gesn. Hort. Lonic. Cast. Turn. Raii
Hist. 365. *Tanacetum vulgare* , Trag.
Park. Evst. *Artemisia tenuifolia* , Fuchs.
*Athanasia vulgaris* , Lac. *Athanasia , seu*

*Tanacetum*, Lugd. Hift. 955. *Artemifia Diofcoridis*, Tabern. icon. 10. *Tanacetum foliis pinnatis, pinnis pinnatifidis incifis ferratis*, Linn. Hort. Cliff. 398. *Tanacetum majus, Tanacetum citrinum, Artemifia Leptophyllos & monoclonos, Herba immortalis, Herba Mariæ, Parthenium mas, Parthenium microphyllon Hippocratis*, Nonnull.

Sa racine eft longue, ligneufe, divifée en plufieurs fibres qui ferpentent d'un côté & d'autre, vivace. Elle pouffe des tiges à la hauteur de deux ou trois pieds, rondes rayées, un peu velues, moëlleufes. Ses feuilles font grandes, longues, aîlées, découpées, & leurs découpures font difpofées comme par paires, & dentelées en leurs bords, d'un verd-jaunâtre, d'une odeur forte, & d'un goût amer. Ses fleurs naiffent aux fommets des tiges par gros bouquets arrondis, rangés comme en ombelle, compofés chacun de plufieurs fleurons évafés & dentelés par le haut, d'une belle couleur jaune-dorée; luifante, rarement blanche, foutenus par un calice écailleux. Quand ces fleurs font paffées, il leur fuccède des femences menues & ordinairement oblongues, qui noirciffent en mûriffant. Cette plante

croît presque par-tout le long des chemins & des prez, dans les champs, aux
bords des fossés, dans des lieux humides; elle fleurit en Juillet & Août. On
trouve quelquefois des pieds de Tanaisie dont les feuilles sont découpées menu & comme frisées, qu'on appelle *Tanaisie Angloise*; *Gaspard Bauhin* en fait
une espèce différente sous le nom de
*Tanaisie Crêpue*, mais ce n'est qu'une variété de la précédente, qu'on cultive
dans les jardins à cause de sa beauté.
La même plante joue aussi par la couleur de ses feuilles ; delà le *Tanacetum
versicolor* de *Parkinson*, qui fait une autre variété panachée de blanc & de
verd.

La Tanaisie est âcre amère, aromatique, & ne rougit pas le papier bleu ;
elle contient un sel volatil-aromatique-
huileux chargé de beaucoup de souphre ; car par l'analyse chymique elle
donne beaucoup d'huile assez de terre,
& nul sel volatil concret. Cette plante
est regardée comme stomacale, fébrifuge, sudorifique, anti-vermineuse &
désobstructive. On en fait usage intérieurement & extérieurement. *Césalpin*
assure que l'infusion de ses feuilles dans
du vin provoque les Ordinaires, & que

deux gros du ſuc de ces mêmes feuilles bus avec quatre onces d'eau de Plantain guériſſent les Fièvres intermittentes.
Ce ſuc s'employe encore utilement à
la doſe de trois ou quatre onces dans
la Cakéxie, les pâles-Couleurs & l'Hydropiſie. On trouve ſur cette dernière
maladie une obſervation ſingulière dans
les *Ephémérides d'Allemagne*, *décurie* 2.
*ann.* 2. où le Docteur *Peyerus* rapporte
qu'un ſoldat demeurant à Montpellier
s'y trouva attaqué d'Hydropiſie ; qu'a-
près pluſieurs remèdes tentés inutile-
ment, il voulut tenter d'une décoction
d'Abſinthe : mais que s'étant trompé &
ayant pris de la Tanaiſie au lieu d'Abſinthe, il commença à rendre trois heures après les deux premiers verres une
ſi grande quantité d'urine, que ſon enflure ſe diſſipa promptement, & qu'il
fut entiérement guéri par l'uſage de ce
remède continué pendant quelques
jours. Dans les maladies du bas ventre
& dans les fièvres malignes vermineu-
ſes, on prend deux poignées de ſommités de Tanaiſie, c'eſt-à-dire, feuilles,
fleurs & graines ; on verſe deſſus trois
chopines d'eau bouillante, laiſſant le
tout infuſer dans un vaiſſeau couvert ;
on fait boire enſuite l'infuſion par gran-

des verrées tiédes. Cette boisson nettoye très-bien les conduits de l'urine; elle purifie le sang, emporte les obstructions, & fait mourir les Vers. On peut se servir également de l'eau distillée de la Plante, qui se tient chez les Apoticaires; on la donne à la dose de deux à quatre onces dans les potions Antivermineuses. La conserve des fleurs de Tanaisie, qui se prend à la dose d'une demi-once à une once, est fort estimée pour l'Epilepsie & pour le vertige. Dans quelques pays du Nord on fait des gâteaux vers le temps de Pâques, où l'on fait entrer le suc & les feuilles nouvelles de cette plante; ces gâteaux sont agréables au goût, ils fortifient l'estomac, & dissipent les vents que les alimens du Carême engendrent ordinairement. La semence de Tanaisie se substitue à celle de la Poudre aux Vers: mais quoiqu'elle soit bonne, elle est bien inférieure à celle-ci, n'ayant ni l'odeur aussi forte ni sa grande amertume, en quoi consiste sa vertu anti-vermineuse.

Quant à l'usage extérieur de cette plante, *Hercule de Saxe* se servoit avec succès de son suc contre les engeleures des mains; on le recommande encore

pour les Dartres & pour la Teigne.
Pour les Rhumatifmes, il faut diftiller
les tendrons de Tanaifie avec de l'eau
de vie, après les avoir laiflé macérer
pendant quelques jours; l'efprit qu'on
en tire eft très-pénétrant; il en faut baffiner fouvent les parties attaquées de ce
mal, les couvrir avec des linges chauds,
& même en faire boire deux ou trois
cuillerées par jour. La décoction de toute la plante mêlée avec de la lie de Vin
& le jus d'Hieble, eft excellente pour
fomenter les jambes des Hydropiques.

La Tanaifie eft encore utile dans les
foulures & les entorfes; on en pile les
feuilles, & on y mêle du beurre frais:
puis on les applique en cataplafme fur
la partie affligée: enfin le cataplafme
des feuilles & fommités de cette plante
pilées & appliquées fur le nombril eft
excellent contre les vers, fur-tout fi
l'on y ajoûte un peu de fiel de Bœuf.

On prétend à Paris que la Tanaifie
tue ou chaffe les Puces & les Punaifes,
étant mife autour du lit, ou entre deux
matelas.

Les feuilles de la plante entrent dans
l'eau générale, & les fleurs dans la poudre contre les vers & l'Orviétan de la
Pharmacopée de Paris.

G v

Prenez des sommités de Tanaisie, deux gros ; de l'Æthiops minéral, un gros & demi ; de la Coraline & de la Rhubarbe, de chacune un gros.

Pulvérisez le tout, & incorporez-le avec une suffisante quantité de syrop d'Absinthe, pour former une opiate vermifuge, dont la dose sera d'un scrupule ou deux à prendre dans du pain à chanter, se purgeant au bout de quatre jours avec le bol suivant

Prenez du Mercure doux, de la Rhubarbe & de la poudre Cornachine, de chacun quinze grains.

Incorporez le tout avec suffisante quantité de syrop de fleurs de Pescher, pour former un bol purgatif, dont on diminuera la dose suivant l'âge de la personne à purger.

Prenez des feuilles, fleurs & graines de Tanaisie, deux poignées.

Versez dessus de l'eau bouillante, trois livres.

Laissez refroidir, & coulez pour boire à grands verres tiédes dans la Cakéxie, la jaunisse, l'Hydropisie, & les embarras des Reins & du bas Ventre.

Prenez des sommités fleuries de Tanaisie, telle quantité qu'il vous plaira.

Mettez-les dans une bouteille de verre, que vous acheverez de remplir
d'eau de vie, ensorte qu'elle surna-
ge l'herbe de deux doigts.

Laissez infuser le tout pendant un
mois, la bouteille restant éxactement bouchée.

On fera usage, après ce temps-là, de
cette infusion dans les Rhumatismes, ayant soin de frotter à sec la
partie douloureuse, & d'appliquer
ensuite dessus un linge plié en quatre trempé dans cette liqueur : ce
qui se réitérera pendant quelque
temps.

Prenez des feuilles & sommités de
Tanaisie, une poignée; du fiel de
bœuf, deux gros; de l'Onguent
de guimauve, une once.

Faites du tout un cataplasme à appliquer sur le nombril dans les affections vermineuses.

La Menthe-Coq, la Menthe notre-
Dame, le Coq, le grand Baume, le
Pasté, l'Herbe du Coq on au Coq, le
Coq des jardins; *Costus hortorum*, Of-

fic. *Mentha hortenfis corymbifera*, C. B. P. 226. *Mentha corymbifera, five coftus hortenfis*, J. B. 3. 144. *Balfamina major*, Dod. Pempt. 295. *Mentha Græca*, Camer. Epit. 480. *Tanacetum hortenfe foliis & odore Mentha*, L. Bat. App. Inft. R. H. 461. *Coftus hortorum dictus, five Balfamita mas*, Raii Hift. 363. *Coftus hortorum major*, Park *Balfamita mas*, Ger. *Herba Sancta Mariæ vulgò*, Cæfalp. 483. *Alifma Germanorum*, Trag. 163. *Mentha Romana*, Lac. *Meatha farracenica*, Cord. Hift. *Balfamita*, Brunf. *Ovaria*, Gefn. Hort. *Mentha laffulata Hetrufcis*, *Salvia Romana*, *Coftus herba*, *Pfeudo Coftus*, *Balfamum hortorum*, *Coftus vulgaris Mentha folio*, *Mentha Sacerdotalis*, *Coquus hortulanus*, *Herba divæ Mariæ*, Nonnull.

Sa racine eſt ſemblable à celle de la Menthe, oblique, ronde, garnie de pluſieurs fibres. Elle pouſſe des tiges à la hauteur d'environ deux pieds, cane-lées, velues, rameuſes, de couleur pâle Ses feuilles ſont oblongues, ſembla-bles à celles de la grande Paſſerage, d'entelées en leurs bords, de la même couleur que les tiges, rarement décou-pées, d'une odeur forte & agréable, d'un goût amer & aromatique. Ses fleurs

naiffent comme celles de la Tanaifie en
bouquets ou petites ombelles aux fommets des tiges & des branches , ramaffées & jointes plufieurs enfemble en rond
& en forme de boulettes , d'une couleur jaune dorée. Quand ces fleurs font
tombées , il leur fuccède des femences
menues & fans aigrette , oblongues , applaties , enfermées dans le fond du calice de la fleur. Cette plante fe trouve
dans prefque tous les jardins , où l'on
fe plaît à la cultiver , & où elle fe multiplie fort aifément ; elle fleurit en Eté
mais affez tard , & refte fouvent fleurie
jufqu'à la fin de l'Automne.

L'herbe au Coq donne par l'analyfe
chymique beaucoup d'huile exaltée &
de fel. On l'eftime propre pour fortifier
le cerveau & les nerfs , pour exciter les
mois aux femmes , & pour chaffer les
vers. Cette plante s'employe comme
l'Abfinthe , & l'on en prépare l'extrait ,
la conferve , l'eau diftillée , & l'huile
par infufion ; cette derniére préparation eft d'un grand ufage à Paris pour
toutes fortes de playes & de contufions
fous le nom d'*huile de Baume*. On la fait
fimple , ou compofée ; la fimple fe fait
en faifant infufer au Soleil dans de groffes bouteilles ou cruches les feuilles de

notre Baume , ou fes fommités , dans de bonne huile d'Olives , & cela pendant un mois ou environ de l'Eté : à l'égard de la compofée , chacun la fait à fa maniére. Voici celle qui réuffit le mieux.

Prenez dix livres d'huile d'Olives ; que vous mettrez dans un grand pot de grès qui n'en foit rempli qu'à la moitié. Mettez dedans de l'herbe au Coq , de la Sauge franche , de la grande Sauge, du Millepertuis , du Tabac en feuilles vertes , du Bugle ; de la Sanicle , de la Bétoine , de la Camomille ; de l'Armoife & des Rofes de Provins , de chacun une poignée hachée & bien mondée des tiges & des côtes dures. Arrofez-les de bon vin rouge avant que de les mêler avec l'huile ; puis ajoûtez-y un quarteron d'Ariftoloche concaffée. Laiffez le vaiffeau expofé au Soleil depuis la fin de Juin jufqu'à la mi-Août , prenant foin de remuer tous les jours les Herbes ; enfuite faites bouillir votre huile dans un chaudron pendant une heure ou environ jufqu'à ce quelle foit bien verte & les herbes bien cuites , les remuant avec un bâton , de peur qu'elles ne brûlent. Paffez le tout par un gros linge neuf , & preffez fortement pour tirer le suc des herbes : puis remettez votre huile dans un autre chaudron bien net ; ajoûtez-y environ un poiſſon de bon vin rouge, deux gros de Maſtic, & autant d'Oliban en poudre, & faites bouillir le tout pendant une demi-heure, remuant toujours avec un bâton : enfin tirez votre huile, & mettez-la dans des cruches pour le beſoin.

Cette plante peut bien être ſubſtituée à la Tanaiſie. *Parkinſon* faiſoit boire aux enfans qui avoient des Vers deux onces de vin, où l'on avoit fait infuſer des feuilles & graines de l'herbe au Coq. Sa vertu balſamique lui a fait donner le nom de *Balſamita.*

On en mettoit autrefois dans les Pâtés, pour leur donner plus de ſaveur ; c'eſt ce qui a fait appeller la plante *Paſté :* mais aujourd'hui qu'on a ſi fort raffiné ſur les plaiſirs de la bouche, que les épices étrangéres ne ſont pas trop fines pour ſatisfaire notre ſenſualité, l'herbe au Coq eſt reléguée dans le Bœuf à la mode, où les Cuiſiniers en mettent encore une feuille ou deux pour en relever le goût. En Italie la feuille entre auſſi dans les Salades & dans les Omelettes.

La plante entre dans l'onguent *Mar-tiatum* de *Nicolas d'Alexandrie.*

Prenez des feuilles récentes d'Absinthe, d'herbe au Coq, de Marrube blanc, & de Tanaisie, de chacune deux poignées.

Après les avoir hachées & broyées, exprimez-en le suc au pressoir ; puis mettez-le sur un feu modéré, pour en ôter les fêces qui s'en sépareront : & quand ce suc sera bien purifié, vous le ferez évaporer jusqu'à consistance de miel épais, ou d'extrait, dont la dose sera d'un demi-gros dans un petit verre de vin le matin à jeun dans les glaires & les viscosités de l'estomac, & contre les Vers.

----

## TAXUS.

YF ou If, *Taxus*, Offic. C. B. P. 505. J. B. 1. 241. Dod. Pempt. 859. Inst. R. H. 589. Raii Hist. 1416. Ger. Park. Matth. Anguill. Gesn, Hort. Lac. Turn. Lon. Lob. Thal. Port. Lugd. Hist. Linn. Hort. Cliff. 464. *Milax arbor*, Cord. in Diosc. *Taxus,*

*vulgò Naſſus floſculos amentaceos ferens,*
*Cæſalp.* 134. *Smilax arbor ,* Camer.
*Smilax Dioſcoridis , Milos Theophraſti ,*
*Arbor mortis ,* Quorumd.

Sa racine eſt groſſe, dure, profonde. Elle pouſſe un tronc élevé, qui forme un arbre toujours verd, ſemblable au Sapin à la Peſſe ; ſon bois eſt fort dur, rougeâtre, veiné, incorruptible, propre à faire des cannes, des tables, des taſſes, & pluſieurs autres meubles curieux ; ſes feuilles ſont ſemblables à celles du Sapin, mais plus foibles ou moins roides, & plus pointues, diſpoſées comme les dents d'un peigne, luiſantes en deſſus, d'un verd-noirâtre, d'un goût un peu amer. Ses fleurs ſont de petits bouquets ou chatons d'un verd-pâle, compoſés de quelques ſommets remplis d'une pouſſiére très-fine, taillés en Champignon, & recoupés en quatre ou cinq crénelures ; ces chatons ne laiſſent aucune graine après eux. Les fruits naiſſent ſur le même pied, mais dans des endroits ſéparés ; ces fruits ſont des bayes molles, pleines de ſuc, creuſées ſur le devant en grelot, d'une belle couleur d'écarlate, qui ne renferment qu'une ſemence ovale, plus petite qu'un grain de Poivre, dont l'écorce eſt un peu dure, de couleur brune, laquelle contient une moëlle d'un goût aſſez agréable. Cet arbre croît aux lieux montagneux, pierreux & eſcarpés, aux pays chauds, comme en Italie, en Provence, en Languedoc; il ſe trouve auſſi fréquemment dans les pays froids, en Angleterre, en Suiſſe, & ailleurs ſur les montagnes & dans les forêts ombrageuſes; il fleurit au Printemps, & ſes bayes dont le goût n'eſt pas déſagréable, mais fade & tirant ſur l'amertume, mûriſſent en Automne. On ne connoît qu'une eſpèce d'If, mais qui donne une variété à feuilles panachées. Nos ancêtres avoient coutume de planter des Ifs dans les Cimetiéres, regardant leur verdure comme un ſymbole de l'immortalité, à laquelle ils eſpéroient que les corps qui y ſont dépoſés parviendroient au jour de la réſurrection générale. Les arcs les plus eſtimés chez les Anciens étoient faits de bois d'If; & encore aujourd'hui nos Menuiſiers & nos Tourneurs en font grand cas. *Evelyn* dit que ce bois ne le céde à aucun autre en bonté pour faire des dents de Roues de Moulin, des eſſieux de Charettes, & même des inſtrumens de Muſique. Les Allemands en décorent leurs étuves. L'If vient de marcotte ou de graine; la graine vaut mieux; mais elle reste plus d'un an en terre fans lever; felon *Gefner*, il réprend aifément, fi on le tranfplante tout petit, & il dure plus d'un fiécle. Les grands Ifs ne font plus de mode que dans les grandes allées, ou dans les parcs; on les réduit en pyramides de trois ou quatre pieds de haut pour les parterres; & en effet ces pyramides font un des principaux ornemens des jardins.

L'arbre que nous venons de décrire, eft fort commun en ce pays-ci; & quoiqu'on ne lui connoiffe pas jufqu'à préfent de propriétés falutaires en Médecine, nous avons cru en devoir parler pour détruire le préjugé où l'on eft, que fa nature eft venimeufe, & qu'il eft non feulement dangereux de manger de fes fruits & de fes feuilles, mais encore de dormir à fon ombre. *Diofcoride*, *Galien & Pline*, fuivis de toute l'antiquité, le regardent comme un poifon. *Jules-Céfar*, dans le *fixiéme livre de fes Commentaires*, dit que *Cativulcus* Roi des *Eburoniens* s'empoifonna avec le fuc d'If. *Matthiole & Jean Bauhin* rapportent nombre d'expériences qui confirment fes mauvaifes qualités. Le Pere *Schott*

Jéfuite affûre que fi l'on jette de l'If dans de l'eau dormante , les poiffons en deviennent tout étourdis; de forte qu'on peut les prendre avec la main. *Jean Bauhin* a obfervé que cette vertu Narcotique a également fon effet fur les beftiaux ; & ce que *Rai* rapporte d'un If fort touffu qu'on cultivoit de fon temps dans le jardin de Pife , femble confirmer cette qualité venimeufe. Il dit que les jardiniers qui avoient foin de tondre cet arbre, ne pouvoient refter plus de demi-heure à faire ce travail , fans reffentir une violente douleur de tête qui les empêchoit de continuer leur ouvrage. Jufqu'ici tout paroît concourir à ranger l'If dans la claffe des poifons ; car le témoignage de *Suétone* qui affure que le fuc des fruits de cet arbre eft l'antidote de la morfure de la Vipère , n'eft pas d'un grand poids en Médecine. Cependant fi l'on écoute *Lobel*, *Camerarius* & d'autres Médecins, & encore plus l'expérience , on verra bientôt que cet arbre n'eft pas fi dangereux qu'on fe l'imagine. Le premier rapporte que les enfans en Angleterre mangent tous les jours des fruits de l'If, fans qu'il en arrive aucun accident, & que ces mêmes fruits fervent de nourriture aux pourceaux. *Gerard*, illuftre Botanifte Anglois, dit en avoir mangé avec plufieurs autres, fans qu'il en ait reffenti aucun trouble, & qu'il a dormi fouvent à l'ombre de cet arbre fans mal de tête & fans aucune autre incommodité : mais fans avoir recours à des expériences faites hors de notre pays, nous avons vu plufieurs fois des enfans manger des bayes d'If au Jardin du Roi de Paris fans aucun mauvais retour. Ces faits qui fe font paffés fous nos yeux, nous inclinent à penfer que cet arbre n'a aucune qualité venimeufe par lui-même, & que s'il eft dangereux dans d'autres pays, on doit l'attribuer au climat qui lui donne cette mauvaife qualité. C'eft le fentiment de *Rai*, qui fuit en cela l'obfervation de *Diofcoride* : ce dernier nous apprend que l'If qui naît en Italie & dans la Gaule Narbonnoife eft venimeux, tándis que celui qui naît dans d'autres pays ne l'eft pas. Nous avous déja remarqué cette différence dans quelques plantes décrites ci-deffus, comme dans le Napel, qui eft dangereux dans certains climats, & qui ne l'eft pas dans d'autres. Il faut donc efpérer que cet arbre perdant aujourd'hui dans ce pays fa qualité venimeufe, engagera les Physiciens à faire deffus quelques expériences, puifqu'on peut les tenter fans danger. C'eft beaucoup de ne les pas appréhender; & c'eft autant de pas faits dans le chemin de la vérité, que de bannir des préjugés qui ne tendent qu'à nous en écarter.

## TERTIANARIA.

TERTIANAIRE, ou herbe aux fiévres tierces, Centaurée bleue; *Tertianaria*, Offic. *Lyfimachia cærulea galericulata, vel Gratiola cærulea*, C. B. P. 246. Raii Hift. 572. *Tertianaria, aliis Lyfimachia galericulata*, J. B. 3. 435. *Caffida paluftris vulgatior, flore cæruleo*, Inft. R. H. 182. *Lyfimachia galericulata*, Lob. icon. 344. Ger. *Lyfimachia cærulea, five latifolia major*, Park. *Herba Judaïca altera*, Dod. Ludg. Hift. *Tertianaria*, Tabern. *Scutellaria foliis cordato-lanceolatis crenatis*, Linn. Hort. Cliff. 316. *Lyfimachia galericulata cæruleo-purpurea, Terfolla feu Terzolla, Caffida cærulea major*, Nonnull.

Sa racine eft menue, noueufe, blanche; rampante, fibreufe', vivace. Elle pouffe des tiges à la hauteur d'un

pied & demi ou de deux pieds, quarrées, un peu rudes, glabres, rameuses, foibles & inclinées vers la terre, où elles s'enracinent de nouveau
par le moyen des fibres qui partent
de leurs jointures. Ses feuilles font
longues, étroites, pointues, dentelées
en leurs bords, attachées à des queues
courtes, rudes, d'un verd-brun, &
d'un goût amer. Ses fleurs fortent des
aiffelles des feuilles, oppofées l'une à
l'autre, petites, formées en gueule ou
en tuyau découpé par le haut en deux
lévres, dont la fupérieure eft un cafque
accompagné de deux oreillettes, & l'inférieure ordinairement échancrée, velues en dehors, de couleur violette tirant fur le bleu, marquées de petits
points d'un bleu foncé. Quand ces fleurs
font paffées, il leur fuccède quatre femences prefque rondes, renfermées
dans une capfule qui a fervi de calice à la
fleur & qui reffemble à une tête couverte d'une toque. Cette Plante croît dans
les marais, le long des étangs & des foffés où les eaux coulent, près des ruiffeaux, & aux autres lieux humides ou
aquatiques; elle fleurit en Juin, Juillet & Août; quand une fois elle a pris
racine dans les jardins, elle y devient

odieuſe aux jardiniers par ſa maniére de ramper, & l'on a de la peine à la détruire ; elle donne une variété à fleur blanche.

La Centaurée bleue eſt d'une odeur aſſez agréable ; elle donne par l'analyſe chymique beaucoup d'huile & de ſel eſſentiel ; elle paſſe pour fébrifuge, & pour vulnéraire-aſtringente. C'eſt même de la propriété qu'elle a de guérir les fièvres tierces, qu'elle tire ſon nom. Son uſage n'eſt pourtant pas familier en Médecine. Le Quinquina, qui ſans doute mérite la préférence ſur toutes les autres plantes pour la guériſon des fiévres intermittentes, a preſque fait tomber dans l'oubli toutes celles auxquelles on attribuoit la vertu fébrifuge, cependant, comme il y a des eſpèces de fiévres qui réſiſtent au Quinquina, & qui ſe guériſſent par d'autres plantes il eſt utile de connoître celles qu'on peut lui ſubſtituer, & dont celle-ci eſt du nombre. On la prend en décoction à la quantité d'une poignée ſur une pinte d'eau, qu'on réduit aux deux tiers, & qu'on prend par verrées tièdes, *Camerarius* dit que cette décoction eſt bonne dans l'Eſquinancie, & qu'elle purifie le ſang.

TETRAGONIA

## TETRAGONIA.

FUSAIN, Bonnet de Prêtre, bois à faire des Lardoires ; *Evonymus*, Offic. *Evonymus vulgaris granis rubentibus*, C. B. P. 428. Inft. R. H. 617. *Evonymus multis, aliis Tetragonia*, J. B. 1. 201. *Evonymus*, Dod. Pempt. 783. *Evonymus vulgaris*, Park. Raii Hift. 1621. *Evonymus Theophrafti*, Ger. *Tetragonia Theophrafti*, Lugd. Hift. 272. *Fufanus*, Crefcent. *Anonymus, filiis Evonymus*, Cord. Hift. *Evonymos Græcorum*, Cluf. Hift. *Evonymus foliis oblongo-ovatis*, Linn. Hort. Cliff. 38. *Quadratoria*, Gaz. *Evonymos five Anonymos, Fufanus, Fufanum, Fufago, Fufaria vel Fuforia, Pileus facerdotis*, Quorumd.

Sa racine eft longue, forte, ligneufe ; Elle jette un arbriffeau haut de quatre à cinq coudées, & même plus, rameux ; fon bois eft affez dur, néanmoins aifé à fendre, de couleur jaunâtre tirant fur le blanc, couvert d'une écorce verte ; fes jeunes branches encore tendres & vertes paroiffent quadrangulaires à caufe de certaines éminences de leur écorce ; fes feuilles font oblongues, pointues, crénélées , un peu molles ; ses fleurs sont petites , de couleur pâle ou herbeuse ; composées chacune de quatre feuilles ovales disposées en rond dans la rénure d'une rosette qui se trouve au milieu d'un calice recoupé en quatre crénelures. Après que les fleurs sont passées , cette rosette devient un fruit membraneux , relevé de quatre côtes de couleur rouge , rarement blanche , composé de quatre loges ou capsules qui renferment chacune une semence ovale , solide , de couleur saffrannée en dehors , rempli d'une moëlle blanche comme un grain de chénevi , ayant un goût amer & désagréable. Cet arbrisseau qui a une odeur forte & disgracieuse, croît presque par-tout dans les hayes , les buissons & les bois , aux lieux rudes & incultes ; il fleurit en Mai, & son fruit mûrit en Septembre & Octobre : alors ce fruit , sur-tout quand il s'entr'ouvre dans sa plaine maturité , forme un aspect assez agréable, selon *Jean Bauhin.*

Les feuilles & les fruits du Fusain donne par l'analyse chimique beaucoup d'huile & de sel essentiel & fixe. On assure que trois ou quatre de ces fruits purgent par le vomissement & par les

felles. Les gens de la campagne les pul-
vérifent, & en foupoudrent la tête des
enfans, pour faire mourir les Poux ; ou
bien ils fe fervent de la décoction de ces
mêmes fruits, pour en laver les cheveux.
On les employe encore dans la Teinture, où ils fourniffent trois couleurs, le
jaune, le verd, & le roux : on fait bouillir les grains encore verds avec un peu
d'Alun pour avoir la premiére couleur ;
on les fait auffi bouillir dans la Leffive
pour teindre les cheveux en jaune ou en
blond.

*Matthiole* dit d'après *Theophrafte* que
le Fufain eft nuifible aux beftiaux, &
*Ruel* écrit que la Brebis & la Chèvre n'y
touchent point : au contraire *Clufius* dit
avoir obfervé en Autriche que les Chè-
vres, l'aiment beaucoup, & qu'elles en
dévorent les feuilles fans aucun inconvénient ; ce qui nous paroît peu vraifemblable à caufe de l'odeur défagréable
& de la qualité purgative de cet arbriffeau.

Son bois eft employé pour faire des
fufaux, des curedents, des lardoires,
& plufieurs autres inftrumens, il eft bon
auffi à faire de la Poudre à canon.

## THALICTRUM.

THALITRON ou Thalietron com-mun, Rue des Prez ; *Thalictrum seu Thalietrum*, Offic. *Thalictrum majus siliqua angulosa aut striata*, C. B. P. 336. Inst. R. H. 270. *Thalictrum nigrius, caule & semine striato*, J. B. 3. 486. *Thalictrum magnum*, Dod. Pempt. 58. *Thalictrum sive Thalietrum majus*, Ger. Raii Hist. 403. *Thalictrum majus vulgare*, Park. *Ruta pratensis*, Gesn. Hort. *Ruta pratensis Herbariorum*, Lob. icon. 56. *Thalietrum nigrum*, Thal. *Ruta sylvestris*, Cæsalp. *Thalictrum verum*, Cord. in Dioscor. *Thalietrum secundum sive latifolium Germanicum*, Camer. *Thalietrum pratense elatius, longioribus & magis atris foliis & quodammodo splendentibus*, Clus. Hist. *Thalictrum caule folioso sulcato, panicula multiplici erecta*, Linn. Hort. Cliff. 226. *Thalictrum luteum, saxifraga lutea, Barba Caprina minor, saxifragia pratensis, Ruta fœtida sive lutea, Ruta pratensis major & vulgatior, Rhabarbarum spurium sive adulterinum, Pseudo-Rhabarbarum, Piganum, Peganum vel Peganon pratense majus*, Nonnull.

Sa racine est jaunâtre ou de couleur de buis, fibreuse, rampante, d'un goût un peu amer & désagréable Elle poufse des tiges à la hauteur d'un homme, roides, canelées, rameuses, creuses en dedans, d'une couleur ordinairement rougeâtre, & quelquefois verdâtre. Ses feuilles sont amples, divisées en plusieurs parties assez larges, d'un verd luisant. Ses fleurs naissent aux sommités des tiges & des rameaux, petites, composées chacune de quatre pétales ou feuilles disposées en rose autour d'une touffe d'étamines de couleur herbeuse, sans calice, lesquelles tombent aisément. Quand les fleurs sont passées, il leur succède des capsules à trois coins, qui renferment une semence oblongue, jaune, canelée, très-menue, d'un goût amer. Cette plante croît dans les prez & aux autres lieux humides ou marécageux, le long des ruisseaux ; elle fleurit en Eté.

La Rue des prez donne par l'analyse chymique beaucoup d'huile & de sel essentiel ; elle est vulnéraire-apéritive, & l'on s'en sert intérieurement & extérieurement. La décoction des feuilles dans de l'eau lâche doucement le ventre, comme font la Patience & la Mercuriale : aussi les employe-t'on dans les bouillons laxatifs & émolliens à la dose d'une poignée. Sa racine purge comme la Rhubarbe ; ce qui l'a fait appeller en Allemagne *la Rhubarbe des Pauvres.* Elle teint les urines & la salive de couleur jaune, fait couler la Bile, & fortifie l'estomac & les intestins, comme la Rhubarbe : mais il faut la donner à triple dose, si l'on veut qu'elle ait un bon effet ; car sa vertu, quoique du même caractère, est bien plus foible. On peut donc l'employer avec succès dans la Jaunisse, dans la Cakéxie, & dans les embarras du Foye. Le suc des feuilles & des fleurs, qui se donne depuis une once jusqu'à deux, convient dans le crachement de sang, dans les fleurs blanches, & dans le flux immodéré des Régles & des Hémorrhoïdes. La semence fait le même effet à la dose d'un gros dans trois ou quatre onces d'eau de Plantain.

Quant à son usage extérieur, on introduit de la poudre de sa semence pilée dans les Narines pour arrêter l'Hémorrhagie du nez : on répand aussi de cette poudre sur les ulcères pour les mondifier & les dessécher.

## Thlaspi.

*Thlaspi* ou *Tharaspic.*

Entre les diverses espéces de Thlaspi que l'on connoît, nous ne parlerons ici que des trois suivantes, qui sont les seules employées dans les Boutiques.

Le Thlaspi ou Tharaspic ordinaire, dit par quelques-uns Moutarde ou Senevé sauvage ; *Thlaspi*, Offic. *Thlaspi arvense Vaccariæ incano folio majus*, C. B. P. 106. *Thlaspi vulgatius*, J. B. 2. 921. Inst. R. H. 212. Raii Hist. 830. *Thlaspi alterum*, Dod. Pempt. 712. *Thlaspi vulgatissimum*, Ger. *Thlaspi vaccariæ folio*, Park. *Thlaspi verum, cujus femine in Theriacâ utimur*, Camer. *Thlaspi siliculis subrotundis, foliis sagittatis incanis*, Linn. Hort. Cliff. 330. *Thlaspi legitimum, Thlaspi vulgare in Officinis receptum, Thlaspi folio pinnato sive acuto, Nasturtium tectorum vel erraticum, Sinapi rusticum*, Nonnull.

Sa racine est assez grosse, fibreuse, ligneuse, blanche, un peu âcre. Elle pousse des tiges à la hauteur d'environ un pied, rondes, velues, roides, rameu-

H iiij

ſes, garnies de feuilles ſans queues, ſimples & ſans découpure, longues comme le petit doigt, larges à leur baſe,
s'érréciſſant peu à peu en pointe, crénelées en leurs bords, d'un verd-cendré ou
blanchâtre, d'un goût âcre & piquant.
Ses fleurs ſont petites, blanches, nombreuſes, diſpoſées comme celles de la
Bourſe à Berger, compoſées chacune de
quatre pétales ou feuilles en croix, avec
ſix étamines à ſommets pointus. Quand
les fleurs ſont tombées, il leur ſuccède
des fruits ronds ou ovales, applatis en
bourſe, bordés ordinairement d'une
âîle ou feuillet, plus étroits à leur baſe,
plus larges & échancrés par le haut,
compoſés de deux paneaux ſéparés
par une cloiſon mitoyenne poſée de
travers, diviſés en deux loges qui contiennent des graines preſque rondes
& applaties, d'une couleur rouge ob-
ſcure, qui noirciſſent en vieilliſſant,
d'un goût âcre & brûlant comme la
Moutarde ou le Creſſon alenois. Cette
plante croît aux lieux incultes; rudes,
pierreux, ſablonneux, expoſés au Soleil, entre les Bleds, ſur les toits, contre les murailles; elle fleurit en Mai, &
ſa ſemence mûrit en Juin. On nous l'apporte du Languedoc & de la Provence

où elle naît meilleure qu'en nos pays tempérés : il faut la choisir récente, nette, bien nourrie, âcre & piquante au goût.

Le Thlaspi ou Tharaspic des champs à large silique ; *Thlaspi latius*, Offic. *Thlaspi arvense siliquis latis*, C. B. P. 105. Inst. R. H. 212. *Thlaspi cum siliquis latis*, J. B. 2. 923. *Thlaspi latius*, Dod. Pempt. 712. *Thlaspi Dioscoridis*, Ger. Raii Hist. 831. *Thlaspi Drabæ folio*, Park. *Thlaspi latifolium*, Fuchs. *Thlaspi siliculis orbiculatis, foliis oblongis dentatis glabris*, Linn. Hort. Cliff. 330. *Thlaspi alterum*, Trag. *Thlaspi secundum foliis & siliquis latis, Scandulacea, Nasturtium sylvestre scandulaceum, Capsella, Pas Gallinaceus*, Quorumd.

Sa racine est petite, oblique, blanche, ligneuse, garnie de fibres, d'un goût légumineux tirant un peu sur l'amer. Elle pousse des tiges à la hauteur d'environ un pied, anguleuses, canelées & aîlées, garnies de feuilles sans queues entiéres, longues & larges, lisses & dentelées, d'un verd noirâtre, d'un goût un peu âcre, & d'une odeur approchante de l'Ail. Ses fleurs naissent comme en épi aux sommités des tiges,

H v

petites, blanches, reſſemblantes à celles
de la bourſette, compoſées chacune de
quatre feuilles diſpoſées en croix. Après
que ces fleurs ſont paſſées, il leur ſuccède des ſiliques larges, rondes applaties, liſſes, échancrées par le haut,
plus rebondies dans le milieu, qui contiennent des ſemences preſque rondes,
applaties, d'un rouge-brun, & d'un
goût âcre, chaud, mordicant. Cette
plante fleurit en Mai, même plutôt, &
ſa graine eſt mûre en Juin ; elle croît
preſque par-tout dans les champs, dans
les vignes, aux lieux cultivés, & parmi
les Bleds ; elle dure depuis le premier
Printemps juſqu'à la fin de l'Automne.

Le Thlaſpi ou Tharaſpic à odeur
d'Ail ; *Scorodothlaſpi*, Offic. *Thlaſpi Al-
lium redolens*, Mor. Hiſt. Oxon. 297.
Inſt. R. H. 212. *Scorodothlaſpi Ulyſſis
Aidrovandi*, J. B. 2. 932. Raii Hiſt.
834. *Thlaſpi Alliariam olens*, Nonnull.
Sa racine eſt ſimple, blanche, garnie
de quelques fibres. Elle pouſſe beaucoup de feuilles qui reſſemblent en
quelque maniére à celles de la Pâque-
rette, & dont quelques-unes ſont légérement laciniées, d'autres entourées de
petites dents, d'autres ſans dentelures

ni découpures, portées ordinairement
fur de longues queues, nerveufes, vertes. Il s'élève d'entr'elles de petites tiges revétues de feuilles qui les embraffent alternativement ; ces tiges portent
en leurs fommités des fleurs compofées
chacune de quatre petites feuilles blanches comme celles de la Bourfe à Berger , difpofées en croix. Lorfque ces
fleurs font paffées, il leur fuccède des
fruits applatis en façon de bourfes ovales, qui renferment des graines prefque
rondes & plattes. Toute la plante a une
odeur d'Ail manifefte, même fans qu'on
y touche, & un goût de légume agréable qui laiffe un peu d'âcreté dans la
bouche ; on la cultive dans les jardins
curieux, où elle produit en Juillet fleurs
& filiques. *Jean Bauhin* nous apprend
qu'*Ulyffe Aldrovandus*, ce Naturalifte
plein de fagacité & le plus célébre Phy-
ficien de Bologne, l'a nommée fort élégamment *Scorodothlafpi*, d'un nom compofé & convenable à fa nature, comme
qui diroit *Thlafpi fentant l'Ail* ; car perfonne n'en avoit parlé avant lui, & par
conféquent le nom eft auffi nouveau
que la plante même.

Les trois efpèces de Thlafpi que nous
venons de décrire ; fervent également

en Médecine : mais elles y servent peu, & c'est de leur semence seule qu'on fait usage. Cette semence est âcre & piquante au goût, laissant dans la bouche un goût d'Ail ou d'Oignon, on la regarde comme incisive, détersive & apéritive. On l'employe pour exciter l'urine & les mois aux femmes, pour dissoudre le sang caillé, pour faire mûrir & déterger les abscès internes. La dose en est depuis un scrupule jusqu'à deux dans quelque liqueur appropriée. Il faut éviter avec soin d'en donner aux femmes grosses, parce qu'étant âcre & piquante, & mettant le sang dans une grande agitation, elle pourroit causer l'avortement. On ne doit l'employer que dans les tempéramens froids & qui sont dominés par la pituite & par l'acide. On peut se servir extérieurement de cette semence en guise de Masticatoire pour décharger le cerveau d'une pituite surabondante ; & *Schroder* assure que si l'on en répand la poudre sur les ulcères externes, elle les déterge & les mondifie promptement.

La semence du Thlaspi commun entre dans le composition de la Thériaque & du Mithridate de la Pharmacopée de Paris.

## THYMELÆA.

ON a parlé ailleurs de la Thymelée des pays froids , qui eſt notre Lauréole mâle & fémelle : il s'agit ici de la Thymelée des pays chauds.

Thymelée de Montpellier , Garou , Lin ſauvage ou bâtard , Trentanel ; *Thymelæa* , Offic. *Thymelæa foliis Lini* , C. B. P. 463. Inſt. R. H. 594. *Thymelæa Monſpeliaca* , J. B. 1. 591. *Thymelæa* , Cluſ. Hiſt. 87. Dod. Ger. Park. Raii Hiſt. 1588. *Thymelæa vera* , Geſn. Hort. *Thymelea granis Gnidii* , Adv. Lob. *Thymelæa foliis parvis* , *Thymelæa Monſpeſſulana ſeu Monſpelienſis* , *Coccognidium* , *Coccum ſeu Granum Gnidium* , *Mezereon ſeu Mezerion* , *Linum ſylveſtre fruteſcens* , Nonnull.

Sa racine eſt longue , groſſe , dure , ligneuſe , griſe ou rougeâtre en dehors , blanche en dedans , couverte d'une écorce épaiſſe , forte & tenace , d'un goût doux au commencement , mais enſuite âcre , brûlant & cauſtique. Elle pouſſe un petit arbriſſeau , dont le tronc eſt aſſez ſouvent gros comme le pouce , haut d'un pied & demi ou de deux pieds , diviſé en pluſieurs branches lon-

gues d'environ une coudée, menues,
belles, droites, revêtues, de feuilles toujours vertes, assez ressemblantes à celles
du Lin; mais plus grandes, plus larges,
pointues, un peu visqueuses ou gom-
meuses au toucher & sous la dent. Ses
fleurs naissent aux sommités des branches, ramassées plusieurs ensemble
comme en grappes, petites, blanches, formant chacune un tuyau cy-
lindrique fermé dans le fond, évasé
par le haut, & découpé en quatre parties opposées en croix, avec huit étamines à sommets arrondis. Quand ces
fleurs sont passées, il leur succède des
fruits gros à peu près comme ceux du
Myrte, mais un peu plus longs, ovales, charnus, remplis de suc, verds au
commencement, puis rouges comme
du Corail, qui contiennent une seule
semence oblongue, couverte d'une pel-
licule noire, luisante, fragile, sous laquelle est cachée une substance ou moëlle blanche, d'un goût brûlant. Cette
plante croît abondamment en Italie,
en Espagne dans la Provence & dans le
Languedoc, aux lieux bas, rudes, incultes, escarpés, parmi les broussailles,
proche de la mer; elle fleurit en Juillet & quelquefois durant toute l'Au-

tomne ; puis elle produit fon fruit , &
mûrit fa femence ; les curieux la cultivent dans les jardins. On nous apporte
des pays chauds la racine du Garou féche , & c'eft ce que le vulgaire appelle
parmi nous *bois d'Oreilles* à caufe de l'u-
fage qu'il en fait. *Amatus* & *Clufius* nous
apprennent que les petits Ofeaux aiment les bayes du Garou , & qu'en Efpagne les Payfans s'en fervent pour les
attraper, foit au trebuchet, foit à la glu.

Le Garou donne par l'analyfe chimique beaucoup de fel âcre & cauftique enveloppé d'un peu de phlegme.
Les anciens Médecins fe fervoient de
fes feuilles & de fon fruit pour purger
violemment les férofités : mais on en a
ceffé l'ufage , depuis qu'on a trouvé des
purgatifs plus doux ; car celui ci eft fi
âcre , qu'il excite des fuperpurgations ,
excorie les boyaux, & caufe des dyfen-
teries inflammatoires , dont on guérit
difficilement. On a fagement fait de la
bannir de l'ufage de la Médecine ; & il
n'y a que des téméraires qui refpectent
peu la vie de leur Prochain, qui ofent
le mettre en pratique. On a beau le faire macérer dans le vinaigre pour le corriger , ou le méler avec les ftomachi-
ques ; c'eft toujours un Remède dan-

gereux. Il eſt étonnant que les Per-
drix & quantité d'autres Oiſeaux qui ſe
nourriſſent de ce fruit & qui en ſont
très-friands , n'en ſoient point incom-
modés. *Rai* penſe que c'eſt parce que
ces Oiſeaux ne digérent que la pulpe
qui environne la ſemence , & qu'ils rendent celle-ci dans ſon entier. Au reſte,
les Analogies n'ont pas toujours lieu en
Médecine , & l'expérience ſeule doit
décider. Ce fruit étoît connu chez les
anciens ſous le nom de *Granum Cni-
dium* , & il s'en ſervoient pour purger ,
faute de connoître des remèdes plus bé-
nins. *Camerarius* aſſure que la racine de
cette plante priſe intérieurement eſt un
poiſon mortel. On nous l'apporte ſéche de Montpellier , & nous l'employons ici comme un véſicatoire pour
attirer les ſéroſités dans les migraines &
dans les fluxions violentes ſur les yeux.
Après avoir percé l'oreille , on y paſſe
un petit morceau de cette racine , de
même que de l'Hellebore ; mais ces
ſortes de cauſtiques ſont encore de
mauvais remèdes , & font ſouvent plus
de mal que de bien , en augmentant
l'inflammation. On doit donc leur préférer l'emplâtre ou l'onguent de Can-
tharides , qui fait le même effet ſans

aucun inconvénient. Les Teinturiers se servent de la décoction de Garou pour teindre en verd les étoffes de laine ; cette décoction donne d'abord à l'étoffe une couleur jaune , qui se change en bleu par le Pastel ou l'Indigo ; ce qui donne ensuite la couleur verte.

---

## THYMUS.

### *Thym.*

IL y a plusieurs espèces de Thym qu'on pourroit dans le besoin suppléer les unes aux autres : mais nous nous bornerons à décrire les trois suivantes, qui sont principalement usitées en Médecine.

Le Thym de Créte ou de Candie, le Thym de Dioscoride ou des Anciens ; *Thymum creticum seu verum*, Offic. *Thymus capitatus , qui Dioscoridis*, C. B. P. 219. Inst. R. H. 196. Raii Hist. 519. *Thymum Creticum , sive Antiquorum* , J. B. 3. 262. *Thymum Cephaloton* , Dod. Pempt. 276. *Thymum Creticum* , Ger. *Thymum legitimum capitatum* , Park. *Thymum legitimum* , Clus. Hist. *Thymus verus Capitatus , sive Creticus* , Camer. *Thymus Cephalotos Creti-*

cus , *Thymum Græcum* , *Thymum capita-*
*tum annuum* , *Thymum è Creta insula lau-*
*datissimum* , Quorumd.

Sa racine est dure , un peu ligneuse ,
garnie de fibres. Elle pousse un sous-arbrisseau qui croît quelquefois à la hauteur d'un pied , divisé en plusieurs rameaux grêles , ligneux blancs , garnis
de feuilles opposées , menues , , étroites , blanchâtres , qui tombent l'Hyver
en certains lieux , selon *Clusius* , d'un
goût âcre. Ses fleurs naissent en maniére de tête aux sommets des rameaux,
petites , purpurines , formées en gueule , étant chacune un tuyau découpé par
le haut en deux lèvres , avec quatre étamines à sommets déliés. Quand ces
fleurs sont passées , il leur succède quatre semences presque rondes , renfermées dans une capsule qui a servi de
Calice à la fleur. Cette Plante dont
l'odeur est fort agréable , est des plus
communes en Candie , dans l'Isle de
Corfou , dans toute la Grèce , en Espagne , en Sicile , le long des Côtes ma-
ritimes tournées au Midi , sur les montagnes & aux autres lieux exposés au
Soleil ; on la cultive dans les jardins
curieux : mais elle est rare en ce pays-
ci , où elle est fort difficile à élever ; sa

fleur varie en couleur , fuivant le terrein.

Le Thym commun à large feuille ;
*Thymum vulgare* , Offic. *Thymus vulgaris
folio latiore* , C. B. P. 219. Inft. R. H.
196. Raii Hift. 521. *Thymum durius* ,
Dod. Pempt. 276. Cluf. Hifp. *Thymus
niger* , Tabern. *Thymus alter durior* , Camer. *Thymum vulgatius folio latiore* , *Serpyllum hortenfe vulgò* , Nonnull

Sa racine eft dure, ligneufe, vivace,
garnie de beaucoup de fibres. Elle pouffe une tige baffe , ferme , rameufe , or-
née de feuilles menues , étroites , d'un
verd obfcur pour l'ordinaire , rarement
blanchâtres. Ses fleurs naiffent aux fommets des rameaux , petites , purpurines ,
formées en gueule ; & chacune d'elles
eft un tuyau découpé fupérieurement
en deux lèvres , dont l'inférieure eft divifée en trois parties , avec quatre étamines très-courtes. Lorfque cette fleur
eft paffée , il lui fuccède quatre femences arrondies , enfermées dans une capfule qui a fervi de calice à la fleur. Cette plante croît naturellement dans les
pays chauds ; on la cultive dans les jardins , où elle fleurit comme les autres
efpèces de Thym en Mai & tout l'Eté.

*Rai* doute que cé soit une espèce différente du Thym à feuille étroite , &
*Jean Bauhin* n'en parle point. Quoiqu'il
en soit, toutes ses parties sont d'usage,
& on lui attribue les mêmes propriétés
qu'au Serpolet.

Le petit Thym des jardins , ou le
Thym à feuille étroite; *Thymum minus* ;
Offic. *Thymus vulgaris folio tenuiore* , C.
B. P. 219. Inst. R. H. 196. *Thymum
vulgare rigidius folio cinereo* , J. B. 3.
263. *Thymum durius* , Ger. Raii Hist.
521. *Thymum durius vulgare* , Park.
*Thymus nostras* , Cord. in Diosc. *Thymum vulgatissimum in hortis cultum Thymum Narbonense seu Mediterraneum* ,
*Thymum Monspeliense* , *Thymum seu Thy-
mon vulgatum pusillum folio & flore Ser-
pylli rigidiore* , *Serpyllum Romanum sive
Italicum Zygis dictum* , Nonnull.
Sa racine est menue , ligneuse , entou-
rée de fibres , vivace. Elle pousse en maniére de sous-arbrisseau un grand nombre de petits rameaux ronds , un peu
ligneux & velus , garnis comme par éta-
ges de petites feuilles plus étroites que
celles du Serpolet , blanchâtres ou cendrées , d'un goût âcre. Ses fleurs naiss-
sent aux sommités des rameaux en for-

me d'épi, petites, purpurines ou blanchâtres, femblables à celles des efpèces
précédentes, ainfi que les graines. Cette plante croît abondamment en Italie,
en Efpagne, en Provence & en Languedoc; on la cultive par-tout dans les
jardins, qu'elle parfume par fon odeur
forte, aromatique, & des plus agréables; elle réfifte aifément à l'Hiver en
certains pays; elle fleurit chez nous en
Mai & Juin : mais à Montpellier elle
dure fleurie depuis le mois de Mars jufqu'en Automne.

Les trois efpèces de Thym que nous
venons de décrire, fervent indifféremment en Médecine; elles rendent une
odeur fuave, & font d'un goût pénétrant, chaud, & aromatique. On en tire
par l'analyfe chymique beaucoup d'huile éxaltée & de fel effentiel. L'ufage du
Thym eft intérieur & extérieur : pris
intérieurement, il fortifie le cerveau,
atténue & raréfie les humeurs vifqueufes; il eft propre pour l'Afthme, & il
aide à la digeftion, en fondant & en
atténuant les vifcofités de l'eftomac. On
l'employe familiérement dans la Cuifine, non feulement pour relever la faveur des viandes, mais encore comme
une herbe falutaire qui convient aux

Vieillards, aux Phlegmatiques, & à ceux qui ont l'estomac foible & relâché. Les gens bilieux & secs doivent cependant éviter d'en faire usage, parce qu'il agite trop les humeurs. Les Anciens ne parloient que du Thym de Créte ; celui qui croît en Provence leur étoit inconnu. *Dioscoride* dit que sa décoction est propre pour l'Asthme, qu'elle pousse les Règles & les vuidanges. *Pline* assure que l'odeur du Thym est si pénétrante, qu'elle appaise le paroxysme épileptique. Extérieurement le Thym de Créte est résolutif, & il soulage la Goutte Sciatique, étant appliqué sur la partie souffrante en maniére de cataplasme, qui se fait avec le miel, la farine d'Orge & la poudre de Thym. On employe cette espèce dans les anciennes compositions, où les Auteurs l'ordonnent, comme dans la Confection *Hamech*, l'*Aurea Alexandrina*, la Poudre réjouissante de *Nicolas de Salerne*, &c. à l'égard des deux autres espèces de Thym qui sont communes dans nos jardins potagers, on en fait usage dans les décoctions & les infusions aromatiques & céphaliques, dont on se sert en fomentation pour bassiner les parties nerveuses & musculeuses trop affoiblies.

ou trop gonflées. L'huile effentielle qu'on en tire, eft fort eftimée pour appaifer la Colique venteufe, pour fortifier l'eftomac, & pour pouffer les mois & les urines : on en donne cinq ou fix gouttes dans deux ou trois onces d'une liqueur convenable ; ou bien on les laiffe tomber fur un peu de fucre en poudre pour en faire un *Oleofaccharum* ; cette huile entre dans le Baume Tranquille. On la regarde encore comme très-propre pour calmer la douleur de Dents, qui vient de carie : il faut en imbiber un peu de Coton, & le mettre dans le trou de la dent cariée ; ce qu'on renouvellera tous les jours, fi la douleur eft violente. *Garidel* dit s'en être très-bien trouvé par lui-même.

Les feuilles de Thym entrent dans l'eau générale ; fes fleurs, dans le fyrop de *Stoechas*, & fes fommités fleuries dans la décoction aromatique, dans la poudre réjouiffante, & dans l'huile de Renard de la Pharmacopée de Paris. L'huile diftillée entre dans les baumes Nervin & ApopleLique, & l'eau diftillée dans l'eau de Millefleurs de la même Pharmacopée.

Prenez du Thym, une poignée.

Faites-la bouillir légerement pendant

un quart d'heure dans trois feptiers
de vin blanc ou d'eau miellée.

Coulez enfuite la liqueur par un linge.

On en prendra tous les matins à jeun
un petit verre dans l'Afthme humide & dans la Toux glaireufe.

Prenez des feuilles de Thym, une
poignée.

Faites-la infufer à froid pendant
vingt-quatre heures dans une chopine de bon vin rouge.

Coulez enfuite la liqueur, pour en
boire un verre le matin à jeun
contre la morfure des bêtes veni-
meufes & du chien enragé.

Prenez des feuilles de Thym, de
Laurier, Romarin, de Rue, de
chacune une poignée ; des fleurs
de Camomille & de Sureau, de
chacune une demi-poignée.

Faites bouillir le tout dans parties
égales de vin & d'eau jufqu'à ce
que ces plantes foient devenues
molles.

Ajoûtez-y enfuite de la farine de Fê-
ves & du Son, de chacun trois onces ; du miel, quatre onces.

Mêlez le tout pour un cataplafme
difcuffif convenable dans la Sciatique

que, l'Odéme & l'affoibliſſement
des parties.

Prenez des racines d'Impératoire, de
Pyrethre & de petit Galanga, de
chacune une once; des feuilles récentes d'Origan, de Rue & de
Thym, de chacune une poignée;
des fleurs de Lavande & de Ma-
tricaire, de chacune une once; de
l'écorce de Winter, ſix gros.

Verſez ſur le tout deux pintes d'eau
bouillante, & laiſſez - le infuſer
pendant douze heures ſur les cendres chaudes dans un vaiſſeau fermé éxactement.

Ajoûtez-y enſuite de l'eſprit de ſel
Ammoniac ; une demi-once.

Coulez pour un gargariſme, dont
on ſe ſervira pluſieurs fois le jour
chaudement dans l'Apopléxie, la
Paralyſie de la Langue, & le relâchement d'un des côtés de la bouche.

---

## THYSSELINUM.

PERSIL des marais ou ſauvage, En-
cens d'eau ; *Thyſſelinum*, Offic. *Seſe-
li paluſtre lactescens*, C. B. P. 162. Park.

*Seseli palustre lactescens acre , foliis feru-*
*laceis , flore albo , semine lato, J. B. 3.*
*188.* Raii Hist. 414. *Thysselinum palustre,*
Inst. R. H. 319. *Selinum palustre levissi-*
*mè lactescens ,* Linn. Hort. Clift. 92. *Seli-*
*num leviter lactescens radice unicâ ,* Hall.
Helvet. 443. *Carum aquaticum ,* Till.
icon. 10. *Hydroselinon , Apium palustre*
*sive aquaticum , Selinum pratense , Cumi-*
*num agreste , Daucus palustris lactescens ,*
Nonnull.

Sa racine est longue , vivace , d'un
rouge-brun , empreinte d'un suc laiteux , d'un goût chaud , âcre & fort désagréable. Elle pousse une tige à la hauteur de quatre pieds , canelée , creuse
en dedans , rameuse. Ses feuilles sont
férulacées , c'est-à-dire , ressemblantes
à celles de la Ferule , empreintes comme la racine d'un suc laiteux , d'un goût
désagréable mêlé d'amer & d'âcre. Les
sommités des rameaux soutiennent des
parasols garnis de petites fleurs à cinq
feuilles d'un blanc jaunâtre disposées en
rose , avec autant d'étamines capillaires
à sommets arrondis. Quand ces fleurs
sont passées, il leur succède des semences
jointes deux à deux , ovales , larges ,
applaties , rayées sur le dos. Cette plante croît aux lieux humides , maréca-

geux, le long des étangs & des ruiffeaux, dans les prez bas & aquatiques,
dans des foffés pleins d'eau, dans les
aulnaies ; elle fleurit en Juin & Juillet,
& fes femences font mûres vers la fin
de l'Eté ou au commencement de l'Automne.

Le Perfil de marais donne par l'analyfe chymique beaucoup d'huile, de
phlegme & de fel effentiel. On ne fe fert
que de fa racine, qui eft incifive, pénétrante & apéritive ; on l'employe en décoction pour exciter l'urine & les mois
aux femmes : mais il en faut ufer avec
précaution ; car comme elle eft très-
âcre, elle met les humeurs dans un
grand mouvement, & par-là peut cau-
fer des accidens, lorfque les fujets ne
font pas bien préparés. On mâche cette
racine pour provoquer les crachats, &
foulager dans le mal de dents. *Boerhaa-*
*ve*, dans fon *Traité des Plantes du jardin*
*de Leyde*, dit que le lait qui en fort a
la vertu purgative de la Scammonée, &
qu'il peut lui être fubftitué.

# TILIA.

TILLEUL ou Tilieul, Tillau, Til-
lot ou Tiliot d'Hollande ; *Tilia*,
Offic. *Tilia fæmina folio majore*, C. B.
P. 426. Inft. R. H. 611. *Tilia vulgaris
Platyphyllos*, J. B. 1. 133. Raii Hift.
1694. *Tilia*, Dod. Pempt. 838. Linn.
Hort. Cliff. 204. *Tilia fæmina*, Ger.
Lob. *Tilia fæmina major*, Park. *Phylira
Græcis*, *Tilia Latinis*, Guil. *Phyllirea*,
Caft. *Tilia major feu latifolia*, Quo-
rumd.

Sa racine defcend profondément en
terre, & s'étend beaucoup. Elle pouffe
un tronc d'arbre grand, gros, rameux,
qui fe répand au large & rend beaucoup
d'ombre, couverte d'une écorce unie,
cendrée ou noirâtre en dehors, jaunâtre ou blanchâtre en dedans, fi pliante
& fi fléxible qu'elle fert à faire des cordes à puits & des cables. Son bois eft
tendre, fans nœuds, blanchâtre; on en
fait des flèches, & du charbon pour la
poudre à Canon. Ses feuilles font larges, arrondies, terminées en pointe,
un peu velues des deux côtés, luifantes, dentelées en leurs bords. Il fort de

leurs aiſſelles des languettes ou petites feuilles longues, blanchâtres, où ſont attachés des pédicules qui ſe diviſent en quatre ou cinq branches, leſquelles ſoutiennent chacune une fleur à cinq pétales ou feuilles diſpoſées en roſe, de couleur blanche tirant ſur le jaune, garnie d'un grand nombre d'étamines à ſommets jaune, d'une odeur agréable, ſoutenue ſur un calice taillé en cinq parties blanches & graſſes. Lorſque cette fleur eſt paſſée, il lui ſuccède une coque groſſe comme un gros Pois, preſque ronde ou ovale, ligneuſe, anguleuſe, velue, qui contient une ou deux ſemences arrondies, noirâtres, douces au goût. Cet arbre eſt fort recherché, & ſe cultive preſque par-tout ; il demande une terre graſſe, fait beaucoup d'ombrage, & prend telle figure qu'on veut ; on en fait des allées, des avenues, des cabinets : mais il ne dure pas fort long-temps ; il fleurit en Mai & Juin ; ſon fruit mûrit en Août, & s'ouvrant en Septembre il tombe de lui-même.

Le Tilleul d'Hollande eſt un des arbres les plus eſtimés que nous connoiſſions ; il fait non ſeulement l'ornement des promenades, des jardins & des boſquets par ſon port gracieux, par ſon

odeur douce lorſqu'il eſt en fleur, &
par ſon bel ombrage ; mais encore il n'y
a aucune de ſes parties qui n'ait ſon
utilité, ſoit pour la Médecine, ſoit pour
les Arts ; ce qui rend cet arbre extrêmement recommandable.

Le Tilleul donne par l'analyſe chymique beaucoup d'huile & de ſel eſſentiel. On s'en ſert intérieurement & extérieurement. Ses fleurs, ſont céphaliques, & propres pour l'Epilepſie, les
Vertiges & l'Apopléxie ; on en prend
une pincée qu'on fait infuſer dans deux
taſſes d'eau bouillante à la manière de
Thé, en y ajoutant un peu de ſucre :
cette infuſion réjouit le Cerveau, le fortifie, modére les étourdiſſemens, & re-
médie aux palpitations de cœur. On
tient dans les Boutiques une eau diſtillée & une Conſerve des fleurs de Tilleul : la premiére ſe donne à la doſe de
quatre à ſix onces dans les potions céphaliques & anti-Epileptiques, & la
Conſerve depuis une demi-once juſqu'à
une once dans les mêmes maladies. Ces
remèdes ſont également utiles dans le
calcul des Reins, dans les affections
hyſtériques, & pour diſſoudre le ſang
grumelé dans les grandes contuſions.
La Chymie tire de ces mêmes fleurs

par le secours de la fermentation un
Esprit qu'on donne à douze ou quinze
gouttes; cet Esprit sert d'un excellent
Menstrue pour tirer la teinture des
plantes Céphaliques. Les *Ephémérides
d'Allemagne , Décurie premiére , années
VI. & VII.* vantent comme un excellent remède anti-Epileptique l'eau de
Tilleul tirée par incision du tronc de
l'arbre vers le collet de la racine dans
les mois de Février & de Mars ; on la
donne à la dose de trois à quatre onces trois fois par jour, en continuant
pendant quelque temps. Les bayes ou
fruits sont astringents , & propres pour
arrêter toutes sortes d'Hémorrhagies &
de cours de Ventre ; la façon de s'en
servir est de les réduire en poudre, &
d'en prendre un gros dans du Bouillon
ou dans quelques onces d'eau de Plantain , ou incorporée avec un peu de
marmelade de Coings. M. *Chomel* , dans
son *Traité des plantes Usuelles* , recommande contre l'Hydropisie la décoction
du bois, sur-tout des jeunes branches
de deux ans ou environ ; on jette pour
cela une poignée de ce bois coupé menu dans deux pintes d'eau bouillante,
qu'on réduit à une chopine : le Malade
prend cette ptisane en trois prises , après

l'avoir paſſée. Les feuilles de Tilleul
paſſent auſſi pour apéritives, & propres
à pouſſer les urines & les Régles des
femmes.

Quant à l'uſage extérieur de cet arbre, *Simon Paulli* aſſure que le mucilage tiré de ſon écorce moyenne avec
l'eau de Plantain eſt un excellent liniment contre les brûlures. Ses bayes pul-
vériſées & incorporées avec un peu de
vinaigre, étant introduites dans le nez,
en arrêtent l'hémorrhagie ; ſur-tout ſi
l'on y joint leur uſage intérieur, comme nous venons de le dire. *Boerhaave*
recommande le cataplaſme fait avec les
fleurs pilées comme un remède des plus
efficaces dans le Teneſme. On aſſure
que les feuilles pilées & arroſées d'un
peu d'eau ſont très-propres pour réſoudre & diſſiper les tumeurs des pieds. Si
l'on en mêle le ſuc avec du vin, & qu'on
y trempe des compreſſes pour les appliquer enſuite ſur les endroits où ſe fait
ſentir la goutte Crampe, on en reſſen-
tira beaucoup de ſoulagement.

Les Sculpteurs ſe ſervent par préférence du bois de Tilleul pour leurs ouvrages, parce que ce bois étant tendre
cède facilement ſans s'éclater, à l'impreſ-
ſion du cizeau, outre qu'il n'eſt point

ſujet à la vermoulure comme celui d'E-
rablé. L'écorce moyenne ſervoit de papier aux anciens pour écrire , quand
elle étoit récente , & c'eſt cette ſeconde
écorce que les Grecs appelloient proprement *Philyra*.

Les fleurs de Tilleul entrent dans
l'eau Générale & dans l'eau anti-Epileptique de la Pharmacopée de Paris ; &
l'eau diſtillée dans l'eau d'Hirondelles
de la même Pharmacopée.

Prenez de l'eau de fleurs de Tilleul,
 de Pivoine & de Ceriſes noires ;
 de chacune deux onces ; de la poudre de Guttéte & de racine de valeriane ſauvage , de chacune un
 ſcrupule ; du ſyrop de Pivoine
 ſimple , une once.

Mélez le tout pour une potion à prendre à la cuillére dans l'Epilepſie &
 les Convulſions.

Prenez des eaux de fleurs de Til! ul
 & de Méliſſe ſimple , de chacune
 trois onces ; de la racine de Pivoine mâle pulvériſée , un demi gros ;
 du ſyrop de fleurs de Muguet , ſ x
 gros.

Mélez le tout pour une potion anti-
 Epileptique à donner avant l'accès.

Prenez du Gui de Chêne , deux on-

I v

ces ; de la racine de Pivoine mâle, une once.

Faites-les bouillir dans trois pintes d'eau réduites à deux.

Ajoûtez-y sur la fin de la racine de grande Valeriane écrasée, une demi once ; des fleurs de Muguet, de Tilleul & de Caillelait jaune, de chacune une pincée.

Passez ensuite le tout avec expression, & ajoûtez-y du syrop de Pivoine simple, deux onces ; pour une décoction Antispasmodique à prendre tiède à la dose de trois ou quatre verrées dans la journée.

---

## TINCTORIUS FLOS.

GAUDE, Herbe jaune ou à jaunir ; *Luteola*, Offic. *Luteola herba salicis folio*, C. B. P. 100. Inst. R. H. 423. *Lutea Plini quibusdam*, J. B. 3. 465. *Lutum herba*, Dod. Pempt. 80. *Luteola*, Ger. Raii Hist. 1054. Adv. Lob. *Luteola vulgaris*, Park. *Lutea vel Luteum Vitruvii*, Gesn. Hort. *Reseda foliis simplicibus Lanceolatis integris*, Linn. Hort. Cliff. 212. *Herba lutea*, *Lutum croceum Virgilii*, *Lanaria*, *Pseudo-stru-*

*thium* , *flos Tinctorius* , *Theriacaria* , *Unguimilvia sive Unguis milvinus* , *Jovis Radius* , Quorumd.

Sa racine est ordinairement grosse comme le petit doigt , quelquefois de la grosseur du pouce , simple , ligneuse , blanche , garnie d'un très-petit nombre de fibres , d'un goût âcre approchant du Cresson. Elle pousse des feuilles oblongues , étroites , lisses , entiéres & sans crénelures , quelquefois un peu frisées. Il s'élève d'entr'elles des tiges à la hauteur de trois pieds , rondes ; dures , lisses , verdâtres , rameuses , revêtues de ses feuilles plus petites que celles d'en bas , & garnies le long de leurs sommités de petites fleurs composées chacune de trois pétales ou feuilles inégales , d'une belle couleur jaune-verdâtre. Quand ces fleurs sont passées , il leur sucède des capsules presque rondes , terminées par trois pointes lesquelles renferment plusieurs semences menues , arrondies , noirâtres. Cette plante croît aux lieux incultes , le long des chemins , sur les bords des champs , sur les murs , parmi les décombres des bâtimens ; elle fleurit en Mai , & sa graine mûrit en Juin & Juillet. On la cultive en terre grasse dans le Languedoc , la Norman-

die, la Picardie, & en plufieurs autres
lieux, d'où elle nous eft envoyée féche
pour l'ufage des Teintures ; on la fait
bouillir dans l'eau avec de l'Alun pour
teindre les laines ou les étoffes en couleur jaune ou verte ; fçavoir les blanches en jaune, & en verd les étoffes qui
ont été préalablement teintes en bleu,
On remarque que quand elle vient dans
des terres legéres ou dans des lieux
fecs, elle donne une couleur jaune plus
foncée.

La Gaude donne par l'analyfe chymique beaucoup d'huile & de fel effentiel. Cette plante fert plus pour la
Teinture que pour la Médecine ; car
c'eft de la propriété qu'elle a de teindre les etoffes en un beau jaune, qu'elle a tiré fon nom. Cependant tous les
Auteurs conviennent que fa racine prife en décoction eft apéritive, & *Boerhaave* lui attribue les mêmes vertus qu'à
la Garance, qui font de pouffer les
Mois, de lever les Obftructions, & de
remédier à la Jauniffe & à la Cakéxie:
ainfi on peut la lui fubftituer dans les
Ptifanes & les Bouillons apéritifs. On
l'applique auffi écrafée au poignet des
Fébricitans, pour chaffer la fièvre ; ce
qui réuffit quelquefois.

# TITHYMALUS.

## *Tithymale.*

MR. *Geoffroy* a parlé en son lieu du Tithymale à feuilles de Cyprès sous le nom de *petite Esule*. Il nous reste encore trois espèces de Tithymale à décrire; sçavoir, 1°. le Tithymale de marais; 2°. l'Epurge; 3°. le petit Tithymale à feuilles d'Amandier.

Le Tithymale des marais, ou la grande Esule, le Turbith noir ou bâtard; *Esula major*, Offic. *Tithymalus palustris fruticosus*, C.B.P. 292 Inst. R.H 87. *Tithymalus magnus multicaulis, sive Esula major*, J.B. 3. 671. Raii Hist. 864. *Esula major*, Dod. Pempt. 374. Dal. Pharm 231. *Esula major Germanica*, Ger. Park *Tithymalus fruticosus Germanicus*, Camer. Hort. *Esula major recentiorum*, Lob. icon. 358. *Euphorbia foliis lanceolatis, umbella universali multifida polyphylla, partialibus trifidis triphyllis, propriis dichotomis*, Linn Hort. Cliff. 200. *Esula palustris*, Rupp. Jen. 219. *Tithymalus maximus Oelandicus*, Rudb. Hort. 109. *Esula magna Esula dendrodes sive arborescens, Pityusa gran-*

*dis feu major , Lactaria vel Lactucaria fruticofa , Turbith nigrum & adulterinum ,* Quorumd.

Sa racine eft très-groffe , blanche , ligneufe, vivace, rampante. Elle pouf-fe plufieurs tiges à la hauteur de deux ou trois pieds, groffes environ comme le petit doigt, rougeâtres , rameufes, revêtues de feuilles alternes, unies, ob-longues, vertes, approchantes de cel-les de l'Epurge , mais beaucoup moins grandes, lefquelles périffent l'hiver avec les tiges. Ses fleurs naiffent aux fom-mets des tiges & des rameaux , petites , jaunes , difpofées comme en ombelle ou parafol ; ces fleurs font de deux for-tes , felon M. *Linnæus* ; les unes mâles ou ftériles à cinq pétales , & les autres Hermaphrodites à quatre pétales ou feuilles entiéres. Après que celles-ci font paffées, il leur fuccède des fruits rele-vés de trois coins en forme de verrue, & divifées en trois cellules qui renfer-ment chacune une femence prefque ronde , remplie d'une fubftance ou moëlle blanche. Cette plante croît fur les bords fablonneux des riviéres, & aux autres lieux marécageux ; elle eft commune en Allemagne le long du Rhin ; elle ne l'eft guéres moins chez

nous le long de la Loire ; on la cultive quelquefois dans les jardins ; elle
fleurit en Mai & Juin. Toute la plante
est laiteuse comme les autres Tithymales , c'est à-dire , empreinte d'un suc
âcre , brûlant & caustique , qui cause à
la bouche & aux gencives une inflammation qui dure long temps. On ne
fait usage en Médecine que de l'écorce
de sa racine.

L'Epurge , ou la Catapuce ordinaire ;
*Lathyris , sive Cataputia minor* , Offic.
*Lathyris major* , C. B. P. 293. Raii Hist.
866. *Lathyris , sive Cataputia minor* , J.
B. 3. App. 880. Lob. icon. 362. *Lathy-*
*ris* , Matth. 1259. Brunf. Fuchs. Dod.
Turn. Lac. Lonic. Camer. Cast. Gesn.
Hort. Lugd Hist. *Tithymalus latifolius*
*Cataputia dictus* , Hort. Lugd. Bat. Inst.
R. H. 86. *Lathyris , sive Cataputia ma-*
*jor & minor* , Ger. *Cataputia minor* , *La-*
*thyris major hortensis* , Park. *Esula major* ,
*Rivin , Euphorbia inermis , foliis oppositis*
*lanceolatis , umbella universali trifida po-*
*lyphyllas partialibus triphyllis , reliquis di-*
*phyllis* , Linn. Hort. Cliff. 198. *Lathyris*
*Dioscoridis* , Schwenckf. *Tartago Hispa-*
*norum* , Eyst. *Cataputia* , Cæsalp. *Gra-*

*num Regium minus*, Mefue. *Cataputia*
*vulgaris*, Quorumd.

Sa racine eft fimple, garnie de quelques fibres Capillaires. Elle pouffe une
tige à la hauteur d'environ deux pieds,
groffe comme le pouce, ronde, folide,
rougeâtre, rameufe en haut, revêtue
de beaucoup de feuilles longues de trois
doigts, femblables à celles du Saule,
difpofées en croix, d'un verd bleuâtre, liffes & douces au toucher. Ses fleurs
naiffent aux fommités de la tige & des
branches, un peu grandes, compofées
chacune de quatre pétales ou feuilles
épaiffes avec plufieurs étamines deliées
à fommets arrondis, entourées de deux
feuilles pointues & jaunâtres qui femblent tenir lieu de calice. Quand ces
fleurs font paffées, il leur fuccède des
fruits, plus gros que ceux des autres
Tithymales, relevés de trois coins, &
divifés en trois loges qui contiennent
chacune une femence groffe comme un
grain de poivre, prefque ronde, remplie d'une moèlle blanche. Toute la
plante jette un fuc laiteux abondant, de
même que les autres efpèces de Tithymale; elle croît en tout pays, fort fréquemment dans les jardins, où elle fe

multiplie tous les ans de graine jufqu'à devenir incommode ; elle fleurit en Juillet, & mûrit fes femences en Août & Septembre ; elle varie en grandeur fuivant l'âge, & a les feuilles plus larges ou plus étroites ; elle paffe l'hiver, & périt lorfque fa graine eft venue à maturité. Les mendians fe fervent ordinairement de fon lait pour fe défigurer la peau, & par ce moyen émouvoir la compaffion des paffans. Si les poiffons mangent de fes feuilles ou de fes fruits jettés dans un étang, ils viennent à la furface de l'eau couchés fur le côté, comme s'ils étoient morts, en forte qu'on peut les prendre à la main : mais on les fait bientôt revenir, en les changeant d'eau.

Le petit Tithymale à feuille d'Amandier ; *Tithymalus Amygdaloides*, Offic. *Tithymalo maritimo affinis Linariæ folio*, C. B. P. 291. Raii Hift. 866. *Alypum Matthioli Tithymalis affine*, J. B. 3. 676. *Alypum*, Camer. Epift. 985. *Tithymalus Amygdaloides anguftifolius*, Tabern. icon. 591. Inft. R. H 86. *Tithymalus linifolius Paralio congener*, Park. *Tithymalus linariæ affinis*, *Efula minor altera*, Nonnull.

Sa racine eft menue, fibrée, vivace

ligneufe, d'un rouge-brun en dehors, blanche, en dedans, amère, âcre. Elle pouſſe pluſieurs tiges à la hauteur d'environ un demi-pied, quelquefois d'un pied, grêles, garnies de beaucoup de feuilles longuettes, étroites, d'un verd de mer, d'un goût ſtyptique, âcre & amer. Ses fleurs naiſſent aux ſommets des tiges & des rameaux comme en ombelle ou paraſol, compoſées chacune de quatre feuilles jaunes couleur d'herbe. Quand cette fleur eſt paſſée, il lui ſuccède un fruit verdâtre, liſſe, diviſé en trois loges, dans chacune deſquelles ſe trouve renfermée une graine rouſſâtre, boſſue, applatie du côté qu'elle touche aux cloiſons des loges. Toute la plante rend du lait, & *Gaſpard Bauhin* obſerve qu'avant la fleur on ne peut la diſtinguer de la Linaire que par ſon ſuc laiteux ; elle croît aux environs de Paris, & en particulier à l'entrée du Bois de Boulogne près le Château de la Muette ; on la trouve très-abondamment en Champagne dans les plaines ſablonneuſes, ſurtout entre Rheims & Chaalons ; elle fleurit en Mai, Juin & Juillet, & ſon fruit meurit quelque temps après.

Les trois eſpèces de Tithymale que nous venons de décrire ſont remplies d'un ſuc blanc comme du lait, qui dans quelques-unes eſt plus ou moins cau-ſtique & mordicant. Ces Plantes donnent par l'analyſe chymique beaucoup d'huile & d'un ſel très-âcre; & c'eſt à raiſon de ces principes qu'elles purgent ſi violemment par le bas, qu'il eſt dangereux d'en faire uſage intérieurement; car elles cauſent des inflammations de goſier, des Coliques violentes, & ulcèrent quelquefois les inteſtins. Il n'y a que les gens de la Campagne dont la nature eſt robuſte, qui ſe purgent quelquefois avec la ſemence d'Epurge, dont ils prennent dix à vingt graines; ce qui leur fait vuider une grande quantité de ſéroſités: d'autres donnent pour guérir des fièvres intermittentes la racine du Tithymale à feuilles d'Amandier miſe en poudre & priſe dans un Bouillon trois jours de ſuite. La doſe eſt d'un demi-gros à un gros pour chaque priſe, ſuivant la force ou la foibleſſe du Malade: ce remède purge avec violence par haut & par bas. Ainſi il n'eſt pas ſurprenant qu'il guériſſe ces fièvres, qui ne dépendent ſouvent que des mauvais levains des premières voyes: mais il faut bien ſe garder de le donner aux femmes groſſes, & aux perſonnes dont

la compléxion est tendre & délicate.
Les Charlatans dont la manie est de
faire les entendus en Médecine, tuent
tous les jours nombre de Malades par
ces sortes de purgatifs violens donnés
indistinctement & sans préparation.

Le suc laiteux de tous les Tithymales mis en digestion avec le sel de Tartre, puis épaissi, fournit une matiére que M. *Chomel*, dans son *Traité des Plantes Usuelles* compare pour les vertus à la Scammonée de Smyrne; il semble même lui donner la préférence : cependant *Boerhaave* la trouve plus âcre, plus caustique, & par conséquent plus dangereuse. On prétend corriger ces plantes, en faisant macérer leurs racines dans le vinaigre ; il est vrai qu'elles en deviennent plus tempérées, mais aussi ont-elles peu d'effet dans les Hydropisies & les autres maladies rebelles, où on les employe ordinairement. Le mieux est donc de ne s'en point servir, d'autant plus que nous avons la poudre de Jalap qui remplit les indications, & que la nature a tellement modifiée dans ses principes, qu'elle purge abondamment & sans irritation.

On employe extérieurement le suc laiteux de ces plantes pour consumer

les Verrues & pour diffiper les Dartres :
c'eft auffi un dépilatoire, fi l'on en hu-
mecte les parties velues.

---

## TORDYLIUM.

SEseli de Candie ; *Seseli Creticum*,
Offic. *Seseli Creticum minus*, C. B. P.
161. Camer. Ger. *Caucalis minor pulchro semine*, *sive Belloni*, J. B. 3. 84.
*Sesoli Creticum*, Dod. Pempt. 314. *Tordylium Narbonense minus*, Inft. R. H.
320. *Tordylium*, *sive Seseli Creticum minus*, Park. Raii Hift. 412. *Tordylium
Creticum*, Eyft. *Caucalis*, Gefn. Hort.
*Tordylion Dioscoridis*, Anguill. *Pimpinel-
la Romana vulgò*, Cæfalp. *Seseli Candiæ;
Caucalis Cretica*, *Seseli Cretici species
Elaphobosco similis*, *Tordylium verum seu
genuinum*, *Tordylion vulgare*, Nonnull.

Sa racine eft menue, fimple, blanche. Elle pouffe une tige à la hauteur
d'environ un pied & demi ou deux
pieds ; canelée, velue, rameufe. Ses
feuilles font oblongues, arrondies,
dentelées en leurs bords, velues, rudes, rangées par plufieurs paires le long
d'une côte, & attachées à de longues

queues. Ses fleurs naissent aux sommités de la tige & des branches sur des ombelles ou parasols, composées chacune de cinq pétales ou feuilles blanches disposées en fleur de Lys, avec autant d'étamines Capillaires. Quand ces fleurs sont passées, il leur succède des semences jointes deux à deux, arrondies, applaties, relevées d'une bordure taillée en grain de chapelet, odorantes, un peu âcres, approchantes du goût de celles de la Carotte sauvage ou du Myrrhis. Cette plante croît abondamment autour de Montpellier sur les bords des vignes, le long des chemins & dans les Bleds; on la cultive dans les jardins curieux; elle fleurit en Juin & Juillet, puis elle mûrit sa semence, plutôt ou plus tard suivant les pays.

Le Seseli de Candie donne par l'analyse chymique beaucoup de sel & d'huile. Sa racine & sa semence, quoique d'usage en Médecine, s'employent peu fréquemment. La premiére, prise en décoction ou en poudre, est incisive, bonne pour l'Asthme humide, & pour exciter l'expectoration. A l'égard de la semence, on la recommande pour exciter les urines & les mois aux femmes.

& contre la Colique venteuse. *Cesalpin* dit qu'en Italie on mange l'herbe encore tendre & crue parmi les Légumes.

---

### TORMENTILLA.

Tormentille ou Tourmentille ; *Tormentilla*, Offic. *Tormentilla sylvestris*, C. B. P. 326. Inst. R. H. 298. *Tormentilla*, J. B. 2. 598. Dod. Pempt. 118. Ger. Raii Hist. 617. Cæsalp. 556. Linn. Hort. Cliff. 194. *Tormentilla vulgaris*, Park. *Consolida rubra*, Tabern. icon. 124. *Heptaphyllon*, Fuchs. Turn. Gesn. Hort. *Pentaphyllum*, *potiùs Heptaphyllum flore aureæ tetrapetalo Tormentilla dictum*, Mor. *Potentilla foliis quinatis*, *flore tetrapetalo*, *caule erecto*, Hall. Helv. 341. *Septifolium*, *Sanguinaria*, *Radix rubra*, Quorumd.

Sa racine est un tubercule presque aussi gros que le pouce, quelquefois même plus gros, raboteux, inégal, tantôt droite, tantôt oblique, de couleur obscure en dehors, rougeâtre en dedans, garni de quelques, fibres, d'un goût astringent, vivace. Elle pousse plusieurs tiges grêles, foibles, velues, rougeâtres, longues d'environ un pied, ordinairement courbées & couchées par terre, entourées par intervalles de feuilles semblables à celles de la Quintefeuille, velues, mais rangées au nombre de sept sur une queue pour la plûpart. Ses fleurs sont composées chacune de quatre feuilles jaunes disposées en rose, soutenues par un calice fait en bassin & découpé en huit parties, quatre grandes & quatre petites, placées alternativement, avec seize étamines dans le milieu. Lorsque ces fleurs sont passées, il leur succède des fruits presque ronds qui contiennent plusieurs semences menues, oblongues. Cette plante croît presque par tout aux lieux sablonneux, humides, herbeux, dans les bois, dans les pâturages secs, montagneux, maigres, couverts ou ombrageux ; elle fleurit en Mai, Juin & Juillet. Sa racine est principalement d'usage en Médecine.

La Tormentille des Alpes diffère de la nôtre en ce que sa racine est plus grosse, mieux nourrie, plus rouge & plus remplie de vertu. On nous envoye cette racine séche ; on doit la choisir récente, bien nourrie, grosse à peu près comme le pouce, nette entière, mondée de ses filamens, compacte, bien séchée, de couleur brune en dehors, rougeâtre

rougeâtre en dedans, d'un goût aftringent.

On a nommé cette plante *Tormentilla*, *à Tormento*, *Tourment*, parce qu'on
a prétendu que fa racine pulvérifée,
puis mêlée avec un peu de Pyréthre &
d'Alum, & mife dans la bouche, fou-
lageoit le tourment ou la rage que caufe la douleur des-Dents; & *Heptaphyllon*
ou *Septifolium*, parce qu'elle porte ordinairement fept feuilles fur une queue.

La racine de Tormentille eft ftyptique, fort amère, & elle rougit beaucoup le papier bleu; les feuilles qui ont
une faveur gluante, le rougiffent moins.
Par l'analyfe chymique, cette plante ne
donne qu'un peu d'efprit urineux, nul
fel volatil concret, beaucoup d'acide,
d'huile & de terre. Ainfi il y a apparence qu'elle contient un fel alumineux,
enveloppé de beaucoup de fouphre,
& mélé avec très peu de fel Ammo-
-niac; ce qui rend cette plante vulnéraire, aftringente, & propre par conféquent pour arrêter les cours de ventre, les Hémorrhagies, & les fleurs blanches. Sa racine s'employe dans les ptifanes & dans les décoctions aftringentes depuis une demi-once jufqu'à une
once pour une ou deux pintes d'eau,

*Tome III.*                    K

ou en substance & en poudre depuis un demi-gros jusqu'à un gros incorporé avec la Conserve de Roses, ou mêlé avec quelque Opiate astringente. On prépare l'extrait de cette même racine, qui est utile dans toutes sortes d'Hémorrhagies à la dose de deux gros au plus. Quelques Auteurs recommandent cet extrait comme Aléxitère, & assurent qu'il convient dans les Fièvres malignes accompagnées de Dévoyemens, d'Hémorrhagies, & dans les Dysenteries malignes ; cela est vrai, & l'on peut s'en servir : mais l'*Ipecacuanha* est encore plus sûr dans ces cas, & ce n'est qu'à son défaut qu'il doit lui être substitué.

Quant à l'usage extérieur de la Tormentille, la poudre de sa racine répandue sur les ulcères les dessèche & les cicatrise. Cette même poudre appliquée de la même manière sur le Panaris le guérit promptement, suivant quelques Auteurs. Le gargarisme fait avec la décoction de ces mêmes racines soulage beaucoup dans le mal de Dents.

La racine de Tormentille entre dans l'Eau Générale, la Décoction astringente, le *Diascordium*, la Confection d'Hyacinthe, & autres préparations de la Pharmacopée de Paris. Son extrait entre dans la Thériaque Célefte de la même Pharmacopée.

Prenez de la racine de Tormentille, une demi-once ; de l'Argentine, une poignée ; de la Pimprenelle, une demi poignée.

Après avoir haché le tout, faites-le infufer dans une livre & demie d'eau bouillante pendant une demi heure.

La dofe eft d'une once de trois heures en trois heures dans les dévoyemens provenans du relâchement des inteftins.

Prenez des eaux de Tormentille & de Plantain, de chacune deux onces, de l'eau de Canelle, une once & demie ; de l'eau admirable, une demi-once : Perles préparées & du Corail rouge préparé, de chacun un fcrupule ; du bol d'Armenie & du Sang-Dragon, de chacun vingt grains ; du Cachou, douze grains ; du fyrop de Myrte, une once ; de l'Efprit de Vitriol dulcifié, ce qu'il en faut pour donner au remède une agréable acidité.

Mêlez le tout pour un julep à partager en quatre dofes, qu'on donnera en deux jours foir & matin dans

les sueurs colliquatives qui accompagnent ordinairement la Phthi-
sie.

Prenez des racines de Tormentille,
de Bistorte & de grande Consoude,
de chacune une once ; de l'écorce
de Grenade & des fruits de Sumach,
de chacun trois gros.

Faites-les bouillir dans trois pintes
d'eau jusqu'à la consomption du
tiers.

Retirez ensuite le vaisseau du feu, &
faites-y infuser pendant une demi-heure de la Réglisse ratissée &
coupée par morceaux, une demi-
once.

Coulez la liqueur pour une ptisane
astringente.

Prenez de la racine de Tormentille,
une once ; des feuilles de Plantain
& de Centinode, de chacune une
demi poignée ; des fleurs de Roses
rouges, des Balaustes, & du Sumach, de chacun deux gros.

Faites-bouillir le tout dans une pinte d'eau réduite à moitié.

Coulez la liqueur, & ajoûtez-y du
*Diascordium*, deux gros, pour un
lavement astringent & anodyn
convenable dans les dévoyemens
douloureux.

# TRAGOPOGON.

## Serſifi ou Salſifi.

NOus décrirons ici deux eſpèces de Salſifi, l'une cultivée, & l'autre ſauvage.

Le Cercifi, Serſifi ou Salſifi cultivé, le Sarſific blanc commun des jardins ou d'Italie ; *Tragopogon hortenſe*, Offic. *Tragopogon purpureo-cæruleum Porri folio, quod Artifi vulgò*, C. B. P. 274. Inſt. R. H. 477. *Tragopogon flore purpureo*, J. B. 3. 1058. *Barbula hirci purpuro-cærulea*, Tabern. icon. 599. *Barbula hirci altera*, Matth. Caſt. *Barbula hirci flore purpureo*, Camer. Hort. *Gerontopogon, ſive Saſſifica Italorum*, Lugd. Hiſt. *Tragopogon purpureum*, Ger. Park. Raii Hiſt. 252. *Barbula hirci legitima, Barba hirci, ſeu Coma hirci vel hircina purpurea, Gerontopogon hortenſe ſeu ſativum*, Nonnull.

Sa racine eſt groſſe comme le petit doigt, longue, droite, tendre, laiteuſe, douce au goût. Elle pouſſe une tige à la hauteur d'environ deux pieds, ronde, creuſe en dedans, rameuſe, garnie de pluſieurs feuilles qui reſſemblent à celles du Porreau, plus larges ou plus étroites, longues, pointues. Ses fleurs naiſſent aux ſommités de la tige & des rameaux, chacune d'elles eſt un bouquet à demi-fleurons de couleur purpurine tirant ſur le bleu ou ſur le noir ſoutenus par un calice aſſez long, mais ſimple, & fendu en pluſieurs parties juſques vers la baſe, avec cinq petites étamines dans le milieu. Lorſque cette fleur eſt paſſée, il lui ſuccède pluſieurs ſemences oblongues, rondes, canelées, rudes, cendrées, noirâtres dans leur extrême maturité, garnies d'aigrettes. Toute la plante rend un ſuc laiteux abondant, viſqueux, & doux, qui d'abord coule blanc, puis devient jaune; on la cultive dans les jardins comme la Scorſonnère ou le Salſifi d'Eſpagne, à cauſe de ſa racine qui ſert dans les cuiſines, & fait les délices de bien des gens; elle fleurit en Eté.

Le Cercifi, Serſifi ou Salſifi ſauvage ou des prez, la Barbe de Bouc ordinaire; *Tragopogon pratenſe*, Offic. *Tragopogon pratenſe luteum majus*, C. B. P. 264. Inſt. R. H. 477. *Tragopogon flore luteo*, J. B. 2. 1058. *Barbula hirci*, Trag. 280. Matth. Lac. Caſt. *Barba*

*hirci*, Cord. in Diofc. *Tragopogon*, Dod.
Pempt. 256. *Gerontopogon flore luteo*,
Gefn. Col. *Tragopogon luteum*, Lob. Ta-
bern. Ger. Park. Raii Hift. 252. *Trago-
pogon calicibus florem fuperantibus*, Linn.
Hort. Cliff. 382. *Barba hirci flore luteo*,
Camer. Hort. *Barbula hirci pratenfis feu
vulgaris, Saffifica Italorum flore aureo,
Barba Senis feu Presbyteri*, Quorumd.

Sa racine eft groffe environ comme
le petit doigt, longue, femblable en
quelque maniére à celle du Panais,
noirâtre en dehors, blanche en dedans,
pleine de lait, douce au goût. Elle pouffe une tige haute d'environ un pied &
demi, ronde, folide, liffe, revêtue de
feuilles oblongues, étroites, pointues,
reffemblantes à celles du Saffran, mais
plus larges, divifée en quelques rameaux, aux fommets defquels naiffent
des fleurs à demi-fleurons jaunes, grandes, femblables à celles du Piffenlit, foutenues par des calices affez longs, mais
fimples, & fendus en plufieurs parties
jufques vers la bafe à peu près comme
des baluftres. Quand ces fleurs font paffées, il leur fuccède plufieurs femences oblongues, canelées, rudes, cendrées, aigrettées. Cette plante croît
prefque par-tout dans les prez, dans les

pâturages un peu humides & gras ; elle
fleurit en Mai & Juin ; puis sa semence
ce s'envole en l'air au moyen de son aigrette : après quoi elle repousse, & fleurit tout de nouveau en Juillet & Août.
*Jean Bauhin* observe que toutes ses fleurs
se tournent du côte du Levant.

On l'a nommée *Tragopogon* ou *Barbe
de Bouc*, parce qu'on a prétendu que
les aigrettes de ses semences sortant du
calice formoient une brosse ou houpe
semblable à la barbe d'un Bouc ; & *Gerontopogon* ou *Barbe de Vieillard*, par la
même raison. Quant au mot François
*Serfisi* ou *Salsifi*, il vient par corruption
de *Sassifica*, *Sassifrica* ou *Sassefrica* ; car
c'est ainsi qu'on l'appelle en Italien :
& *Sassifica* est pareillement une corruption du mot Latin *Saxifraga*, comme
qui diroit *Saxifrage* ou *Casse-pierre*,
parce qu'on a cru la racine de cette
plante propre pour remédier à la Strangurie, & pour pousser le Calcul des
Reins & de la Vessie.

Les deux espèces de Serfisi que nous
venons de décrire, donnent par l'analyse chymique beaucoup de sel essentiel,
d'huile & de phlegme. Leurs racines
sont apéritives, stomacales & pectorales : on peut les substituer à la racine

de Scorsonère ; les propriétés en sont les mêmes, mais dans un degré plus foible. On les employe comme elle dans les alimens, où elles fournissent une nourriture douce & de bon suc : mais on les recommande plus particulièrement dans la Pleurésie, dans l'Astme, & dans le calcul des Reins & de la Vessie, parce qu'étant émollientes & apéritives, elles dégagent doucement ces parties des sucs épais & glaireux qui les tiennent engorgées.

Quant à l'usage extérieur, les feuilles de la Barbe de Bouc appliquées extérieurement détergent & consolident les ulcères.

### Bouillons Apéritifs.

Prenez des racines de Scorsonère, de Barbe de Bouc, de Chervi, de Persil & de Chicorée, lavées & ratissées, de chacune deux onces.

Faites les bouillir avec une livre de collet de Mouton dans trois chopines d'eau que vous réduirez à deux bouillons.

Passez ensuite le tout par un linge en exprimant fortement, & partagez-le en deux doses à prendre, l'une le matin à jeun, & l'autre sur les cinq heures du foir, en continuant pendant neuf jours.

Prenez des Ecreviffes vivantes, une demi-douzaine.

Faites-les cuire jufqu'à rougeur dans une fuffifante quantité d'eau commune.

Pilez-les enfuite dans un mortier de maibre, & ajoutez-les fur la fin d'un Bouillon compofé de racines de Barbe de Bouc, deux onces; de celles de Chervi, une once; de feuilles de Bourrache & de Chicorée amère, de chacune une poignée.

Laiffez bouillir encore le tout pendant un demi quart d'heure.

Paffez-le enfuite par un linge avec expreffion, & partagez-le en deux dofes à prendre pendant quinze jours, l'une le matin à jeun, & l'autre fur les cinq heures du foir.

Ces Bouillons apéritifs font propres à purifier la maffe du Sang, & convenables dans les obftructions, la Galle, les Dartres, & les autres maladies de la peau.

## TRIBULUS.

### *Tribule.*

NOus connoiſſons deux ſortes de Tribule , qui ſont de quelque uſage en Médecine , & qui quoique de différent genre , ſelon M. *Tournefort* , ſe joignent ordinairement enſemble.

Le Tribule commun ou terreſtre , la Herſe , la Croix de Malte ou de Chevalier , Saligot terreſtre ; *Tribulus terreſtris* , Offic. *Tribulus terreſtris , Ciceris folio , fructu aculeato* , C. B. P. 350. *Tribulus terreſtris* , J. B. 2. 352. Dod. Pempt. 557. Ger. Park. Raii Hiſt. 1344. *Tribulus terreſtris , Ciceris folio , ſeminum integumento aculeato* , Mor. Hiſt. Oxon. 202. Inſt. R. H. 266. *Tribulus aculeatus vulgatior , Calcitrapa ſive Herba muricata* , Nonnull.

Sa racine eſt longue , ſimple , blanche , fibreuſe. Elle pouſſe pluſieurs petites tiges longues d'environ un demipied , couchées par terre , rondes ; noueuſes , velues , rougeâtres , diviſées en pluſieurs rameaux. Ses feuilles ſont aîlées ou rangées par paires le long d'une côte ſimple , ſemblables à celles

K vj

du Pois Chiche ou de la Lentille, velues. Ses fleurs sortent des aiffelles des feuilles, portées fur des pédicules affez longs, compofées chacune de cinq pétales ou feuilles jaunes difpofées en rofe, avec dix petites étamines dans le milieu. Quand ces fleurs font paffées, il leur fuccède des fruits durs, armés de plufieurs pointes ou épines longues & aignes, reffemblant en quelque forte à une Croix de Chevalier de Malte, compofés chacun de cinq piéces ou cellules, dans lefquelles fe trouvent renfermées des femences oblongues. Cette plante croît abondamment dans les pays chauds, en Italie, en Efpagne, en Provence, & en Languedoc aux environs de Montpellier ; elle fort de terre fur la fin de Mai, & fleurit & graine en Juillet & Août ; elle fert de nourriture aux Anes : mais felon *Clufius*, elle eft fort incommode aux jardiniers, parce que fes fruits qui tombent facilement dans leur maturité, leur bleffe rudement les pieds nuds par leur piquants aiguillons.

Le fruit du Tribule donne par l'analyfe chymique beaucoup d'huile & de fel effentiel ; il eft déterfif, apéritif, & propre pour arrêter les cours de ventre, étant pris en poudre à la dose d'un scrupule jusqu'à un gros dans un peu de conserve de Roses. *Garidel* assure que l'eau distillée de toute la plante est bonne pour chasser le calcul des Reins & de la Vessie ; on en prend à la dose de six à huit onces le matin à jeun , en continuant pendant quelque temps. *Clusius* rapporte que de son temps on se servoit de la décoction de cette plante dans les lavemens , pour inciser & atténuer les glaires & les matiéres visqueuses contenues quelquefois dans les gros boyaux. On croit aussi que la décoction du fruit étant répandue dans une chambre , en chasse les Puces.

Le Tribule aquatique , la Macre ou Macle , la Cornouelle , Cornuelle , Corniole ou Corniche , la Châtaigne d'eau ou Châtaigne cornue , la Truffle d'eau , le Saligot ou l'Echarbot ; *Tribulus aquaticus* , Offic. C. B. P. 194. J. B. 3. 775. Ger. Raii Hist. 1321. *Tribulus aquatilis* , Dod. Pempt. 581. *Tribulus lacustris* , Cord. Hist. *Tribuloides vulgare , aquis innascens* , Inst. R. H. 665. *Tribulus aquaticus major* , Park. *Butomos Damocratis* , Anguill. *Trapa petiolis foliorum natantium ventricosis* , Linn. Hort. Cliff.

483. *Tribulus marinus, Caſtanea Ferra-
rienſis ſeu paluſtris, Caſtanea lacuſtris ſeu
Cornuta , Nux aquatica vel lacuſtris,*
Quorumd.

Sa racine eſt très-longue , garnie par
intervalles d'un grand nombre de fibres , en partie flottante dans l'eau , &
en partie attachée au Limon ou vers le
fond de l'eau. Elle pouſſe en groſſiſſant
vers la ſuperficie de l'eau pluſieurs feuilles larges, preſque ſemblables à celles du
Peuplier ou de l'Orme , mais plus courtes de forme en quelque maniére rhom-
boïde , relevées de pluſieurs nervures ,
un peu crénelées en leurs bords , glabres ou liſſes en deſſus , ridées en deſſous, attachées à des queues longues &
groſſes. Ses fleurs ſont petites, compoſées chacune de quatre pétales ou feuilles blanches , avec autant d'étamines ,
ſoutenues par un calice diviſé en quatre
parties , & portées ſur des pédicules
arrondis, ſolides , verds , couverts d'un
petit duvet. Après que ces fleurs ſont
paſſées , il leur ſuccède des fruits ſemblables à de petites Châtaignes, mais
armées chacun de quatre groſſes pointes ou épines dures , de couleur griſe ,
couverts d'une membrane qui s'en ſépare , leſquels enſuite deviennent noirs

presque comme du Jais, lisses & polis,
& renferment dans une seule loge une
maniére de noyau ou d'amande formée
en cœur, dure, blanche, revêtue d'une
membrane très-mince, bonne à manger, d'un goût approchant de celui de
la Châtaigne. Cette plante croît dans
les Riviéres, surtout dans les Lacs,
dans les Etangs, dans les fossés des Villes, dans les eaux croupissantes dont le
fond est limonneux; elle fleurit en Juin,
& son fruit mûrit vers l'Automne. *Mat-*
*thiole* dit qu'elle s'engendre nonseulement dans les eaux douces, mais aussi
dans la mer; ce que nous ne croyons
point. On prétend que c'est la Macre
qui a donné la naissance & le nom à ces
machines de fer pointues en tout sens
qu'on appelle *Chaussetrapes* & qu'on
répand en temps de guerre sur la rou-
te de l'Ennemi, pour l'arrêter dans sa
fuite.

Le fruit du Tribule aquatique, qui
est la seule partie de la plante dont on
fasse usage, donne par l'analyse chymique beaucoup d'huile & peu de sel.
Ce fruit est astringent, rafraîchissant,
résolutif, & propre pour arrêter les
cours de Ventre & les Hémorrhagies:
on l'employe intérieurement & exté-

rieurement. Les Anciens & les Modernes s'en font fervis comme d'un aliment utile. *Pline* rapporte que les Thra-
ces & ceux qui habitent les bords du
Nil s'en nourriffent, & en font même
du pain d'un goût affez agréable. Cet
Auteur ajoute qu'ils engraiffent leurs
chevaux avec les feuilles de cette plante. On prépare les Macres de différentes maniéres pour les manger , foit
qu'on les faffe cuire fous la cendre comme les Marrons, foit dans l'eau bouillante : mais leur faveur eft plus douçâtre & plus fade que celle des Châtaignes. On en fait du pain, & une efpèce
de bouillie dans le Limofin ; on prend
pour cela les Amandes à moitié cuites
dans l'eau, & dépouillées de leur écorce ; on les pile dans des mortiers de
bois, & fans y ajouter ni lait ni eau, on
en prépare un mets dont les enfans font
fort friands : il y en a même qui les
mangent crues, comme on fait les Noi-
fettes.

Quant à l'ufage extérieur de cette
plante, on la pile & on l'applique en
cataplafme dans les inflammations ; elle
les tempère & les adoucit par fa vertu
rafraîchiffante. Sa décoction avec le
miel en gargarifme eft très-propre pour

nettoyer les gencives ulcérées, & l'on recommande son suc pour les maladies des yeux.

---

## TRIFOLIUM.

### *Tréfle.*

ON compte un grand nombre de plantes parmi les Treffles : mais nous nous contenterons d'en décrire cinq espèces usitées en Médecine, dont les trois premiéres sont de vrais Tréfles, & les deux dernières de vrais Lotiers.

Le Tréfle vulgaire ou commun des Prez, le Triolet ordinaire ; *Trifolium,* Offic. *Trifolium pratense purpureum*, C. B. P. 327. Raii Hist. 943. *Trifolium purpureum vulgare*, J. B. 2. 374. *Trifolium pratense*, Tabern. icon. 523. Matth. Dod. Ger. Fuchs. Trag. Lob. *Trifolium pratense flore monopetalo*, Inst. R. H. 404 *Trifolium pratense purpureum vulgare*, Park. *Trifolium majus*, Brunf. *Triphylloides pratensis flore purpureo*, Pont. Anth. 241. *Trifolium pratense capitulis florum purpureis*, Gesn. Hort. *Trifolium spicis villosis, foliis insidentibus, Vaginarum caudis capillaribus*, Hall. Helv. 584.

*Trifolium spicis villosis, caule diffuso, fo-*
*liolis integerrimis,* Linn. Hort. Cliff. 375.
*Trifolium pratense vulgare, Trifolium pra-*
*tense flore purpurascente seu vulgatissimum.*
Quorumd.

Sa racine est presque grosse comme
le petit doigt, longue, ronde, ligneuse, rampante, fibreuse. Elle pousse des
tiges à la hauteur d'environ un pied &
demi, grêles, canelées, quelquefois un
peu velues, en partie droites, en partie
couchées par terre. Ses feuilles sont les
unes rondes, les autres oblongues, attachées trois ensemble à une même
queue, marquées au milieu d'une tache
blanche ou noire, qui a presque la figure d'une Lune. Ses fleurs naissent aux
sommités des tiges, d'une seule pièce,
ressemblantes aux fleurs légumineuses,
disposées en tête ou en épi court &
gros; de couleur purpurine, empreintes au fond d'un suc mielleux doux &
agréable, d'une odeur qui n'est pas disgracieuse, & d'une saveur legèrement
astringente. Lorsque ces fleurs sont passées, il leur succède de petites capsules
rondes, enveloppées chacune d'un calice, & terminées par une longue queue,
lesquelles contiennent chacune une semence qui a la figure d'un petit Rein.

Cette plante croît par-tout dans les prez, dans les pâturages, aux lieux humides & marécageux ; elle fleurit en Avril, Mai & Juin ; sa fleur est très-recherchée des Abeilles, & toute l'herbe est une des plus excellentes nourritures pour engraisser les bestiaux.

Le Treffle contient beaucoup de phlegme & d'huile ; & peu de sel essentiel ; il est regardé comme détersif, rafraîchissant, adoucissant, & propre contre les inflammations, étant employé intérieurement & extérieurement. *Tragus* ordonne les fleurs & les graines bouillies dans du vin pour appaiser les tranchées, & inciser les matiéres glaireuses qui se trouvent dans les intestins. La décoction de toute la plante dans de l'eau est utile aux femmes sujettes aux fleurs blanches.

Quant à l'usage extérieure, on fait bouillir ce Tréfle dans de l'eau ou de l'huile, & on l'applique en cataplasme sur les tumeurs qui ne sont pas accompagnées d'inflammation. L'infusion seule des feuilles dans de l'huile est estimée par *Riolan* pour appaiser les tremblemens des membres. M. *Chomel* dans son *Histoire des Plantes Usuelles*, dit avoir connu une personne qui avoit éprouvé

plusieurs fois avec succès l'eau distillée
de l'espèce de Tréfle dont les feuilles
sont marquées d'une tache blanchâtre
en forme de cœur, pour les maladies
des yeux, surtout pour en appaiser l'inflammation, & en dissiper la rougeur.

Le petit Tréfle des champs, ou le
Pied de Lièvre ; *Lagopus*, Offic. *Trifolium arvense humile spicatum, sive Lagopus*, C. B. P. 328. Inst. R. H. 405. *Lagopus Trifolius quorumdam*, J. B. 2. 377.
*Lagopus*, Dod. Pempt. 577. *Lagopus
vulgaris*, Park. Lugd. Hist. Raii Hist.
948. *Lagopodium, sive Pes Leporis*, Ger.
*Lagopus, sive Pes Leporinus*, Matth.
Fuchs. *Trifolium spicis villosis ovalibus,
dentibus Calycinis setaceis æqualibus*, Linn.
Hort. Cliff. 375. *Lagopus & Lotus Campestris*, Trag. *Trifolium Leporinum, Lagopus genuinus Antiquorum, Trinitas herbariorum, Lagopyros seu Lagopyrus Hippocratis, Lagopyron Galeni, Leporis Cu-
minum, Lotus campestris alba, Lagopus
vulgatior seu Campestris*, Nonnull.

Sa racine est menue, ligneuse, fibreuse, tortue, blanche, annuelle. Elle
pousse plusieurs petites tiges à la hauteur d'environ un demi-pied, rameuses,
droites, couvertes d'un duvet blanchâ-

tre. Ses feuilles naissent trois à trois sur une queue, presque rondes, pointues, plus petites que celles du Tréfle commun, lanugineuses, blanchâtres, surtout au revers. Ses fleurs sont légumineuses, petites, blanches, attachées à des épis lanugineux, mollets, qui réprésentent en figure les pieds d'un Lièvre, de couleur cendrée tirant sur le purpurin. Quand ces fleurs sont passées, il leur succède des capsules enveloppées du calice, qui renferment chacune une semence semblable à un petit Rein & rougeâtre. Cette plante croît abondamment dans les champs parmi les bleds, plus haute ou plus basse suivant que les terres sont plus ou moins grosses; elle fleurit tard & vers la fin de l'Eté; elle dure jusqu'en Octobre.

Le Pied de Lièvre contient beaucoup d'huile & de phlegme, peu de sel essentiel. Toute la plante est d'une saveur astringente & desiccative. Suivant le témoignage de *Simon Paulli*, elle est très-bonne prise en décoction pour arrêter le Dévoyement & la Dysenterie; on en met une poignée sur trois chopines d'eau qu'on réduit à une pinte, & dont on use pour boisson ordinaire. *Lemery* nous apprend que sa graine mêlée parmi le Bled & écrasée au moulin rend le pain rougeâtre ; aussi, ajoute-t-il ; les paysans rejettent le Bled dans lequel ils remarquent cette graine, & ce Bled est d'un tiers à meilleur prix aux marchés. M. *Antoine de Jussieu*, notre illustre Maître, & dont le mérite est connu de tout le monde, nous a appris aussi dans ses leçons que cette plante étoit rare autrefois, qu'il n'y a que cent cinquante ans qu'elle est devenue si commune, & que comme la farine de sa graine mêlée avec celle de Froment donne un pain couleur de rose ou de chair, cela a pensé causer des révoltes à Paris, le Peuple s'imaginant que les Boulangers y avoient mis du sang.

Le Tréfle odorant ou bitumineux ; *Trifolium bituminosum*, Offic. *Trifolium Bitumen redolens*, C. B. P. 327. Inst. R. H. 404. *Trifolium asphaltites, sive bituminosum odoratum & non odoratum*, J. B. 2. 366. *Trifolium bituminosum*, Dod. Pempt. 566. Ger. Raii Hist. 943. *Trifolium asphaltites, sive bituminosum*, Park. *Trifolium asphaltitium Monachorum, Tri-*

*folium acutum sive odoratum*, *Asphaltion sive Oxytriphyllon Dioscoridis*, *Trifolium asphalteum seu fœtidum*, Nonnull.

Sa racine est dure, ligneuse, fibreuse. Elle pousse une espèce de sous-arbrisseau à la hauteur d'environ deux pieds, divisé en plusieurs branches roides, canelées, blanchâtres ou noirâtres. Ses feuilles sont portées trois à trois sur une queue, rondes dans les commencemens ; mais ensuite elles s'allongent & finissent en pointe aigue, blanchâtres, velues, visqueuses au toucher, d'une odeur forte de bitume. Ses fleurs naissent aux sommités de la tige & des rameaux, disposées en tête oblongue, d'une couleur pourpre-violette, légumineuses, soutenues par un calice oblong, canelé, velu. Lorsque ces fleurs sont passées, il leur succède des capsules enveloppées du calice, qui contiennent une semence rude, pointue, noirâtre, de même odeur que le reste de la plante, & d'un goût de drogue, selon *Césalpin*. Cette plante croît abondamment dans les pays chauds, en Candie, en Sicile, en Languedoc, aux environs de Montpellier & de Narbonne sur les côteaux pierreux voisins de la mer ; on la cultive ici dans les jardins curieux, où elle fleurit en Juin.

Juillet & Août ; elle peut y réſiſter à l'hiver, s'il n'eſt pas trop fort. *Jean Bauhin* nous aſſûre que la graine venue d'Italie & ſemée en Allemagne donne une plante d'odeur bitumineuſe ; mais que la graine d'Allemagne ſemée de nouveau produit une plante qui n'a ni ſaveur ni odeur.

Ce Tréfle nous fournit un remède intérieur contre le Cancer. Nous apprenons de *Fabrice d'Aquapendente* que ſon ſuc donné depuis une cuillerée juſqu'à deux dans deux ou trois verres d'eau, eſt un bon remède pour corriger l'humeur qui produit le virus Cancéreux *Sylvius de le Boë* eſtime beaucoup l'huile tirée par expreſſion des ſemences de cette plante pour la Paralyſie, ſi l'on en faît une onction ſur les parties affectées.

Le Tréfle ou Lotier Hémorrhoïdal, *Trifolium Hæmorroidale*, Offic. *Lotus pentaphyllos ſiliquoſus villoſus*, C. B. P. 332. Inſt. R. H. 403. *Trifolium album rectum, hirſutum valdè*, J. B. 2. 360. *Oxytriphyllum alterum Scribonii Herbariorum*, Lob. icon. 31. *Lotus incana, ſive Oxytriphyllum Scribonii Largi*, Ger. *Lotus Hæmorrhoidalis major, ſive Trifolium Hæmorrhoidale majus*, Park. *Oxytriphyllon*

*triphyllon Scribonii Largi*, Valer. Dou-
rez. *Lotus sylvestris Matthioli*, Lugd.
Hist. *Trifolium Candidum*, *Trifolium sili-
quosum villosum vel incanum*, *Lotus sili-
quosa*, Nonnull.

Sa racine est longue, dure, ligneuse.
Elle pousse plusieurs tiges à la hauteur
de deux ou trois pieds, gréles, rondes,
velues, ligneuses, rameuses, en forme
de sous-Arbrisseau, revêtues de feuilles
lanugineuses, blanchâtres, arrondies,
portées trois à trois sur une queue avec
deux appendices à la base, d'un goût
fort astringent. Ses fleurs naissent aux
extrêmités des tiges & des rameaux,
légumineuses, ramassées plusieurs ensemble, blanchâtres, soutenues par
un calice fort velu. Quand ces fleurs
sont passées, il leur succède des siliques
courtes, un peu grosses, assez semblables à des crottes de Rat, de couleur
rouge-brune, lesquelles renferment une
semence ronde, petite, jaunâtre en dedans. Cette Plante croît en Languedoc
aux environs de Montpellier, elle fleurit en Eté.

Plusieurs personnes estiment beaucoup ce Lotier pour guérir ou adoucir
la douleur des Hémorrhoïdes. *Garidel*,
dans son *Histoire des Plantes des envi-*

*Tome III.*                              L

*rons d'Aix* , dit avoir connu quelques personnes qui donnoient le poids d'un ou deux gros de la poudre des feuilles féches dans du bouillon, ou dans un peu de vin, & que les Malades en avoient reſſenti beaucoup de ſoulagement. Cette poudre ſe vend à Paris avec privilége.

Le petit Lotier ou Tréfle ſauvage jaune ; *Trifolium corniculatum* , Offic. *Lotus , ſive Melilotus pentaphyllos minor glabra* , C. B. P. 332. Inſt. R. H. 402. *Lotus corniculata glabra minor* , J. B. 2. 356. Raii Hiſt. 967. *Trifolium corniculatum primum* , Dod. Pempt. 573. *Trifolium ſiliquoſum minus* , Ger. Tabern. *Melilotus Germanica* , Fuchſ. Lonic. *Pſeudo-Melilotus* , Camer. *Lotus Pentaphyllus* , Geſn. Hort. *Lotus caule herbaceo , florum capitulo depreſſo , leguminibus decumbentibus teretibus* , Linn. Hort. Cliff. 372. *Lotus ſylveſtris , Lotus herba , Lotus urbana , Melilotus coronata ſeu nobilis , Herba Leporina , Leporaria , Herba flava* , Nonnul.

Sa racine eſt ligneuſe , longue , noire , diviſée en pluſieurs branches , garnie de fibres , rampante , d'un goût douçâtre & aſtringent. Elle pouſſe pluſieurs tiges menues, presque couchées par terre, rameufes, revêtues de feuilles at-tachées trois à trois fur une queue fem-blable à celle du Tréfle, d'un goût aftringent, avec deux petites feuilles ou aîlerons qui font au deffous, graffes, pointues, ordinairement glabres ou lif-fes, quelquefois un peu velues. Ses feuil-les font légumineufes, ramaffées les unes proche des autres comme en ombelle ou parafol, jaunes, quelquefois verdâ-tres, reffemblantes à celles du Geneft, foutenues par un calice dentelé fait en cornet. Lorfque ces fleurs font paffées, il leur fuccède des capfules ou gouffes cylindriques, qui renferment plufieurs femences prefque rondes qui ont la fi-gure d'un petit Rein. Cette plante croît prefque partout dans les prez, dans les pâturages humides ou fecs, fur les col-lines, dans les bois, le long des che-mins; elle fleurit en Eté, & jufqu'en Automne; *Jean Bauhin* appelle mâle celle qui eft velue, & femelle celle qui eft glabre. C'eft une herbe des plus nourriffantes pour les beftiaux.

Le petit Lotier contient beaucoup d'huile & de phlegme, médiocrement de fel. Selon, *Lemery* cette plante eft déterfive, apéritive, vulnéraire : mais

L ij

elle est très-peu employée en Médecine, quoiqu'il y ait des gens qui s'en servent comme du Mélilot, & pour remplir les mêmes indications.

## TRITICUM.

FROMENT, Bled franc ou mutet;
*Triticum*, Offic. *Triticum Hybernum
aristis carens*, C. B. P. 21. Inst. R. H.
512. *Triticum vulgare, glumas trituran-
do deponens*, J. B. 2. 407. *Siligo spicâ
muticâ*, Lob. icon. 25. *Triticum spicâ
muticâ*, Ger. Park. Raii Hist. 1236.
Ludg. Hist. *Triticum*, Brunf. Gesn.
Hort. Cord. Hist. *Triticum aristis carens*,
Cæsalp. *Tritici primum genus*, Trag. Fuchs. Lonic. *Triticum semestre*, Dod. Tabern. *Siligo veterum, Tritici deliciæ Plinii, Triticum genuinum seu vulgare*, Nonnull.

Sa racine est menue, filamenteuse,
ou garnie de plusieurs fibres déliées.
Elle pousse plusieurs tiges ou tuyaux à
la hauteur de quatre ou cinq pieds, assez gros, droits, noués d'espace en
espace, creux en dèdans, garnis de
quelques feuilles longues, & étroites comme celles du Chiendent, les-

quels portent en leurs fommités des
épis longs fans barbe, où naiffent des
fleurs par petits paquets, compofées
chacune de trois étamines capillaires à
fommets oblongs & fourchus, qui fortent d'un calice à plufieurs écailles.
Après que ces fleurs font paffées, il leur
fuccède des grains ovales, un peu
oblongs, mouffés par les deux bouts,
arrondis ou convèxes fur le dos, fillon-
nés de l'autre côté, de couleur jaune
en dehors, blanche en dedans, farineux
& propres à faire du pain, enveloppés
dans des écailles qui ont fervi de calice
à la fleur & qu'on appelle la bâle du
Froment. Cette plante vient dans prefque tous les pays du monde habitable ;
elle aime à être cultivée dans un terroir
gras & fertile, néanmoins expofé au
Soleil & plutôt fec qu'humide ; car étant
femée dans une bonne terre & cultivée
avec foin, elle multiplie prodigieufe-
ment. On feme le Froment au commencement de l'Automne ; il germe, pouffe
& couvre les champs avant l'hiver ; il
croît au mois d'Avril ; puis montant in-
fenfiblement en épi fur des tuyaux for-
tifiés par des nœuds, il fleurit en Juin ;
enfin quarante jours après la fleur il
meurit fes grains, lefquels varient en

nombre & en groffeur , fuivant la température de l'air , la nature des vents , & la culture. Ceft une merveille, & en même temps une preuve de la bonté de Dieu envers les hommes , que notre Froment fouffre les deux extrêmités , fçavoir le froid & le chaud; car il croît auffi bien en Ecoffe & en Dannemarck qu'en Egypte & en Barbarie. L'ufage du Froment eft univerfel ; c'eft le plus commun & le meilleur de tous les grains que nous connoiffions. Ses meilleures qualités font d'être nouveau , bien meur, compacte, pefant, de fe renfler promptement & beaucoup lorfqu'on le fait macérer dans de l'eau , de rendre une grande quantité de farine bien blanche , de n'être mêlé d'aucune mauvaife graine , & de n'être point gâté de rouille ou taché.

Les grains de Bled donnent par l'analyfe chimique beaucoup d'huile & de fel effentiel. Perfonne n'ignore l'ufage ordinaire du Froment, qui fournit une nourriture auffi utile qu'elle eft agréable ; car de toutes les efpèces de grains qu'on employe pour faire du pain , comme le Millet, le Ris, le Panis , l'Efpeautre & plufieurs autres , il n'y en a aucun qui ait auffi bon goût que notre pain ordinaire, & qui soit aussi facile à digérer.

Pour bien faire cet aliment dont l'usage nous est si nécessaire, on commence par écraser le Bled par le secours de la Meule, & on le réduit en farine. On mêle ensuite une suffisante quantité de Levain avec cette farine : ce Levain est pour l'ordinaire une pâte aigrie, qui étant composée de sels volatils acides agite & divise les parties insensibles de la farine par une fermentation qu'elle y excite, & rend le pain plus leger, plus poreux & plus facile à digérer.

En second lieu, on doit observer la chaleur de l'eau que l'on verse sur la farine ; car si l'eau étoit trop froide, la fermentation ne se feroit qu'imparfaitement ; si au contraire elle étoit trop chaude, la matiére fermentant trop vîte & avec trop de violence pourroit se corrompre & devenir aigre.

En troisiéme lieu, il faut bien pêtrir la pâte pour la mêler éxactement avec le levain, & de plus pour aider par ce moyen au mouvement intérieur de ses parties insensibles.

En quatriéme lieu, il faut la laisser quelque temps bien couverte dans un lieu modérément chaud, afin qu'elle se puiſſe aſſez gonfler & fermenter : mais ſi elle reſtoit trop long-temps dans cet état, les ſels acides de la farine s'élevant conſidérablement au deſſus des autres principes & ſe débarraſſant des parties huileuſes qui les retenoient, rendroient dans la ſuite le pain aigre.

Enfin il eſt néceſſaire de faire attention au dégré de chaleur qu'on employe pour faire cuire le pain ; car ſi la chaleur eſt trop forte, il ſe durcit ; ſi elle eſt trop foible, il reſte pâteux, peſant, & de difficile digeſtion.

Pour rendre la pâte dont on fait le pain, d'un goût plus relevé & plus agréable, on la méle avec différens ingrédiens, & l'on en forme pluſieurs ſortes de pâtiſſeries, dont il ſeroit trop long de parler ici : nous dirons ſeulement qu'on ne doit pas trop s'accoutumer à leur uſage nonſeulement parce qu'elles ſont preſque toutes peſantes ſur l'eſtomac & de difficile digeſtion, mais encore parce qu'il faut toujours préférer, autant qu'on peut, les alimens les plus ſimples aux compoſés.

Moins on laiſſe de ſon avec la farine de Bled employée pour faire du pain, plus ce pain eſt nourriſſant & agréable au goût ; mais il eſt en récompenſe plus

difficile à digérer, & plus pesant sur
l'estomac, parce que les parties tenues
de la farine s'unissent si étroitement les
unes aux autres, qu'elles ne souffrent
entr'elles presque aucun pore, ce qui
rend le pain compacte. Quand au contraire il y a peu de son mélé dans le pain,
ce son par ses parties grossières empêche
l'union trop étroite des parties de la farine, rend le pain plus poreux, & plus
aisé à être atténué par le ferment de l'estomac.

On sçait que le son est l'écorce du
Bled écrasée par la Meule, & qu'il est
d'un usage familier en Médecine, où
on le regarde comme détersif & rafraîchissant. Sa décoction dans l'eau commune fournit un lavement adoucissant,
émollient, & legérement détersif ; on
l'ordonne ordinairement avec la graine
de Lin dans les dévoyemens & dans la
dysenterie. Cette eau de son prise par
la bouche ouvre le ventre aux personn-
nes qui ont une répugnance invincible
pour ces sortes de remèdes. On fait aussi
une ptisane propre pour les Rhumes in-
vétérés & pour la Toux opiniâtre avec
le son le plus net : pour cela, on en fait
bouillir une cuillerée dans une pinte
d'eau, qu'on fait écumer ; on la retire

L v

enfuite, & après l'avoir laiſſé repoſer
on la verſe par inclination, & l'on y fait
fondre une once de ſucre : on boit cette ptiſane un peu chaude. Le ſon eſt auſſi réſolutif qu'émollient ; on le fait bouillir dans le vin, dans la bierre, ou dans
l'urine, & l'on en fait des cataplaſmes
pour appaiſer les douleurs de la goutte,
& pour réſoudre les tumeurs des jointures. On le fait auſſi bien chauffer, & l'on
en enveloppe les jambes œdémateuſes
des Hydropiques, pour aider la tranſpiration, & diſſiper les eaux qui y ſont
accumulées.

L'Amydon eſt une autre préparation
qu'on tire de la plus fine farine du Froment ſéparée ſans le ſecours de la Meule,
du ſon qui la couvroit, & cela par le
moyen de l'eau commune ; on la fait ſé-
cher enſuite, & on la vend par morceaux très-blancs pour différens uſages.
Par rapport à la Médecine, l'Amydon eſt
pectoral, rafraîchiſſant, & incraſſant,
il arrête le crachement de ſang, & adoucit l'âcreté de ſa ſéroſité. Ainſi, c'eſt
avec raiſon qu'on l'employe dans la
poudre Diatragacanth froide & dans
pluſieurs autres compoſitions pectora-
rales & rafraîchiſſantes. *Simon Paulli*
nous aſſûre qu'il a arrêté ſouvent des

faignemens de nez très - confidérables
par l'application d'un cataplafme d'A-
mydon , auquel on ajoûtoit le bol d'Ar-
ménie , & le blanc d'œuf ; il l'appliquoit
fur la futture coronale jufqu'au bas du
front. La liqueur qu'on tire du Bled en
le mettant entre deux platines de fer
chaudes eft excellente , felon *Rai* , pour
guérir les Dartres & les demangeaifons
de la peau , & pour confolider les fentes
ou crevaffes que nous appellons Rhaga-
des , qui furviennent aux pieds & aux
mains de ceux qui ont fouffert du froid.
On fait avec le Levain & l'huile Rofat ou
l'huile de Camomille un cataplafme qui
fert à faire meurir les abfcès , & à avancer
la fuppuration. *Ettmuler* fe fervoit du
Levain pétri avec du vinaigre Rofat,
en y ajoûtant la poudre de Menthe féche ou celle des épiceries douces , pour
fortifier l'eftomac dans les vomiffemens
& dans les flux de ventre ; c'eft un très-
bon remède ; on doit l'appliquer le plus
chaud qu'il eft poffible fur le creux de
l'eftomac. La mie de pain détrempée
avec le lait , le jaune d'œuf & le faffran
nous fournit tous les jours un cataplafme familier pour réfoudre les tumeurs
douloureufes , & en adoucir l'inflammation.

L vj

On fait avec le Froment de la Bierre comme avec l'orge ; on en tire même une Eau de vie plus forte & plus capable d'ennyvrer que celle de vin.

Prenez de la mie de pain blanc fraisée, trois onces.

Faites-en une bouillie claire sur le feu avec du lait de vache, une livre.

Etendez le tout sur un linge, & appliquez-le chaudement en cataplasme sur les tumeurs douloureuses, pour en dissiper l'inflammation.

Prenez du son lavé, une demi-poignée ; des feuilles de Mauve ou de Pariétaire, une poignée.

Faites bouillir le tout dans une suffisante quantité d'eau commune à la réduction d'une livre.

Coulez, & ajoûtez à la colature du Miel violat, deux onces, pour un lavement émollient.

Prenez du pain de Froment mêlé d'un peu de son, bien levé & recuit, huit onces ; de l'eau la plus pure & la plus legére, trois livres.

Faites cuire le tout dans un pot de terre couvert pendant une heure, y remettant toujours de l'eau à mesure qu'il s'en évapore.

Paſſez enſuite la décoction au travers d'un linge ou d'un tamis.

Prenez de la décoction ci-deſſus, une livre.

Ajoûtez-y du jus de Citron, une demi-once ; de l'eau de Canelle diſtillée , deux gros ; du vin du Rhin, quatre onces , du ſucre , ce qu'il en faut pour rendre la liqueur agréable.

La doſe eſt d'une once chaude par heure.

Cette décoction qui eſt fort agréable, eſt legére & nourriſſante , & convient dans les épuiſemens , les langueurs , & lorſque le Malade à de la peine à ſupporter quelque nourriture que ce ſoit.

---

## Tussilago.

TUssilage ou Pas d'Aſne ; *Tuſſilago*, Offic. *Tuſſilago vulgaris*, C. B. P. 197. Inſt. R. H. 487. *Tuſſilago*, J. B. 3. 563. Ger. Park. Raii Hiſt. 259. *Bechium, ſive Farfara*, Dod. Pempt. 596. *Ungula Caballina*, Brunf. Trag. 418. *Ungula Aſinina & Lactuca uſtularia Germanorum*, Cord. Hiſt. *Farfarella*, Lac.

Geſn. Hort. Lonic. Lob. Caſt. Lugd.
Hiſt. *Tuſſillago, vulgò Farfara, aliis un-*
*gula Caballina,* Cæſalp. 490. *Tuſſilago*
*ſcapo imbricato unifloro, foliis ſubcordatis*
*angulatis denticulatis,* Linn. Hort. Cliff.
411. *Chamæleuce,* Plin. *Bechion ſeu Be-*
*chicon, Farfugium, Farfarus, Farfarum,*
*Farfaria, Farranum, Populago, Pata*
*equina vulgò, ungula equina, Aphyllan-*
*thes, Filius ante Patrem,* Nonnull.

Sa racine eſt longue, menue, blanchâtre, tendre, rampante. Elle pouſſe
pluſieurs petites tiges à la hauteur d'environ un pied, creuſes en dedans, cotonnées, rougeâtres, revêtues de petites feuilles ſans queue, longues, pointues, placées alternativement, leſquelles
ſoutiennent chacune en leur ſommet
une fleur belle, ronde, radiée, jaune,
reſſemblante à celle de l'Aſter ou du Piſ-
ſenlit, avec cinq étamines capillaires &
très-courtes à ſommets cylindriques; à
quoi ſuccédent pluſieurs ſemences
oblongues, applaties, garnies chacune
d'une aigrette. Après les fleurs naiſſent
les feuilles, & ces feuilles ſont grandes, larges, anguleuſes, preſque rondes, vertes en-deſſus, blanchâtres &
cotonneuſes en-deſſous. Cette plante
croît aux lieux humides, comme aux

bords des riviéres, des ruiffeaux, des fontaines, des foffés, dans les terres graffes & un peu aquatiques ; elle fleurit dès la fin de Février, ou au commencement de Mars, & fa fleur ne dure pas long-temps ; ce qui a fait croire à quelques-uns qu'elle ne fleuriffoit point : néanmoins il n'eft pas vrai, comme on la avancé, que cette fleur ne dure qu'un jour ou deux. Si on la cultive dans les jardins en un lieu ombrageux & humide, tel qu'il convient à fa nature, elle s'y multiplie & y trace jufqu'à incommoder beaucoup. Quoique toutes les parties de la plante puiffent s'employer en Médecine, on y fait furtout ufage de fes fleurs.

Le Pas d'Afne a fes feuilles amères, gluantes, & un peu ftyptiques ; elles ont le goût de l'Artichaud, & rougiffent fort peu le papier bleu. Il paroît qu'il y a dans cette plante un fel femblable au fel de Corail enveloppé de fouphre & de beaucoup de phlegme vifqueux. Ces principes rendent le Tuffilage propre pour le Rhume, pour adoucir les âcretés, & déterger les ulcéres de la Poitrine, & pour faciliter l'expeétoration. On s'en fert intérieurement & extérieurement. Les feuilles & les fleurs de cette

plante font fort adouciffantes, médiocrement apéritives, & confacrées, pour
ainfi dire, aux maladies du Poumon
caufées par des férofités âcres & falées
qui s'y dépofent. On fait fumer les feuilles aux Afthmatiques en guife de Tabac:
*Boyle* confeille de faire pour cet ufage
un mêlange de ces feuilles avec les fleurs
de fouphre & du fuccin en poudre, &
il affûre que ce remède a guéri plufieurs
Phthifiques. Du temps de *Diofcoride* &
des Anciens Médecins on faifoit recevoir à ces fortes de Malades la vapeur
de la décoction des feuilles de cette
plante. On employe aujourd'hui les
feuilles & les fleurs dans les décoctions
pectorales à la quantité de deux ou trois
pincées par chaque pinte de liqueur.
On prépare auffi dans les boutiques un
fyrop fimple & un compofé de ces mêmes fleurs. La dofe de ces fyrops eft
d'une once: celui qui eft compofé fe fait
avec les racines, les feuilles & les fleurs
de la plante, auxquelles on ajoûte les
Capillaires & la Régliffe. L'eau diftillée
des fleurs de Tuffilage fe donne jufqu'à
fix onces, & la conferve à une demi-once dans les Loochs & potions pectorales. *Rai* rapporte que *Hiller* Médecin du
Marquis de Brandebourg a guéri plu-

sieurs enfans étiques, en les nourrissant de feuilles de Pas d'Asne qu'il faisoit cuire avec le beurre & la farine comme d'autres légumes. Il y a des personnes qui estiment la racine autant que les feuilles & les fleurs, & qui l'employent en décoction & en ptisane, lors même qu'elle est séche. La ptisane suivante est très-bonne contre la Toux séche : on verse quatre pintes d'eau bouillante sur quatre poignées de feuilles de Pas d'Asne mélées avec trois pincées de ses fleurs, deux pincées de sommités d'Hyssope, une once de Raisins secs, & trois cuillerées de miel de Narbonne ; on laisse jetter trois bouillons seulement ; on retire le pot du feu, que l'on couvre, laissant le tout infuser jusqu'à ce que la ptisane soit refroidie ; on la passe ensuite pour l'usage. Quelques-uns estiment le suc de cette plante propre pour guérir la fièvre quarte, si on le prend pendant quelques jours à la dose de trois ou quatre onces le matin à jeun.

Quant à l'usage extérieur du Pas d'Asne, ses feuilles pilées & appliquées en cataplasme sur les inflammations, les adoucissent & les dissipent. *Simon Paulli* nous assûre après *Sennert* que la décoction des fleurs faite dans du vin, à laquelle on ajoûte un peu de Myrrhe, de Maſtich & de Litharge, eſt excellente pour les ulcères qui viennent aux jambes des Hydropiques, & qui menacent de Gangréne.

La racine de Pas d'Aſne entre dans le ſyrop d'*Eryſimum* de la Pharmacopée de Paris; les feuilles entrent dans le ſyrop de grande Conſoude & dans celui de Tortue, & les fleurs dans la décoction pectorale & le ſyrop de *Ros ſolis* de la même Pharmacopée.

Prenez des fleurs de Pas d'Aſne, de Mauve, de Coquelicoq, & de Pied de Chat, de chacune une pincée.

Verſez deſſus trois chopines d'eau bouillante, & laiſſez le tout infuſer pendant une demi-heure.

Ajoûtez à la colature du ſyrop de Capillaire ou du ſucre, une once & demie.

Pour une infuſion pectorale convenable dans le Rhume accompagné de Toux & de chaleur de Poitrine.

Prenez des feuilles de Pourpier & de Laitue, de chacune une poignée; des fleurs de Tuſſilage, de Bouillon blanc & de Nénuphar, de chacune une pincée.

Faites bouillir le tout dans deux pintes d'eau, que vous réduirez à trois chopines.

Coulez, & ajoûtez du ſyrop de Tuſſilage, une once & demie; pour une décoction tempérante, dont on donnera un grand verre tiède de trois heures en trois heures dans les inflammations de poitrine & de bas ventre.

Prenez de l'huile d'Amandes douces, deux onces; des ſyrops de Pas d'Aſne, de Guimauve & de Pied de Chat, de chacun une once.

Mêlez le tout pour un Looch adouciſſant à prendre à la cuillére dans la fluxion de poitrine, la Pleuréſie & la Toux violente.

*Autre Looch plus compoſé.*

Prenez de l'huile d'Amandes douces, deux onces; des ſyrops de Tuſſilage, de Capillaire, & de Pavot rouge, de chacun une once; de la poudre Diatragacanth froide, trois gros.

Mêlez le tout pour un Looch, dont le Malade uſera avec un bâton de Régliſſe.

## VALERIANA.

### Valériane.

ENTRE les différentes espèces de Valériane, on en compte trois qui sont particuliérement d'usage en Médecine; sçavoir, 1°. La Valériane des jardins; 2°. La Valériane des bois; 3°. La Valériane des marais.

La Valériane des jardins, la Valériane franche, ou la grande Valériane; *Valeriana hortensis*, Offic. *Valeriana hortensis, Phu folio Olusatri Dioscoridis*, C. B. P. 164. Inst. R. H. 132. *Valeriana major, odoratâ radice*, J B. 3. 209. Raii Hist. 388. *Valeriana hortensis*, Dod. Pempt. 349. Ger. *Phu majus, sive Valeriana major*, Park. *Valeriana vera, seu Nardus agrestis*, Trag. 60. *Phu magnum*, Matth. Ludg. Hist. 927. *Valeriana major*, Lob. icon. 714. *Phu verum*, Cord. in Dioscor. Fuchs. *Phu primum, majus ac nobilissimum, Nardus sylvestris seu rustica, Phu hortense vel latifolium, Phu vulgatius, Phu Ponticum sive Valeriana Pontica, Nardus Cretica Plinio, Nardus seu Spica Celtica, Marinella, Herba genicularis vel benedicta,*

*Valentiana*, *Theriacaria*, *Valeriana do-meſtica*, *Herba Cattorum*, Nonnull.

Sa racine eſt groſſe comme le pouce, ridée, ſituée tranſverſalement & à fleur de terre, garnie en-deſſous de pluſieurs groſſes fibres qui ſe croiſent, de couleur jaunâtre ou brune, d'une odeur forte & déſagréable à peu près comme celle de la racine du Cabaret, ſur-tout quand elle eſt ſéche, & d'un goût aromatique. Elle pouſſe des tiges hautes d'environ trois pieds, gréles, rondes, liſſes, creuſes rameuſes, garnies d'eſpace en eſpace de deux feuilles oppoſées, liſſes, les unes entières, les autres découpées profondément de chaque côté comme celles de la Scabieuſe, longues & terminées ordinairement par une pointe arrondie; ſur-tout celle d'en bas. Ses fleurs naiſſent comme en ombelles aux ſommités des tiges & des rameaux, formant une eſpèce de girandole, petites, de couleur blanche tirant ſur le purpurin, d'une odeur ſuave qui approche un peu de celle du Jaſmin. Chacune de ces fleurs eſt un tuyau évaſé en roſette taillée en cinq parties, avec quelques étamines à ſommets arrondis. Quand la fleur eſt tombée, il lui ſuccède une ſemence applatie, oblongue, couronnée d'une aigrette. Cette plante se cultive dans les jardins, où elle se multiplie aisément ; elle croît naturellement dans les Alpes & sur les autres montagnes, dans les bois & les forêts, quoique rarement ; elle fleurit en Avril, Mai & Juin. C'est la meilleure & la plus estimée des Valérianes. Sa racine est la partie dont on se sert principalement ; on peut même dire que c'est la seule partie de la plante qu'on employe en Médecine, quoique quelques Auteurs avancent que ses feuilles & ses fleurs ne sont pas moins utiles. Les chats aiment à se rouler dessus, comme sur la Cataire.

La racine de Valériane des jardins contient beaucoup d'huile & de sel essentiel. Les Anciens Médecins, ainsi que les Modernes, attribuent à cette plante beaucoup plus de vertus qu'on n'y en trouve ordinairement : apparemment qu'ils les confondent avec celles de la Valériane sauvage dont nous allons parler ci-dessous. Tout ce qu'on en sçait de plus certain, c'est que sa racine est apéritive & diurétique, & même un peu alexitére & sudorifique. On l'employe avec succès dans l'Asthme & les obstructions du foye : on la prescrit depuis deux gros jusqu'à demi-once dans les bouillons & ptifanes propres contre ces maladies, ou bien en fubftance & en poudre dans le vin blanc depuis un gros jufqu'à deux. Plufieurs s'en fervent extérieurement pour fortifier la vue ; on en fait une décoction dans le vin, dont on laiffe tomber quelques gouttes dans les yeux ; ce qui les fortifie, & emporte les taches de la Cornée. *Rai* affure qu'en Angleterre le vulgaire fe fert des feuilles pilées & appliquées en cataplafme, pour guérir les petites playes.

Cette racine entre dans compofition de la Thériaque, du Mithridate, de la *Laurea Alexandrina*, & autres préparations.

La Valériane fauvage ou des bois, la Valériane commune, ou la petite Valériane ; *Valeriana fylveftris*, Offic. *Valeriana fylveftris major*, C. B. P. 164. Inft. R. H. 132. Ger. Park. Raii Hift. 388. *Valeriana fylveftris magna aquatica*, J. B. 3. 210. *Valeriana fylveftris*, Dod. Pempt. 349. Lob. icon. 175. Camer. Eyft. *Valeriana fylveftris major Dodonæi*, Lugd. Hift. 1044. *Phu parvum*, Matth. *Phu Diofcoridis*, Brunf. Column. *Valeriana vulgaris*, Trag. Cord. in Diofcor. *Phu Germanicum*,

Fuchſ. *Valeriana foliis omnibus pinnatis*, Linn. Hort. Cliff. 15. *Valeriana sylvestris prima*, Cluſ. Hiſt. *Valeriana aquatica major*, *Phu minus vulgare vel sylvestre*, Nonnull.

Sa racine eſt fibreuſe, blanchâtre, rampante, d'une odeur fort pénétrante, ſur-tout lorſqu'elle eſt ſéche, & d'un goût aromatique. Elle pouſſe des tiges à la hauteur d'un homme, droites, grêles, fiſtuleuſes ou creuſes, canelées, entrecoupées de nœuds d'eſpace en eſpace, un peu velues. Ses feuilles ſont ſemblables à celles de la Valériane des jardins, mais plus diviſées, plus vertes, dentelées en leurs bords, un peu velues en-deſſous, & parſemées de groſſes veines. Ses fleurs naiſſent au haut des tiges & des branches, diſpoſées en maniére d'ombelles, de couleur blanche tirant ſur le purpurin, formées comme celles de l'eſpèce précédente. Quand ces fleurs ſont paſſées, il leur ſuccéde des ſemences garnies d'aigrettes, moyennant quoi elles ſont aiſément emportées par le vent. Cette plante croit dans les bois taillis & les broſſailles ; celle qui ſe trouve aux lieux humides, ombrageux, & proche des eaux, donne une variété à feuilles plus larges, plus liſſes, d'un verd plus

luiſant

luifant, & à tiges plus groffes, plus fortes & plus hautes. Elles fleuriffent l'une
& l'autre en Mai & Juin, & s'employent
indifféremment. Leurs femences font
mûres en Juillet.

Les feuilles de la Valériane fauvage
font fans odeur ; mais elles ont un goût
d'herbe falé, amer, & rougiffent affez
le papier bleu. Les racines le rougiffent
peu ; elles font amères, ftyptiques, d'u-
ne odeur aromatique pénétrante, & qui
a quelque chofe de défagréable. Cette
plante a un fel volatil aromatique huileux, chargé d'une partie de l'acide
du fel Ammoniac ; au lieu que dans le
fel volatil huileux artificiel, cet acide
a été arrêté par le fel de Tartre. Ces
principes rendent la Valériane fauvage
Anti-Epileptique, fudorifique, hyfté-
rique, & propre pour provoquer les
Menftrues : elle foulage beaucoup les
Afthmatiques & ceux qui ont des vapeurs & des mouvemens convulfifs. On
en ordonne les racines dans les décoctions & les bouillons depuis deux gros
jufqu'à demi-once, & en fubftance ou
en poudre dans quelque liqueur convenable depuis un gros jufqu'à deux. On
tire auffi l'eau diftillée des fleurs & des
racines, qu'on donne jufqu'à fix onces

pour les mêmes ufages. *Fabius Columna*
avance qu'il avoit été guéri de l'Epilepfie par l'ufage de cette racine, & qu'il
en avoit vu guérir plufieurs perfonnes.
Nous fommes perfuadés auffi bien que
lui que la racine de cette plante eft un
des plus fûrs remèdes contre cette maladie. Il faut la cueillir au Printemps
avant la pouffe des tiges, la faire fécher à l'ombre, & la mettre en poudre.
On en donne depuis un demi-gros jufqu'à un gros & demi dans une cuillerée de vin blanc ou de lait aux enfans:
on purge auparavant les Malades, même avec le Tartre Emétique, s'ils font
d'ailleurs affez grands, & chargés d'humeurs : on leur fait prendre enfuite la
poudre de Valériane trois jours confé-
cutifs à jeun ; on les repurge, & l'on
en donne encore trois prifes dans les
mêmes intervalles. Si les fueurs fe ma-
nifeftent ; ou que le ventre s'ouvre, ou
qu'on rende des vers, c'eft un figne de
guérifon. M. *Chomel* dans fon *Traité
des Plantes Ufuelles*, dit avoir guéri par
cette méthode plufieurs Malades de
différens âges & de différent féxe, un
entr'autres âgé de douze ans qui tom-
boit depuis quatre ans deux ou trois
fois par mois dans des mouvemens con-

vulfifs, & auquel il étoit refté un trem-
blement continuel. On trouve dans les
*Ephémérides d'Allemagne , Décurie II.
année VII. pages* 140. *& fuivantes* , plufieurs obfervations du Docteur *Grugerus* , par lefquelles il affûre avoir guéri
radicalement nombre d'Epileptiques
avec la poudre de la racine de Valériane fauvage donnée à la dofe d'un
gros dans un véhicule fudorifique &
répétée pendant plufieurs jours. Ce remède procuroit des fueurs abondantes ,
qui diminuoient d'abord les accès , &
emportoient enfuite la maladie. Le Docteur *Lentilius* , dans les mêmes *Ephémérides* , affure avoir trouvé cette poudre merveilleufe dans les Epilepfies uté-
rines caufées par la rétention des Menftrues. Enfin tous les Auteurs fe réunif-
fent pour regarder cette plante comme
le meilleur anti-Epileptique qui nous
foit connu. *Silvius* préfére la Valériane
à la Pivoine pour les maladies accompagnées de Convulfions. M. *de Tournefort* dit en avoir vu de grands effets
dans les plus violens accès de l'Afthme :
il ordonne de verfer une chopine d'eau
bouillante fur une once de racine de
Valériane, de retirer le pot du feu, de

le bien couvrir, & d'en faire boire l'infusion par verrées.

L'extrait des racines a les mêmes vertus ; on en donne un scrupule avec un grain de *Laudanum*, ou bien on mêle le *Laudanum* avec un demi-scrupule de poudre de la racine.

La racine de Valériane entre dans l'eau Générale, l'eau Thériacale, l'eau d'Hirondelles, l'eau Epileptique, dans le Mithridate, l'Orviétan, la Poudre de Guttette, & l'onguent *Martiatum* de la Pharmacopée de Paris.

La racine & les feuilles entrent dans l'emplâtre *Diabotanum*, & l'extrait dans la Thériaque Céleste de la même Pharmacopée.

Prenez des eaux de Valériane sauvage & des fleurs de Tilleul, de chacune trois onces ; de l'esprit volatil de sel Ammoniac, & de la Teinture *Castoreum*, de chacun quinze gouttes ; du syrop de *Stœchas*, une once.

Mêlez pour une potion contre l'Epilepsie à donner matin & soir pendant quelques jours.

### Bol *Anti-Epileptique.*

Prenez de la conserve de Pivoine mâle & de la poudre de Guttette, de chacune un scrupule ; de la poudre de racine de Valériane, quinze grains ; du *Castoreum*, du Camphre & de la Myrrhe, de chacun cinq grains ; du sel volatil de Corne de Cerf, quatre grains ; de la Teinture Antispasmodique, huit gouttes.

Mêlez le tout pour un bol à prendre plusieurs jours le matin à jeun.

### Opiate *Anti-Epileptique.*

Prenez de la fiente de Paon séche & de la racine de Pivoine mâle, de chacune deux onces ; de la racine de Valériane sauvage, une once ; des semences de Pivoine, trois onces ; des semences de Carvi, une demi-once.

Mêlez le tout ensemble, & incorporez-le avec une suffisante quantité de miel préparé avec le Romarin.

La dose sera de deux gros.

Prenez du meilleur *Castoreum*, une demi-once ; de l'Ambre jaune réduit en poudre fine & du Saffran, de chacun deux gros ; des fleurs récentes de Muguet , une once.

Versez sur le tout de l'Esprit de vin Camphré , de l'esprit de Lavande composé & de l'Esprit de sel Ammoniac , de chacun quatre onces.

Laissez le tout digérer à froid pendant six jours dans un vaisseau de verre bien bouché.

Filtrez ensuite la Teinture , ou séparez-la de ses fêces , en la versant par inclination, & passez-là en même temps.

La dose est depuis un scrupule jusqu'à un gros dans de l'eau de Cerises noires , ou de fleurs de Tilleul, ou de fleurs de Valériane , ou dans un Julep céphalique.

Cette Teinture est excellente dans l'Epilepsie & dans les Vapeurs.

La petite Valériane aquatique , la Valériane des prez ou des marais ; *Valeriana paluſtris ,* Offic. *Valeriana paluſtris minor ,* C. B. P. 164. Inſt. R. H. 132. *Valeriana minor pratenſis vel aquatica ,* J. B. 3. 211. *Valeriana minima,* Dod. Pempt. 350. *Valeriana minor ,* Ger. Raii Hiſt. 388. *Valeriana ſylveſtris minor ,* Park. *Valeriana foliis caulinis pinnatis , ſexu diſtincta ,* Linn. Hort. Cliff.

16. *Phu minimum paluſtre ſive aquaticum*, Nonnull.

Sa racine eſt menue, rampante, blanchâtre, garnie de beaucoup de fibres capillaires, d'une odeur aromatique agréable, & d'un goût un peu amer. Elle pouſſe une tige à la hauteur d'environ un pied, anguleuſe, grêle, rayée, creuſe, entrecoupée de nœuds par intervalles, où naiſſent des feuilles oppoſées deux à deux & découpées juſqu'à leur côte, ſans queue ; au lieu que celles d'en bas ſont arrondies, preſque entiéres, & portées ſur de longues queues. Ses fleurs forment au haut de la tige une maniére d'ombelle ou de paraſol comme dans la Valériane des bois, quoique moindre, d'un blanc rougeâtre ; & à chaque fleur ſuccède une ſemence aigrettée. Cette plante croît dans les prez, aux lieux humides & marécageux, ſur les bords des ruiſſeaux ; elle fleurit en Avril & Mai ; ſa ſemence eſt mûre en Juin. On la trouve aſſez fréquemment aux environs de Paris, ainſi que la précédente.

On attribue à la Valériane des marais les mêmes vertus qu'aux deux autres Valérianes ; quoique dans un dégré inférieur ; auſſi eſt-elle beaucoup moins employée pour l'uſage de la Médecine.

## VALERIANELLA.

MACHE, Blanchette, Poule grasse, Clairette, Doucette, Accroupie, Salade de Chanoine; *Valerianella*, Offic. *Valeriana Campestris, indora, major*, C. B. P. 165. Raii Hist. 392. *Locusta herba prior*, J. B. 3. 323. *Valerianella arvensis præcox humilis femine compresso*, Mor. umb. Inst. R. H. 132. *Lactuca agnina prima*, Tabern. icon. 167. *Lactuca agnina*, Ger. Park. *Phu minimum alterum*, Lob. icon. 717. *Locusta herba foliis ferè Oleæ*, Gesn. Hort. *Locusta major & minor*, Riv. Mon. 8. *Valeriana caule dichotomo, foliis lanceolatis integris, fructu simplici*, Linn. Hort. Cliff. 16. *Bupleuron Hippocratis*, Plin. *Lactuca campestris, Herba Sancta Claræ Monspeliensium, Olus album, Auricula Leporis, Pinguicula*, Quorumd.

Sa racine est menue, fibreuse, blanche, annuelle, d'un goût un peu doux & presque insipide. Elle pousse une tige à la hauteur d'environ un demi-pied, foible, ronde, courbée souvent vers la terre, canelée, creuse, nouée, rameuse, se subdivisant ordinairemet en deux

branches à chaque nœud, & ces dernières en plufieurs rameaux. Ses feuilles
font oblongues; affez épaiffes, molles,
tendres, délicates, conjuguées ou oppofées deux à deux, de couleur herbeufe
ou d'un verd pâle, les unes entiéres, &
les autres crénelées, fans queue, d'un
goût douçâtre. Ses fleurs naiffent aux
fommités des rameaux, petites, d'une
couleur blanchâtre tirant fur le purpurin, ramaffées en bouquets ou en maniére de Parafols, formées chacune en
tuyau évafé & découpé en cinq parties,
affez jolies, mais fans odeur. Lorfque
ces fleurs font tombées, il leur fuccède
des fruits arrondis, un peu applatis &
ridés, blanchâtres, lefquels tombent
avant la parfaite maturité. Cette plante croît prefque par-tout dans les
champs, parmi les Bleds, & dans les
vignes; on la cultive dans les jardins,
on la féme au mois de Septembre pour
en avoir durant l'hiver & le Carême;
on en mange les jeunes feuilles en falade, feules ou mêlées avec les Raiponces
& le Piffenlit; ce qui dure jufqu'au mois
d'Avril; temps où elle pouffe fes tiges
& fes fleurs. Elle aime les terres graffes.

La Mâche eft rafraîchiffante & déterfive; fes qualités approchent de celles

de la Laitue. *Simon Paulli* la recommande pour appaiser l'ardeur de la fiévre, & pour adoucir les douleurs de la Néphrétique ; il l'employe dans les bouillons au veau, qui conviennent dans ces maladies : on s'en sert encore avec succès dans les Rhumatismes, le Scorbut, la Goutte, & dans l'affection Hypochondriaque. En un mot cette plante est adoucissante, & très-capable de corriger l'âcreté des humeurs & la trop grande salure du sang. Les Agneaux l'aiment beaucoup.

## VERATRUM.

ON a parlé ci-dessus à l'article des Plantes étrangères, des Ellebores blanc & noir. Il nous reste à dire deux mots du Pied de Griffon, qui a quelques usages en Médecine, mais plutôt dans celle des bestiaux, que dans celle qui concerne les hommes.

Ellebore noir commun, Pied de Griffon, Pommelée, ou Herbe de Cru ; *Helleborastrum*, Offic. *Helleborus niger fœtidus*, C. B. P. 185. Inst. R. H. 272. *Elleborus niger sylvestris adulterinus, etiam hieme virens*, J. B. 3. App. 880. *Veratrum nigrum tertium*, Dod. Pempt.

386. *Helleborus maximus* , Ger. Raii
Hist. 698. *Helleborus maximus, sive Consiligo* , Park. *Consiligo* Ruell. Gesn. Hort.
Lonic. *Consiligo sylvestris* , Turn. *Sesa-
moides magnum Cordi* , Lob. icon. 680.
*Helleborastrum magnum* , Tabern. *Pedi-
cularia fœtida tertia* , Trag. *Enneaphyl-
lon Plinii* , Cæsalp. *Helleborus caule in-
fernè angustato multifolio multifloro , foliis
caule brevioribus* , Linn. Hort. Cliff. 227.
*Helleboraster maximus flore & semine
prægrandibus , Consiligo aconito proprior ,
Ly octonum primum , Pulmonaria Vegetii* ,
Nonnull.

Sa racine est fibreuse , oblique , ligneuse , couverte d'une écorce noirâtre, blanchâtre en-dedans , un peu amère avec une legére acrimonie. Elle pouffe une tige haute d'une coudée , ronde ,
dure , rameuse , d'un verd rougeâtre ,
& d'une odeur virulente , revêtue de
beaucoup de feuilles attachées à de lon-
guès queues , disposées en main ouver-
te , oblongues , fermes , ordinairement
dentelées en leurs bords , veïnées , d'un
verd noirâtre. Aux sommités de la tige
& des branches naissent des fleurs assez
grandes , verdâtres , composées chacune
de plusieurs pétales ou feuilles diposées
en rose , avec de nombreuses étamines à

M vj

sommets applatis , lesquelles durent fort long-temps. Quand ces fleurs sont passées , il leur succède des fruits composés de plusieurs cornets ou guaines membraneuses , ramassées en manière de tête , & qui renferment des semences presque rondes & noires. Cette plante croît aux lieux rudes , incultes , montagneux , le long des hayes , & sur les bords des champs ; elle fleurit en Février , quelquefois même dès le mois de Janvier , quand l'hiver est doux ; sa semence mûrit en Juin. On la trouve aux environs de Paris.

Le Pied de Griffon qui n'est pas moins caustique que les autres espèces d'Ellebore , s'employe dans les violentes fluxions des yeux , lesquelles cédent quelquefois à la diversion de sérosité qui se fait au bout du lobe de l'Oreille percée , & lardée ensuite d'un brin de la racine de cette plante : mais son usage le plus ordinaire est de traverser la peau qui pend sous la gorge des Bœufs malades , ou le fanon , d'un gros brin de cette racine en forme de Séton ; ce qui y attire un écoulement abondant de sérosité morbifique , qui les guérit souvent de leurs maladies.

Les gens de la Campagne s'en servent

quelquefois pour se purger ; mais ce n'est pas sans danger. *Tragus* & *Dodonée* attribuent à cette espèce d'Ellebore une qualité vénéneuse , & défendent avec raison de la donner jamais intérieurement.

---

## VERBASCUM.

### *Bouillon-blanc.*

QUOIQU'ON puisse se servir dans le besoin de toutes les différentes espèces de Bouillon-blanc , nous ne décrirons néanmoins ici que les deux suivantes , comme étant d'un usage plus familier.

Le Bouillon-blanc mâle , la Molène, ou le Bon-Homme ; *Thapsus barbatus* , Offic. *Verbascum mas latifolium luteum* , C. B. P. 239. Inst. R. H. 146. Raii Hist. 1094. *Verbascum vulgare , flore luteo magno , folio maximo* , J. B. 3. App. 871. *Thapsus barbatus* , Ger. *Verbascum latius* , Dod. Pempt. 143. *Verbascum mas & Candela regia* , Lob. Obs. 303. *Verbascum primum* , Matth. Cord. in Dioscor. Lugd. Hist. Cæsalp. *Verbascum candidum mas* , Lac. Lonic. *Verbascum album mas* , Thal. *Verbascum latifolium mas*, Eyſt. *Verbaſcum majus maſculum Leucophyllon*, Trag. *Verbaſcum album vulgare, ſive Thapſus barbatus communis*, Park. *Verbaſcum caule ſimplici floribus ſeſſilibus clavato, foliis utrinque lanigeris*, Linn. Hort. Cliff. 55. *Verbaſcum mas latifolium flore luteo, Phlomos vulgaris mas Dioſcoridis, Candela regis, Candelaria, Lanaria, Cauda lupi vel lupina*, Quorumd.

Sa racine eſt ſimple, oblongue, aſſez groſſe, ligneuſe, blanche, garnie de fibres, biſannuelle. Elle pouſſe une tige à la hauteur de quatre ou cinq pieds, groſſe, ronde, dure, ligneuſe, quelquefois branchue, couverte d'une eſpèce de Laine ou de Coton. Ses feuilles ſont grandes, longues, larges, molles velues, cottonneuſes, blanches des deux côtés, les unes éparſes à terre, les autres attachées à la tige alternativement, avec des appendices qui rendent cette même tige comme aîlée. Ses fleurs ſont des roſettes à cinq quartiers, jointes les unes aux autres en touffe, jaunes, entourant & garniſſant la plus grande partie du haut de la tige & des branches. Après que ces fleurs ſont tombées, il leur ſuccède des fruits ou coques ovales terminées en pointe, diviſées en deux

loges , qui renferment beaucoup de semences menues , anguleuses , noirâtres.
Cette plante croît aux lieux sablonneux,
dans les champs ; sur les bords des chemins , sur les levées, quelquefois sur des
murs & dans des décombres ; elle fleurit en Juin , Juillet & Août. C'est des
feuilles & des fleurs qu'on fait ordinairement usage.

Le Bouillon-blanc femelle ; *Thapsus
barbatus alter seu famina*, Offic. *Verbascum famina flore luteo magno*, C. B. P.
239. Inst. R. H. 147. *Verbascum maximum Meridionalium odoratum luteum*,
J. B. 3. App. 871. Raii Hist. 1094.
*Verbascum maximum album famina , flore
subpallido* , Lob. icon. 561. *Verbascum
album* , Ger. *Verbascum famina flore albo vel pallido* , Park. *Candela regis vel
candelaria altera , Verbascum seu Thapsus
barbatus foliis longioribus & angustioribus*,
Quorumd.

Sa racine est assez longue , grosse,
ligneuse , simple , blanche , bisannuelle , semblable à celle de l'espèce précédente. Elle pousse une tige haute de quatre à cinq pieds, quelquefois plus haute , grosse , ronde , dure , un peu branchue , lanugineuse. Ses feuilles sont

rondes , longues , molles , velues , cotonneuſes , blanches. Ses fleurs ſont ſemblables à celles du Bouillon-Blanc mâle , ordinàirement jaunes , quelquefois
blanches ou pâles , avec cinq étamines
dans le milieu à ſommets purpurins ,
rayées elles-mêmes de petites lignes rougeâtres , d'une odeur ſuave. Quand ces
fleurs ſont tombées , il leur ſuccède des
capſules preſque rondes , pointues par
le bout , diviſées en deux loges , qui
contiennent pluſieurs ſemences anguleuſes , brunâtres. Cette plante croît aux
mêmes lîeux que la précédente ; elle ne
fleurit que la ſeconde année ſur la fin
de l'Eté & en Automne. On ſe ſert de
ſes feuilles & de ſes fleurs à la place de
celles du Bouillon-Blanc mâle.

Les feuilles de Bouillon-Blanc ſont
d'un goût d'herbe un peu ſalé & ſtyptique ; elles ſentent le Sureau , & rougiſſent aſſez le papier bleu ; les fleurs le
rougiſſent davantage ; elles ſont ſtyptiques auſſi , mais douces. Il y a apparence
que le ſel de cette plante approche en
quelque manière du ſel du Corail : celui du Bouillon-Blanc contient beaucoup d'acide , & peu de ſel Ammoniac ;
mais il eſt uni avec une grande quantité de ſouphre & de terre. Ainſi cette

plante est adoucissante, vulnéraire & résolutive. On employe, comme nous l'avons déja dit, indifféremment en Médecine les deux espèces de Bouillon-blanc que nous venons de décrire : l'usage en est intérieur & extérieur. *Matthiole* faisoit gargariser avec la décoction des feuilles & des fleurs dans les maux de gorge, & l'ordonnoit aussi pour la Toux violente, dans la Dysenterie, le Tenesme, la Colique, les Tensions douloureuses & les Inflammations du bas ventre. La décoction de Bouillon-blanc est très-utile & d'un usage familier : mais on employe par préférence dans ces cas les fleurs, qu'on jette par pincées dans une ptisane adoucissante, lorsqu'on est prêt à la retirer du feu ; ces fleurs sont bachiques & pectorales, propres à adoucir les âcretés du sang & les demangeaisons de la peau, & pour les Hémorrhoïdes internes & externes. On assure que l'Aloès dissout dans le suc de Bouillon-blanc, & épaissi ensuite en consistance d'extrait, ne les irrite point & ne cause aucune Hémorrhagie : mais on le corrige plus sûrement en le dissolvant dans l'eau, & en séparant par la filtration cette partie résineuse qui reste sur le papier gris, & qui cause les irritations &

les Hémorrhagies ; on fait évaporer jufqu'à confiftance d'extrait la portion filtrée. *Tragus* employoit les racines de Bouillon-blanc bouillies dans du vin rofat pour la Colique : on les fait bouillir dans du lait pour le Tenefme, & dans l'eau de Forgerons pour arrêter les Cours de ventre & la Dyfenterie. Il en faut boire deux verres par jour, en prendre en lavement, & en bafliner le fondement.

Quant à l'ufage extérieur de cette plante, M. *Chomel*, dans fon *Traité des plantes Ufuelles*, affure avoir fouvent ordonné avec fuccès contre les Hémorrhoïdes douloureufes & enflammées la décoction de feuilles de Bouillon-blanc & de Guimauve dans le lait, foit en appliquant les herbes fur les Hémorrhoïdes, étant fur un baflin à demi plein de cette décoction, foit en recevant fimplement la fumée aflis fur une chaife percée, ce qui eft plus commode. Il a fait auffi percer & fuppurer doucement des cloux & des petits abfcès qui étoient furvenus autour du fondement de quelques perfonnes fujettes aux Hémorrhoïdes par le fecours de femblables fumigations, qui les ont préfervées de la Fiftule dont elles étoient menacées.

On prépare le fuc de Bouillon-blanc

pour la Goutte, auſſi bien que pour l'inflammation des Hémorrhoïdes : on pile les feuilles & les fleurs ; on les laiſſe pourrir dans des tinettes de bois bien couvertes, & luttées avec du plâtre. Après trois mois de digeſtion, on en exprime fortement le ſuc, que l'on conſerve dans des bouteilles bien bouchées. *Tragus* veut qu'on l'expoſe au Soleil, & d'autres demandent qu'on l'enterre dans du fumier.

*Tragus* & *Matthiole* diſent que l'eau diſtillée des fleurs de Bouillon-blanc eſt très-bonne pour la Brûlure, la Goutte, l'Eryſipèle, & pour les autres maladies de la peau. Ce dernier Auteur ordonnoit pour les Hémorrhoïdes un cataplaſme fait avec les feuilles de cette Plante & celles du Poreau, malaxées & pilées avec la mie de pain & quelques jaunes d'œufs. On trouve dans une Obſervation de *Borelli*, qui eſt la vingt-ſeptiéme de ſa premiére Centurie, qu'un Payſan ayant été mordu d'un ſerpent fut bien-tôt guéri par l'application des feuilles pilées de Bouillon-blanc ſur la morſure : & *Rai* aſſure que ces mêmes feuilles miſes à nud ſous la plante des pieds & portées pendant quelques jours dans la chauſſure, accélérent l'écoulement des Règles. Enfin les *Ephémérides d'Allemagne* nous donnent une Observation curieuse sur la vertu Anti-Apoplectique de la racine de Bouillon-blanc; elle est du Docteur *Matthieu Blaw, Décurie III, années IX. & X. pag.* 246. Ce Docteur rapporte que si on léve cette racine le 28. de Juillet avant le lever du Soleil & lorsqu'il entre dans le signe du Lion, elle a une vertu singulière contre l'Apopléxie: on la porte pour cela pendue au col dans un petit sachet de soye; & il cite nombre de personnes sujettes aux étourdissemens & qui avoient déja essuyé quelques attaques d'Apopléxie, qui depuis qu'elles portoient cet Amulette n'en avoient ressenti aucune atteinte. Nous ne serons pas caution de la vérité de cette expérience: mais comme elle n'est pas difficile à éxécuter, & qu'elle se peut faire, à ce que nous pensons, sans aucun risque, nous la conseillons aux personnes menacées de cette terrible maladie; elle ne coûtera pas tant que les Sachets du sieur Arnoult; & si elle ne réussit pas, on aura du moins son argent de reste.

Les feuilles de Bouillon-blanc entrent dans l'onguent *Populeum*.

Prenez de la racine de Guimauve lavée, deux gros; de la graine de Lin enfermée dans un nouet, une pincée; des fleurs de Bouillon-blanc, deux pincées.

Verſez ſur le tout une pinte d'eau bouillante, & laiſſez-le infuſer pendant une demi-heure.

Coulez enſuite la liqueur, & ajoûtez-y du ſyrop de Guimauve ou de Pas d'Aſne, une once; pour une ptiſane convenable dans le Rhume, la Toux violente, le Teneſme, & les Coliques violentes.

Prenez des fleurs ſéches de Bouillon-blanc, un gros.

Mettez-les en poudre, & avalez-les dans un petit verre de Vin blanc, ou dans un gobelet de Bouillon.

Ce remède eſt bon contre la jauniſſe, & ſe continue trois jours de ſuite le matin à jeun.

Prenez des feuilles de Bouillon-blanc, une poignée.

Pilez-les, & les appliquez en cataplaſme ſur les meurtriſſures où contuſions.

Prenez des feuilles Bouillon-blanc récentes, une quantité ſuffiſante.

Pilez-les, & exprimez deux onces de

fuc, que vous paſſerez par un linge ſerré, ou que vous ferez bouillir un moment pour le dépurer.

Mêlez ce ſuc dans un petite écuellée
de Bouillon gras, & faites-le prendre au Malade deux fois le jour
dans la dyſenterie, les cours de
ventre douloureux, & dans le Teneſme.

Prenez des feuilles de Bouillon-blanc,
& de Cynogloſſe, de chacune une
poignée.

Pilez-les, & les appliquez en cataplaſme ſur la gangréne; ce qui ſera
renouvellé deux fois par jour.

Prenez des feuilles de Bouillon-blanc,
de Mauve, de Pariétaire & de Seneçon, de chacune une poignée.

Faites-les bouillir dans trois chopines
de lait & autant d'eau commune
juſqu'à la réduction de deux pintes.

Trempez-y un morceau de flanelle,
que vous exprimerez enſuite fortement pour l'appliquer le plus chaudement qu'il ſera poſſible ſur tout
le bas-ventre dans les inflammations douloureuſes des viſcères.

## VERBENA.

VERVENE ou Verveine commune; *Verbena*, Offic. *Verbena communis cœruleo flore*, C. B. P. 269. Inft. R. H. 200. *Verbena vulgaris*, J. B. 3. 443. Raii Hift. 535. Cæfalp. *Verbenaca recta*, Dod. Pempt. 150. *Verbenaca recta Dodonæi*, Lugd. Hift. 1336. *Verbenaca recta & Verbenaca mas*, Tabern. *Verbenaca*, Matth. Lac. Caft. *Herba Sacra*, Anguill. Turn. *Hierobotane mas*, Brunf. *Columbaris*, Hermol. Barb. *Verbena communis*, Ger. *Verbena mas, feu recta & vulgaris*, Park. *Verbena communis, five facra procerior recta*, Lob. Adv. *Verbenaca recta, five Periftereon Diofcoridis, & Verbenaca mas Plinii*, Corn. *Herba Cephalalgica*, Hoffman. Alt. *Verbena foliis multifido-laciniatis, fpicis filiformibus*, Linn. Hort. Cliff. 11. *Verbena mafcula five inalba in locis umbrofis proveniens, Verbena vulgatior, Periftcrium, Herba fagminalis vel ferraria, Columbina*, Quorumd.

Sa racine eft oblongue, un peu moins groffe que le petit doigt, garnie de quelques fibres, blanche, d'un goût tirant sur l'amer. Elle pousse des tiges hautes d'un pied & demi, anguleuses ou quarrées, dures, un peu velues, quelquefois rougeâtres, rameuses. Ses feuilles sont oblongues, opposées deux à deux, découpées profondément, ridées, d'une couleur verte plus foncée en-dessus qu'en dessous, d'un goût amer & désagréable. Ses fleurs naissent en épi long & grêle, petites, formées en gueule, ordinairement bleues, quelquefois blanchâtres : chacune de ces fleurs est un tuyau évasé par le haut & découpé en cinq parties presque égales, avec quatre petites étamines dans le milieu à sommets recourbés. Quand cette fleur est tombée, le calice qui est fait en cornet devient une capsule remplie de quatre semences jointes ensemble, grêles & oblongues. Cette plante croît le long des chemins, près des Villes & des Villages, contre les hayes, contre les murailles, & aux autres lieux incultes, elle fleurit en Juin, Juillet & Août, quelquefois même en Automne. Toute la Plante est d'usage.

La Verveine donne par l'analyse chymique plusieurs liqueurs acides, beaucoup d'huile, & assez de sel volatil concret & de terre. Ainsi il y a apparence qu'elle contient du sel Ammoniac uni

avec

avec beaucoup de souphre. Cette plante est regardée par les Auteurs comme
vulnéraire détersive, hystérique & fébrifuge. Son usage est intérieur & extérieur. Le vin dans lequel on a fait infuser la Verveine pendant la nuit, est
propre contre la Jaunisse & les pâles
couleurs ; on en fait prendre le matin
à jeun quatre onces pendant quelque
temps. *Césalpin* en recommande la poudre contre l'Hydropisie. Les personnes
sujettes aux Vapeurs tirent quelque utilité de l'usage de cette plante prise en
maniére de Thé ; on en met une pincée sur deux tasses d'eau bouillante. Le
suc de Verveine, on son extrait, modére les accès des fiévres intermittentes,
& les guérit quelquefois : on fait prendre un gros de cet extrait deux fois le
jour avant le frisson, & sur le déclin de
la fièvre dans les jours d'accès, & dans
les jours d'intermission le matin & l'a-
près-midi. Le suc de la plante se donne de même depuis deux onces jusqu'à
quatre ; & l'on remarque que dans les
fièvres qui ne sont précédées d'aucun
frisson, le Quinquina mêlé avec le suc
ou l'extrait de Verveine réussit mieux
qu'étant donné seul. On prétend que
l'eau distillée ou la décoction de cette

plante, dans laquelle on fait bouillir des Ecreviſſes de riviére, prévient l'avortement. On tient que la décoction de toute la plante bouillie dans le lait augmente conſidérablement celui des nourrices.

Quant à ſon uſage extérieur, le cataplaſme de Verveine appliqué ſur le front & ſur la tête en maniére de calotte, eſt utile dans la Migraine, ſurtout lorſque les Malades ſentent un froid conſidérable ſur la tête. Les feuilles de Verveine pilées, & mêlées enſuite avec la farine de Seigle & les blancs d'œufs, font un cataplaſme très-réſolutif & convenable dans les gonflemens de la Rate. Les feuilles ſeules fricaſſées dans la poèle avec un peu de Vinaigre, ou amorties ſur la pelle chaude, & appliquées ſur le côté ſoulagent conſidérablement dans la Pleuréſie & dans la douleur de côté : la ſéroſité qui s'échappe par les pores de la peau, jointe au ſuc de cette herbe, teint les linges qui couvrent la partie d'une couleur rougeâtre; ce qui en impoſe au peuple ignorant, qui s'imagine que la Verveine attire au-dehors le ſang extravaſé ſur la Plévre. La décoction de Verveine eſt propre en gargariſmepour les maux de gorge, les ulcères de la bouche , & pour raffermir les dents ébranlées. Le suc de cette plante , ou son huile par infusion , guérit les blessures. On tient dans les Boutiques une eau distillée de Verveine, qui est très-utile dans les maladies des yeux , & sur-tout dans leur inflammation : on trempe dedans des compresses, que l'on applique dessus , & qu'on renouvelle à mesure qu'elles se séchent.

Les feuilles de Verveine entrent dans l'Eau vulnéraire , la poudre contre la Rage, dans l'Onguent mondificatif d'Ache & dans l'emplâtre de Bétoine de la Pharmacopée de Paris. Ses sommités entrent dans l'huile de Scorpions composée.

Prenez des feuilles récentes de Verveine , deux poignées.

Passez-les à la poële avec une suffisante quantité de bon vinaigre.

Réduisez le tout en cataplasme pour appliquer chaudement sur le côté douloureux dans la Pleurésie.

Prenez de la Verveine , une poignée.

Pilez-la , & la mêlez avec un peu de Levain & d'huile Rosat , pour former un cataplasme à mettre sur la tête dans les pesanteurs de cette partie qui suivent l'yvresse.

N ij

Quelques-uns se contentent d'en mettre une poignée de récente sous l'oreiller.

Prenez des feuilles de Verveine, une poignée.

Pilez-les, & les appliquez en cataplasme sur le charbon pour en arrêter le progrès.

---

## VERBESINA.

EUPATOIRE femelle bâtarde, ou Chanvre aquatique; *Verbesina*, Offic. *Cannabina aquatica folio Tripartitò diviso*, C. B. P. 321. *Verbesina, sive Cannabina aquatica flore minùs pulchro, elatior ac magis frequens*, J. B. 2. 1073. *Hepatorium aquatile*, Dod. Pempt. 595. *Bidens foliis tripartitò divisis*, Cæsalp. 488. Inst. R. H. 462. *Eupatorium Cannabinum fæmina*, Ger. Raii Hist. 360. *Eupatorium aquaticum duorum gencrum*, Park. *Pseudo-Hepatorium alterum, seu fæmina*, Thal. *Verbena tertia, sive supina*, Trag. *Eupatorium cannabinum fæmina Septentrionalium stellato & odoro flore Lobelio*, Schwenckf. *Ceratocephalus vulgaris tripteris & pentapteris folio, caule rubente*, Vaill. act. Ac. 1720. p. 423.

*Verbesina foliis tripartitò divisis*, Rupp. Jen. 155. *Bidens corona seminum retrorsum aculeata, foliis trifidis*, Linn. Hort. Cliff. 399. *Bidens folio dissecto, Hepatorium vulgare & adulterinum, Eupatorium conyzoides, Virga aurea aquatica, Terzolla seu Tertianaria lutea, Chrysanthemum aquaticum, vel Pseudo-Eupatorium Chrysanthemum*, Nonnull.

Sa racine est fibrée, blanche, d'un goût aromatique. Elle pousse des tiges à la hauteur d'un pied & demi où de deux pieds, rondes, dures, un peu velues, rougeâtres, rameuses. Ses feuilles sont opposées deux à deux le long des tiges, pointues. dentelées en leurs bords, lisses, ordinairement divisées en trois ou en cinq parties, embrassant la tige par une base assez large, d'un goût un peu âcre. Ses fleurs naissent aux sommités des tiges & des rameaux, composées chacune de plusieurs fleurons évasés par le haut en étoile, d'une couleur jaune tirant sur le verd, avec des rayes noires, & dans le milieu cinq étamines capillaires à sommets cylindriques. Quand ces fleurs sont passées, il leur succède des semences oblongues, applaties, anguleuses, rougeâtres, terminées par quelques pointes disposées ordinairement en trident, lefquelles s'attachent aux habits des paffans Cette plante croît aux lieux humides & marécageux, dans les foffés où les eaux ont croupi, & le long des ruiffeaux ; elle fleurit en Août & Septembre.

Les Auteurs l'ont nommée *Verbefina*, comme qui diroit *fauffe Verveine*, parce qu'ils ont trouvé que fes feuilles avoient quelque rapport avec celles de la Verveine ; & *Cannabina*, comme qui diroit *Chanvre bâtard*, parce que fes feuilles reffemblent en quelque maniére à celles du Chanvre.

Cette plante contient beaucoup d'huile & de fel effentiel ; elle eft de peu d'ufage en Médecine : on la regarde cependant comme vulnéraire & apéritive ; & on l'employe quelquefois dans les décoctions & apozêmes vulnéraires contre les ulcères internes, fur-tout ceux du Poumon ; elle eft propre auffi à exciter l'urine, & à procurer l'écoulement des Menftrues. Selon M. *Linnæus*, l'herbe fert à teindre les Laines en jaune.

## VERONICA.

*Véronique.*

IL y a un grand nombre d'espèces de Véronique, mais parmi ce grand nombre on ne se sert en Médecine que des quatre suivantes.

La Véronique mâle, ou le Thé de l'Europe ; *Veronica mas* , Offic. *Veronica mas supina & vulgatissima* , C. B. P. 246. Inst. R. H. 143. Raii Hist. 851. *Veronica vulgatior folio rotundiore* , J. B. 3. 282. *Veronica mas serpens* , Dod. Pempt. 40. *Veronica vera & major* , Ger. *Veronica mas vulgaris supina* , Park *Veronica mas* , Fuchs. Lob. Lon. Thal. Anguill. Gesn. Hort. Lugd. Hist. *Betonica Pauli Ægineta , seu Teucrium* , Trag. 207. *Auricula muris tertia* , Cæsalp. 3.36. *Teucrii quarta species* , Clus. Hist. 349. *Veronica* , Tabern. *Betonica altera Dioscoridis* , Corn. *Veronica floribus spicatis, foliis oppositis, caule procumbente* , Linn. Flor. Suec. 4. 8. *Veronica Germanorum , Veronica Herbariorum vulgi, Veronica major Septentrionalis , Veronica præstantior , Thee Europæum vulgò* , Quorumd.

Sa racine eſt déliée , fibreuſe , éparſe de côté & d'autre dans la terre , vivace. Elle pouſſe pluſieurs tiges menues ; longues, rondes, nouées, velues , couchées ordinairement ſur la ſurface de la terre. Ses feuilles naiſſent oppoſées deux à deux le long des tiges , aſſez ſemblables à celles du Prunier ; velues , dentelées en leurs bords , d'un goût amer & âcre. Ses fleurs ſont diſpoſées en manière d'épi comme celles de la Germandrée, petites , de couleur bleuâtre , quelquefois blanches , avec deux étamines de même couleur dans le milieu à ſommets oblongs : chacune d'elles eſt une roſette à quatre quartiers. Quand cette fleur eſt tombée , il lui ſuccède un fruit en cœur partagé en deux bourſes ou loges , qui contiennent pluſieurs ſemences menues , rondes , noirâtres. Cette plante croît aux lieux rudes, incultes, ſecs , ſablonneux , pierreux, dans les pâturages , le long des hayes , ſur les côteaux expoſés au Soleil , ou ombrageux, dans les bois, dans les bruyéres ; elle fleurit au Printemps & en Eté. Toute la plante eſt d'uſage ; mais on choiſit comme la meilleure celle qui croît aux pieds des Chênes. Elle demeure verte toute l'année.

La Véronique des prez, ou la Germandrée bâtarde ; *Veronica pratensis*, Offic. *Chamædrys spuria major angustifolia*, C. B. P. 249. *Chamædrys spuria angustifolia*, J. B. 3. 285. Raii Hist. 849. *Veronica supina, facie Teucrii pratensis*, Lob. icon. 473. Inst. R. H. 144. *Veronica supina*, Ger. emac. *Veronica Teucrii facie*, Park. *Teucrium primum Matthioli*, Lugd. Hist. 1165. *Teucrium secundum*, Tabern. icon. 380. *Auricula muris quinta*, Cæsalp. 336. *Teucrii tertia species*, Clus. Hist. 349. *Chamædrys vulgaris mas*, Fuchs. *Chamædrys altera*, Trag. *Chamædrys falsa insipida floribus cæruleis*, Gesn. Hort. *Veronica floribus racemosis decussatis foliis oblongo-sagittatis dentatis*, Guett. Observ. 226. *Pseudo-Chamædrys seu Chamædrys sylvestris, Teucrium pratense alterum, Hierobotane vel Herba Sacra seu Verbenaca supina fæmina Dodonæi*, Nonnull.

Sa racine est menue, longue, rampante, fibreuse, ligneuse, vivace. Elle pousse plusieurs petites tiges ordinairement couchées par terre, quelquefois un peu élevées, rondes, velues, ligneuses, longues d'un demi-pied ou près d'un pied, garnies de feuilles opposées deux à deux par intervalles, oblongues

dentelées en leurs bords. Ses fleurs naiffent fur des tiges qui fe divifent vers leur
extrémité en deux ou trois rameaux,
difpofées en épi & d'un bleu affez agréable. Quand ces fleurs font tombées, il
leur fuccède des capfules femblables à celle de la Véronique mâle, qui renferment
plufieurs femences menues & arrondies.
Cette plante croît abondamment dans
les prez, le long des riviéres & des ruiffeaux, plus rarement dans les bois; elle
fleurit en Mai & Juin, même plus tard,
fur-tout dans les pays froids, comme
en Angleterre, où, felon *Rai*, elle ne
vient pas naturellement.

La Véronique des bois ou des haies;
*Veronica rotundifolia*, Offic. *Chamædrys
fpuria minor rotundifolia*, C. B. P. 249.
*Chamædrys fpuria latifolia*, J. B. 3. 286.
*Veronica minor foliis imis rotundioribus*,
Mor. Hift. Oxon. 320. Inft. R. H. 144.
*Chamædrys fylveftris*, Ger. Raii Hift.
850. *Chamædrys fpuria fylveftris*, Park.
*Teucrium tertium minus*, Tabern. icon.
380. *Chamædrys*, Trag. 203. *Auricula
muris fexta*, Cæfalp. 336. *Teucrium pra-
tenfe & fupinum fpurium Chamædryoides*,
Lob. icon. 490. *Hierobotane mas Dodo-
næi*, Lugd. Hift. 1337. *Teucrium pra-

*tenſe*, Rudb. Hort. 109. *Pſeudo-Chamæ-
drys*, Till. icon. 50. *Veronica floribus
racemoſis lateralibus, foliis ovatis plicatis
dentatis*, Linn. Flor. Suec. 5. *Chamædrys
vulgaris fæmina latiore folio, Pſeudo-Cha-
mædrys vel Chamædrys ſpuria rotundifolia
ſive fæmina & vulgatior.* Nonnull.

Sa racine eſt deliée, fibreuſe, rampante. Elle pouſſe pluſieurs tiges hautes
d'un empan & quelquefois de près d'u-
ne coudée, menues, rondes, velues, foibles, garnies de feuilles oppoſées l'une
à l'autre, preſque ſans queues, velues,
dentelées en leurs bords, d'un verd aſſez
foncé, ridées, arrondies, reſſemblantes
à celles de la vraie Germandrée. Des
aiſſelles des feuilles naiſſent des fleurs
d'une ſeule pièce diſpoſées en maniére
de Thyrſe, d'une jolie couleur bleue,
rarement blanches, portées ſur de courts
pédicules. Après que ces fleurs ſont paſſées, il leur ſuccède des capſules ſemina-
les applaties, diviſées en deux loges,
ſemblables à celles des deux eſpèces
précédentes, & remplies de petites ſemences rondes. Cette plante croît fréquemment dans les pâturages, dans les
bois & le long des haies : elle fleurit en
Avril & Mai. Le goût de toute la plante
eſt un peu amer, & elle n'a preſque

point d'odeur. Les feuilles qui font au haut des tiges, ont contre la régle ordinaire des queues plus longues que celles d'en bas.

La Véronique à épi, *Veronica spicata*, Offic. *Veronica spicata minor*, C. B. P. 247. Inft. R. H. 144. *Veronica spicata recta major & minor*, J. B. 3. 282. Raii Hift. 846. *Veronica affurgens sive spicata*, Ger. *Veronica erecta anguftifolia*, Park. *Veronica recta minima*, Cluf. Hift. 347. *Veronica foliis obtufis, caule non ramofo spica nuda terminato*, Hall. Helv. 531. *Veronica floribus spicatis, foliis oppofitis, caule erecto*, Linn. Flor. Suec. 4. *Veronica spicata anguftifolia*, *Veronica minor erecta*, Nonnull.

Sa racine eft fibreufe, oblique, vivace. Elle poufle une tige droite ordinairement à la hauteur d'un demi-pied, quelquefois d'un pied, & même plus haute, le plus fouvent fimple, garnie par intervalles de feuilles plus étroites & plus pointues que celles de la Véronique commune, légèrement crénelées, velues, un peu plus larges vers la racine; & cette tige eft terminée par un long épi de fleurs bleues, lequel fleurit peu à peu de bas en haut. Quand ces fleurs font tombées; il leur fuccède des capfules applaties en cœur, & partagées en deux loges, où font contenues plufieurs femences menues & arrondies. Cette plante croît dans les bois & les pâturages fecs, arides & fablonneux; elle fleurit en Juillet & Août.

La Véronique mâle, qui eft celle des quatre efpèces que nous venons de décrire la plus en ufage, eft une des plantes les plus célébres en Médecine. Nous pafferions les bornes de ce Traité, fi nous voulions en détailler toutes les propriétés ; nous nous contenterons d'expofer les principales, & de renvoyer pour le furplus à fon Hiftoire imprimée à Paris fous le titre de *Thé de l'Europe.*

Les feuilles de Véronique font amères; & rougiffent affez le papier bleu ; ce qui fait croire qu'elles ont un fel qui approche beaucoup du fel de Corail : mais celui de la Véronique eft chargé de beaucoup plus d'acide que le fel ordinaire de Corail. D'ailleurs il eft joint avec beaucoup de fouphre ; car par l'analyfe chymique on tire de cette plante beaucoup d'huile. Ces principes rendent la Véronique fudorifique, vulnéraire, déterfive, diurétique, & propre à dé-

barraſſer le Poumon de matières gluantes & purulentes. En effet la ptiſane qu'on
prépare avec cette plante, & le ſyrop
fait avec ſon jus & le ſucre, ſont d'excellens remèdes pour la Toux ſéche, l'A-
ſthme, l'ulcère du Poumon, & le crachement de Sang. De plus, l'uſage de
cette plante débouche les viſcères &
rétablit le commerce des liqueurs; auſſi l'employe-t'on utilement dans la jauniſſe & dans les maladies longues cau-
ſées par les obſtructions du foye & des
glandes du Meſentère. L'expérience
confirme encore tous les jours ſes bons
effets dans la Gravelle, la rétention d'u-
rine & la Colique néphrétique. On trouve à ce ſujet une belle obſervation dans
les *Ephémérides d'Allemagne*, par laquelle on voit qu'une femme incommodée
depuis ſeize ans de coliques Néphré-
tiques en fut guérie & rendit une pierre conſidérable par l'uſage conſtant de
la décoction de Véronique. Son uſage le
plus ordinaire eſt d'employer ſes feuilles
infuſées à la maniére du Thé, à la doſe
d'une pincée dans un demi-ſeptier
d'eau, ou d'une petite poignée dans un
bouillon dégraiſſé. Cette infuſion convient également dans les migraines &
la peſanteur de tête, dans les étourdiſ-

femens & les affoupiffemens ; car elle rend la tête plus libre & plus capable de foutenir l'application & l'étude. On tient dans les Boutiques une eau diftillée de Véronique , qui eft excellente pour le calcul & pour les vapeurs , furtout fi dans deux onces & demie de cette eau on fait infufer un gros de feuilles de la même plante , & autant d'écorce moyenne de *Solanum Scandens fiu Dulcamara.* Le fyrop de Véronique , qui fe donne depuis une once jufqu'à deux , & fon extrait depuis un gros jufqu'à un gros & demi , purifient le fang , & font propres pour les maladies de la peau : mais il faut en même temps laver les parties affectées dans l'eau de cette plante , dans laquelle on .a diffous autant de vitriol qu'elle en peut contenir. *Tragus* affûre que dans la fièvre maligne deux onces d'efprit de Véronique mêlées avec un peu de Thériaque font fuer confidérablement. Cet efprit fe fait.en diftillant le vin où la Véronique a été en digeftion pendant quelques jours. On vante fort pour la colique l'ufage fréquent des lavemens faits avec une livre de la décoction de cette plante , une once de beurre , & autant de fucre ;

quelques-uns font bouillir la Véronique & la Camomille dans du lait, & y ajoûtent ensuite le sucre.

Quant à l'usage extérieur de cette plante, elle est fort utile pour la Galle, la Gratelle, les ulcères des jambes, ceux qu'on appelle ambulans, pour effacer les taches de la peau, même pour le Cancer, suivant *du Renou :* pour ces maladies on employe la décoction de toute la Plante, ou son eau distillée ; on en bassine les parties malades, & l'on en fait des fomentations.

*Césalpin*, *Pena* & *Lobel* estiment assez les autres espèces de Véronique pour assurer qu'elles sont plus capables d'emporter les obstructions des viscères que la Véronique. mâle. *Césalpin* allégue pour raison leur amertume ; *Tragus* ajoute que la seconde espèce guérit l'Hydropisie naissante, les fleurs blanches & la Toux convulsive ; on l'ordonne sous le nom de *Teucrium*.

Les feuilles de la Véronique mâle entrent dans l'eau Vulnéraire & l'eau Générale, dans le Baume Vulnéraire & dans le Mondificatif d'Ache de la Pharmacopée de Paris. Le suc de la plante entre dans l'emplâtre *Oppodelthoc*.

Prenez de l'eau de Véronique , quatre onces.

Faites-y infuser pendant la nuit de la poudre de la même plante , un gros.

Avalez le tout le matin à jeun , pour une potion excellente contre la stérilité ; continuant pendant un mois.

Prenez de l'extrait de Véronique mâle & de Geniévre , de chacun deux scrupules.

Mêlez le tout , pour un bol à prendre dans les obstructions des viscères & dans les embarras du Poumon.

Prenez de la racine de Benoîte séchée concassée , deux onces ; de la Réglisse , une once ; de la Véronique & du Lierre terrestre , de chacun une poignée ; des fleurs de Millepertuis & de petite Centaurée , de chacune trois pincées ; des semences de Fenouil doux , trois gros.

Mêlez le tout ensemble , & faites-en infuser une demi-once dans dix onces d'eau bouillante.

Laissez le vaisseau couvert quelques minutes ; & versez ensuite , en ajoûtant fur le tout une cuillerée de Miel vierge , pour une infufion théiforme à prendre pendant du temps. dans la Phthifie commençante.

Prenez de l'Aigremoine , une poignée , de la Véroniqne , de la Sauge & des fleurs de Millepertuis, de chacune une demi-poignée.

Verfez fur le tout vingt onces d'eau bouillante , & laiffez-le infufer une demi-heure dans un vaiffeau couvert.

Coulez enfuite la liqueur , & ajoûtez-y du miel Rofat , deux onces , pour un gargarifme convenable dans les ulcères de la bouche & du gofier.

Prenez de l'efprit de Véronique, deux onces ; de la Thériaque , un gros.

Mêlez le tout pour une potion diaphorétique à donner dans la fièvre Maligne , lorfqu'il paroît des moiteurs.

Prenez de l'eau de Véronique , douze onces.

Trempez-y des linges blancs & ufés , & appliquez-les fur les u'céres des jambes , ou fur la groffe Galle des

enfans, comme une Lotion détersive & consolidante convenable
dans ces sortes de maladies.

Prenez des semences de Violette,
deux gros.

Pilez-les dans un mortier de marbre,
en versant peu à peu dessus de
l'eau de Véronique, six onces.

Coulez ensuite la liqueur par un linge, & ajoutez y du Cristal Minéral, douze grains ; du syrop de
Violette, une once ; pour une
émulsion utile dans le Calcul &
dans la Colique néphrétique.

---

## VIBURNUM.

VIORNE, Hardeau, Bourdaine
blanche ; *Viburnum*, Offic. *Viburnum vulgò*, C. B. P. 428. *Lantana vulgò, aliis Viburnum*, J. B. 1. 557. *Viburnum*, Matth. 217. Inst. R. H. 607.
Park. Raii Hist. 1590. *Lantana, sive Viburnum*, Ger. *Viurna vulgi Gallorum & Ruelli*, Lob. Cast. *Spiræa Theoprasti fortè Dalechampii*, Lugd. Hist. *Viburnum foliis cordatis acuiè crenatis venosis subtus tomentosis*, Linn. Virid. Clift. 25. *Viburnum vulgare*, Nonnull.

Sa racine qui court à fleur de terre jette un arbriſſeau quelquefois grand comme un arbre, lequel s'étend ordinairement plus en largeur qu'il ne monte en hauteur, ayant un bois fongueux & moëlleux. Il pouſſe des branches longues d'environ trois à quatre pieds, groſſes comme le doigt, très-fléxibles & propres à lier des fagots & des paquets d'herbes, dont l'écorce eſt blanchâtre & comme farineuſe. Ses feuilles ſont preſque ſemblables à celles de l'Aulne ou de l'Orme, mais velues, oppoſées, larges, épaiſſes, crénelées en leurs bords, blanchâtres, ſur-tout en deſſous, quand elles ſont en vigueur, & rougeâtres quand elles ſont prêtes à tomber, d'un goût aſtringent. Ses fleurs naiſſent au bout des branches en ombelles blanches & odorantes, ayant une odeur approchante de celle des fleurs de Sureau, & chacune d'elles eſt un baſſin coupé en cinq crénelures, avec cinq étamines blanchâtres à ſommets arrondis qui en occupent le milieu. Quand ces fleurs ſont tombées, il leur ſuccède des bayes molles, arrondies ou preſque ovales, aſſez groſſes, vertes au commencement, puis rouges, & enfin noires dans leur entiére maturité, d'un

goût douceâtre & visqueux peu agréable, qui contiennent chacune une seule semence de même figure, mais fort
applatie, large, canelée, presque osseu-
se. Cet arbrisseau croît fréquemment
dans les hayes, dans les buissons, dans
les bois taillis, aux lieux rudes ou incultes, pierreux, argilleux, montagneux; il fleurit en Eté, plutôt ou plus
tard selon la température de l'air & la
qualité du terroir; ses bayes rougissent
pour la plûpart en Juillet, & mûrissent
à la fin d'Août & en Septembre.

La Viorne contient un peu de sel
essentiel, & beaucoup d'huile. Ses feuilles & ses bayes sont rafraîchissantes &
astringentes. *Matthiole* les conseille en
gargarisme dans les inflammations de
la bouche & du gosier, & pour raffermir les gencives : on s'en sert encore
en décoction pour arrêter les flux de
Ventre & celui des Hémorrhoïdes. On
prépare avec ses racines macérées dans
la terre, puis pilées, une glu assez bonne pour prendre les Oiseaux. *Mayerne*,
dans son *Traité de l'Asthme*, propose
l'écorce moyenne de Viorne comme
un bon vésicatoire, & *Camérarius* assure que l'eau distillée des feuilles est

très-propre en collyre contre les maladies des yeux.

---

## VICIA.

### *Vesce* ou *Vesse.*

IL y a deux sortes de Vesce usitées en Médecine ; sçavoir , la noire & la blanche.

La Vesce noire ou commune ; *Vicia* , Offic. *Vicia sativa vulgaris semine nigro* , C. B. P. 344. Inst. R. H. 396. *Vicia vulgaris sativa* , J. B. 2. 310. Park. *Vicia* , Ger. Anguill. Lonic. Raii Hist. 900. Camer. Epitom. 320. *Orobus sativus & Vicia major prima* , Trag. 624. *Ervum* , Brunf. *Vicia major* , Fuchs. *Arachus , seu Cracca primum genus* , Dod. *Vitia vulgaris sativa Clusio , Aphaca vera* , Lugd. Hist. *Vicia nigra , Orobus perperam Officinis , Aphace Græcorum , Os Mundi* , Nonnull.

Sa racine est déliée , fibreuse , annuelle. Elle pousse plusieurs tiges à la hauteur d'un pied & demi ou de deux pieds , anguleuses ou canelées , velues , creuses. Ses feuilles sont oblongues , étroites , plus larges par le bout , velues , attachées au nombre de dix ou douze par paires fur une côe terminée par une main, avec laquelle elle faifit pour appui les corps les plus voifins. Ses fleurs font légumineufes, purpurines ou bleuâtres, foutenues par un cornet dentelé. Quand ces fleurs font paffées, il leur fuccède des gouffes velues, applaties, compofées de deux coffes remplies de femences prefque rondes & noires, d'un goût défagréable. Cette plante fe féme dans les champs prefque par toute l'Europe, foit féparément, foit mélée avec les Pois & l'Avoine pour la nourriture des Chevaux & autres bêtes de charge, fur-tout dans la difette d'herbes : on la cultive rarement dans les jardins, quoiqu'elle foit propre pour faire mourir les mauvaifes herbes, & pour engraiffer la terre ; elle fleurit en Mai & Juin, & fa graine eft mûre à la fin d'Août, ou au commencement de Septembre.

La Vefce blance ; *Vicia alba*, Offic. *Vicia fativa alba*, C. B. P. 344. Inft. R. H. 397. Park. *Vicia albo femine*, J. B. 2. 311. Raii Hift. 900. *Ervum candidum, vel faba veterum*, Trag. 626. *Vicia major folio cordato, flore rubro, fruƈtu albo, Pifi minoris inftar.*, Mor.

Hist. 63. *Vicia siliquis sessilibus erectis, foliis cordatis*, Hall. Helv. 598. *Vicia leguminibus erectis, petiolis polyphyllis, foliis acumine emarginatis, stipulis dentatis*, Linn. Hort. Cliff. 368. *Vicia albida, seu semine candido*, Nonnull.

Sa racine est menue & fibrée. Elle pousse plusieurs tiges hautes d'environ deux pieds, angulaires, foibles, creuses. Ses feuilles varient beaucoup les unes étant presque rondes, & les autres longues & étroites. Sa fleur est simple ou double, mélée de plusieurs taches purpurines, portée sur un court pédicule. Ses gousses diffèrent aussi de celles de la Vesce ordinaire, elles sont remplies de semences qui montent quelquefois au nombre de neuf, toutes blanches, ou un peu purpurines, ou bigarrées, ou d'un verd pâle, approchantes par leur figure & par leur couleur des Pois verds, qu'elles égalent pareillement en grosseur, avec cette différence néanmoins qu'elles ne noircissent point de même à l'endroit par où elles tiennent à la gousse. On cultive cette plante dans les champs comme la précédente ; elle fleurit & améne ses graines à maturité dans les mêmes saisons.

La Vesce donne par l'analyse chymique

que beaucoup d'huile , & peu de sel.
On se sert indifféremment de la semence des deux espèces que nous venons
de décrire , & l'on en tire une farine
qu'on substitue à celle de l'Orobe, ayant
à peu près les mêmes qualités. La Vesce
est d'ailleurs astringente , épaississante ,
consolidante , & propre dans les cours
de Ventre. On l'employe dans les Cataplasmes propres pour amollir , résou-
dre & fortifier. On s'est trouvé quelquefois réduit dans les famines à faire
du pain de Vesce , comme en 1709 :
mais ce pain est de très-mauvaise digestion , & fort lourd sur l'estomac. On
seme aussi cette graine , comme il a déja été dit , avec de l'Avoine , qu'on
coupe ensuite en herbe pour nourrir
les Chevaux & les Mulets ; ce qui fait
un très-bon foin, & qui engraisse promptement ces animaux. Tout le monde
sçait que la Vesce est la nourriture ordinaire des Pigeons. Les Poules n'en
mangent pas aisément , & l'on prétend
qu'elle est pernicieuse aux Canards.

# VIOLA.

*Violette.*

NOus décrirons ici fous le nom de Violette trois fortes de plantes qui font d'un genre tout différent ; fçavoir, 1°. la Violette commune ; 2°. la Julienne ; 3°. la grande Lunaire.

La Violette de Mars ou de Carême, la violette ordinaire, le Violier commun ; *Viola*, Offic. *Viola Martia purpurea, flore fimplici odoro*, C. B. P. 199. Inft. R. H. 419. *Viola Martia purpurea*, J. B. 2. 542. Ger. Raii Hift. 1049. *Viola nigra, five purpurea*, Dod. Pempt. 156. *Viola fimplex Martia*, Park. Parad. *Viola fativa*, Brunf. *Viola Martia præcox purpurea*, Lob. icon. 608. *Viola fimpliciter dicta, vel nigra cognominata*, Gefn. Hort. *Viola purpurea Matthioli*, Lugd. Hift. 797. *Viola acaulis, ftolonibus teretibus reptantibus, pedunculis radicalibus*, Linn. Hort. Cliff. 427. *Viola Græcis fimpliciter Ion vocata, Viola Loripes feffilis & clauda vulgò, Viola purpurea odora fimplex, Viola Martia florum colore nigricantis purpura, Viola quadragefimalis, Herba violaria feu mater violarum , Viola flore simplici coloris in cæruleo subnigro purpurei , Leucoium nigrum Hippocratis ,* Quorumd.

Sa racine est fibrée , épaisse ou touffue , vivace. Elle pousse beaucoup de feuilles presque rondes , larges comme celles de la Mauve commune , dentelées en leurs bords , vertes , attachées à de longues queues. Il s'élève d'entr'elles des pédicules grêles qui soutiennent chacun une petite fleur très-agréable à la vue , d'une belle couleur pourprée ou bleue tirant sur le noir , d'une odeur fort douce & réjouissante , d'un goût visqueux accompagné de tant soit peu d'âcreté ; laquelle est composée de cinq petites feuilles avec autant d'étamines à sommets obtus , & d'une espèce de tétine ou d'éperon , le tout soutenu par un calice divisé jusqu'à la base en cinq parties. Après que cette fleur est tombée , il paroît à sa place une capsule ou coque ovale qui dans la maturité s'ouvre en trois quartiers , & laisse voir plusieurs semences presque rondes , attachées contre les parois de la coque , plus menues que celles de la coriandre , de couleur blanchâtre. Cette plante croît aux lieux ombrageux , en terre grasse , dans les fossés , le long des haies , contre les

O ij

murailles, à la campagne & dans les jardins, où elle fe multiplie aifément par
des filets longs & rampans qui prennent
racine çà & là ; elle fleurit au premier
Printemps vers le mois de Mars, & ne
perd point fes feuilles & fa verdure
pendant l'hiver. Elle donne une jolie
variété à fleur blanche plus rare que la
précédente ; & tant la double bleue,
que la double blanche, fe cultivent
avec foin dans les jardins curieux : mais
il y a un inconvénient qui fait tort à ces
dernières ; c'eft que leurs queues étant
trop foibles pour les foutenir, & les
laiffant traîner par terre, elles font très-
fouvent terreufes, fur-tout après la
pluye.

La racine de Violette eft un peu falée, gluante & déterfive ; elle ne rougit pas le papier bleu, non plus que
les feuilles, qui font fades & plus gluantes : les femences fraîches le rougiffent
un peu, & font plus falées que les racines. Il y a dans la Violette une féve glaireufe qui enveloppe les autres principes, & qui en arrête l'activité ; car par
l'analyfe chymique on tire de cette
plante plufieurs liqueurs acides, beaucoup d'huile, affez de fel volatil concret, & affez de fel fixe lixiviel : ainfi il

n'eſt pas ſurprenant qu'elle ſoit adouciſſante par ſon phlegme & par ſon huile, & qu'elle ſoit diurétique & laxative par le mélange des autres principes.
Le ſel de la Violette participe du ſel
Ammoniac, étant compoſé d'une partie urineuſe. On employe ordinairement
les feuilles & les fleurs de cette plante,
& quelquefois les racines, dont l'infuſion de deux à trois onces purge par
haut & par bas. Quelques-uns même
y ajoutent vingt grains de ſel d'Abſinthe, pour en tirer une plus forte teinture. Les feuilles entrent dans la plûpart des décoctions émollientes & la-
xatives, dans les lavemens ordinaires,
& dans les fomentations adouciſſantes.
Les fleurs ſont un peu purgatives, rafraîchiſſantes, & du nombre des quatre
fleurs cordiales. *Poterius* aſſûre qu'un
gros de leur poudre dans un bouillon
dégraiſſé purge bien. On prépare trois
ſortes de ſyrop avec ces fleurs; le ſimple, dont la couleur eſt très-belle,
pourvu qu'on ne le faſſe pas bouillir;
le compoſé, qui eſt de l'invention de
*Meſué* Médecin Arabe, dans lequel entrent les jujubes, les ſébeſtes, & les
ſemences de Mauve & de Coing : ces
deux ſortes de ſyrop ſont très-propres

pour les maladies de la Poitrine caufées par des humeurs âcres & falées ; ils
font incraffans & rafraîchiffans. Le troifiéme fyrop eft le purgatif, qui convient aux mêmes maladies, lorfqu'il eft
néceffaire de purger ; car les femences
& les calices des fleurs, dont on fe
fert pour faire ce fyrop, purgent confidérablement : on pourroit y ajouter
les racines ; M. *Lemery* en a donné la
defcription dans fa Pharmacopée ; on la
trouvera ci-deffous dans les formules.

*Ettmuller* rapporte que *Timæus* pré-
paroit une excellente conferve laxative
avec les fleurs de Violette, en donnant
à la Manne la confiftance de conferve,
après l'avoir fondue dans leur fuc : cette préparation eft utile à ceux qui ont
le ventre pareffeux. La dofe eft d'une
demi-once, ou environ. On prépare
auffi un Ratafia propre pour ouvrir le
ventre ; en voici la defcription : dans
fix livres de fleurs de Violette qui ne
foient pas mondées de leur calice, dé-
layez fur un feu clair & doux une livre
& demie de Manne. Paffez enfuite le
tout par un linge ; & ajoûtez-y une pinte d'efprit de vin. La dofe eft d'une ou
deux cuillerées le matin & le foir, s'il
eft néceffaire, deux heures après le re-

pas. On peut se purger avec la décoction d'un pied de Violette réduite à un bouillon. Le Miel violat qu'on tient dans les boutiques, se fait avec les fleurs de Violette & le miel cuit en consistance de syrop. La dose en est d'une once ou deux dans les lavemens rafraîchissans & émolliens. Les semences de Violette sont purgatives & diurétiques ; on s'en sert dans la colique Néphrétique, dans la rétention d'urine, & dans les autres maladies où il n'est permis de purger qu'en adoucissant : on en pile une once ou une once & demie dans un mortier, en versant peu à peu dessus six onces d'eau de Chiendent. On passe ensuite la liqueur, & l'on y ajoûte une once de syrop Violat.

Les feuilles de Violette entrent dans l'onguent *Populeum*, & dans le lavement émollient de la Pharmacopée de Paris. Les fleurs entrent dans le syrop de Jujubes, dans le syrop d'*Erysimum*, dans le syrop de Tortue, dans le *Requies* de *Nicolas* de *Myrepse*, dans la poudre *Diamargitum frigidum*, & autres préparations. Les fleurs & les semences entrent dans l'Electuaire Lenitif, & le Diaprun. La semence entre dans l'Electuaire de *Psyllium*, dans le *Catholicum*, dans le

Diaphénic, dans la confection *Hamech*
& les Pilules *sine quibus* de la même
Pharmacopée.

Prenez du Son lavé, une poignée.

Faites-la bouillir dans deux livres
d'eau réduites à moitié.

Coulez ensuite la liqueur par un linge, & dissolvez-y du miel Violat,
deux onces, pour un lavement rafraîchissant & émollient.

Prenez des semences de Violette bien
mûres, une once.

Pilez-les dans un mortier de marbre,
en versant peu à peu dessus de l'eau
de Chiendent, ou de Véronique,
ou d'eau Rose, six onces.

Coulez le tout par un linge clair, pour
une émulsion à prendre trois heures après le souper dans la colique
Néphrétique, & dans la rétention
d'urine.

*Autre contre l'ardeur d'Urine.*

Prenez des semences de Violette,
trois gros ; de celles de *Lithosper-*
*mum* un demi-gros.

Pilez-les dans un mortier de marbre,
en versant peu à peu dessus de l'eau
de Fraises, quatre onces.

Coulez le tout par un linge, & ajoû-

« ...tez-y de l'eau de Canelle simple,
deux gros ; des yeux d'Ecrevisses
en poudre, un scrupule ; pour une
dose à prendre à l'heure du sommeil.

Prenez des fleurs de Violette entières
sans les monder, deux livres, des
semences de Violette contuses,
une demi-livre.

Faites infuser le tout chaudement
dans un pot de terre couvert pendant deux heures, & bouillir ensuite légèrement pendant quelques
minutes.

Coulez la liqueur avec expression :
puis mettez derechef infuser de
nouvelles fleurs & de la semence
de Violette comme ci-devant dans
l'infusion coulée : on réitérera les
infusions & les colatures jusqu'à ce
que la liqueur soit entiérement
empreinte de la substance des Vio-
lettes ; ce que l'on connoîtra, lorsque les fleurs sortiront teintes de
la liqueur : on mêlera dans la dernière infusion coulée le sucre ; on
clarifiera le mélange avec un blanc
d'œuf, & on le fera cuire en consistance de syrop.

La dose en est depuis une demi-once
O v

jufqu'à deux onces, pour purger la bile & les férofités.

Prenez des fleurs de Mauve, de Bouillon-blanc, de Pas-d'Afne, de Coquelicoq, & de Pied de Chât!, de chacune une pincée.

Verfez deffus de l'eau bouillante, trois livres.

Laiffez le tout infufer pendant une demi-heure.

Coulez enfuite la liqueur , & ajoutez-y du fyrop Violat deux onces ; pour une infufion pectorale convenable dans les douleurs de poitrine , l'enrouement , la Toux, & la Phthifie.

La Julianne ou Julienne, la Violette Giroflée des Dames, la Giroflée mufquée; *Viola Matronalis , five Damafcena* , Offic. *Hefperis hortenfis flore purpureo* , C. B. P. 202. Inft. R. H. 222. Raii Hift. 790. *Hefperides flore purpureo , albo & vario* , J. B. 2. 877. *Viola Matronalis* , Dod. Pempt. Lob. Gefn. Hort. *Viola Matronalis purpurea* , Ger. *Viola hyemalis purpurea* , Tabern. icon. 308. *Eruca alba & purpurea* , Lugd. Hift. *Leucoium & Viola purpurea* , Fuchf. *Hefperis noftras flore fimplici purpureo* ,

*Viola Moschatella , Leucoium Moscha-
tum* , Quorumd.

Sa racine eſt petite, ligneuſe, blanche. Elle pouſſe des tiges à la hauteur
d'environ deux pieds , rondes , velues ,
remplies de moëlle. Ses feuilles ſont
rangées alternativement le long des tiges , aſſez reſſemblantes à celles de la
Roquette, mais moins découpées , dentelées en leurs bords, pointues , velues ,
oblongues , attachées à des queues courtes , d'un verd noirâtre , d'un goût un
peu âcre. Des aiſſelles des feuilles ſortent de petits rameaux qui portent des
fleurs approchantes en figure de celles
du *Keiri* , compoſées chacune de quatre
feuilles diſpoſées en croix , de couleur
tantôt blanche , tantôt purpurine, tantôt
bigarrée de blanc & de taches purpurines , portées ſur d'aſſez longs pédicules , d'une odeur très-ſuave. Lorſque
ces fleurs ſont paſſées , il leur ſuccède
des ſiliques longues & grêles, bivalves ,
ſéparées par une cloiſon membraneuſe ,
qui renferme, pluſieurs ſemences ovales , applaties, rouſſâtres , âcres. Cette
plante croît quelquefois dans les bois
& les hayes ; on la cultive dans les jardins , où elle fait les délices des Curieux , & où elle ſe multiplie aiſément ;

elle fleurit en Mai & Juin, & est toujours verte, souffrant patiemment le froid ainsi que la Violette ordinaire.

Le nom de *Julienne* lui vient d'un certain Jardinier nommé *Julien*, qui le premier a cultivé cette plante. On l'appelle en Latin *Hesperis*, parce qu'on a reconnu que sa fleur avoit plus d'odeur le soir après le Soleil couché, que pendant le jour ; *Viola Matronalis*, parce qu'elle ressemble en quelque chose au Violier jaune, & que les Dames aiment à la cultiver à cause de sa bonne odeur.

On se sert rarement de cette plante en Médecine. La Julienne contient beaucoup de sel & d'huile ; elle est incisive, apéritive, propre pour le Scorbut, pour l'Asthme, pour la Toux invétérée, pour les Convulsions, & pour exciter la sueur, selon M. *Lemery*. Ses feuilles broyées & appliquées sont bonnes pour les playes & les ulcères.

La grande Lunaire, le Bulbonach ; la Médaille, la Satinée, le Satin blanc ou Passe-satin ; *Viola Lunaria*, Offic. *Viola Lunaria major siliquâ rotundâ*, C. B. P. 203. Raii Hist. 787. *Lunaria major siliqua rotundiore*, J. B. 2. 881. Inst.

R. H. 218. *Viola latifolia*, Dod. Pempt. 161. *Viola Lunaris prima*, Tabern. icon. 313. *Viola Lunaria , sive Bulbonach ,* Ger. Park. *Lunaria Græca rotunda Ollingeri ,* Gesn. Hort. *Lunaria major , aliis Bulbonac ,* Camer. Hort. *Lunaria bulbosa seu Raphanitis , Lunaria odorata sive Regia , Thlaspi montanum vel Lunare majus ,* Quorumd.

Sa racine est glanduleuse & bisannuelle. Elle pousse une tige à la hauteur de deux ou trois pieds , quelquefois grosse comme le petit doigt , velue , rameuse, de couleur de verd de mer ou rougeâtre. Ses feuilles sont semblables à celles de l'Ortie , quelquefois plus grandes du double ou du triple , velues , dentelées ; tantôt opposées , tantôt rangées alternativement le long des rameaux , d'un goût d'herbe potagère. Ses fleurs naissent au sommet de la tige & des branches , disposées à peu près comme celles du Chou , composées chacune de quatre feuilles rangées en croix , purpurines ou incarnates , avec six étamines verdâtres à sommets jaunes dans le milieu , rayées, d'une odeur foible. Quand ces fleurs sont tombées , il leur succède des siliques oblongues, plattes , arrondies , grandes , bivalves , féparées par une cloifon mitoyenne d'un blanc argenté très-luifant , aux deux côtés de laquelle font attachées des femences larges formées en petit Rein, élevées au milieu en Lentille , & bordées d'un feuillet membraneux , d'une couleur rouge-brune , d'un goût fort âcre accompagné d'un peu d'amertume. Cette plante croît fur les hautes montagnes dans les pays froids ; on la cultive auffi dans les jardins ; elle fleurit en Mai & Juin, quelquefois dès le mois d'Avril ; elle fe multiplie aifément de graine. Ses feuilles reftent vertes tout l'Hiver ; elle ne pouffe fa tige que la feconde année après qu'elle eft femée, & elle périt quand fa graine eft mûre.

On l'a nommée *Lunaire* , parce que fa filique a une figure approchante de celle de la Lune quand elle eft en fon plein ; *Bulbonac* ou *Bulbonach* , à caufe de fa racine bulbeufe. La raifon de fes autres dénominations n'eft pas plus difficile à comprendre.

La grande Lunaire contient beaucoup de fel & d'huile. Les femences font la feule partie de cette plante qui foit de quelque ufage en Médecine. On les regarde comme incifives, déterfives, apéritives & vulnéraires ; elles excitent

l'urine ; on les eſtime propres pour l'E-
pilepſie, étant priſes en poudre dans de
l'eau de Tilleul, & bonnes contre la
Rage. La doſe en eſt depuis un ſcrupule juſqu'à un gros. Autrefois les Al-
chymiſtes recherchoient beaucoup cette plante pour le Grand-Œuvre. Ses racines ſe peuvent manger en ſalade comme la Raiponce.

## VIORNA.

CLEMATITE, Herbe aux Gueux,
Barbe à Dieu, Viorne des gens de
la Campagne ; *Clematitis*, Offic. *Clema-*
*titis ſylveſtris latifolia*, C. B. P. 300. Inſt.
R. H. 293. *Clematis latifolia, ſive Athra-*
*gene quibuſdam*, J. B. 2. 125. Raii Hiſt.
620. *Vitalba*, Dod. Pempt. 404. Cæ-
ſalp. *Clematis ſylveſtris latifolia, ſive Vior-*
*na*, Park. *Viorna*, Ger. Lob. icon. 626.
*Athragene Theophraſti*, Anguill. Cluſ.
Hiſt. 122. *Vitis ſylveſtris*, Trag. 818.
*Vitis nigra*, Fuchſ. Turn. *Clematis ter-*
*tia Matthioli*, Lugd. Hiſt. *Clematitis, ſive*
*Viorna vulgi*, Eyſt. *Viburnum Gallorum*,
Bellon. *Clematitis foliis pinnatis, foliis*
*cordatis, inæqualiter inciſo crenatis*, Linn.
Hort. Cliff. 225. *Vitis alba Italorum*,

*Clematis altera Dioscoridis, Ampelos agria seu vitis sylvestris exulceratoria, uva taminea vel taminia Celsi & Latinorum, Sarmentaria, Salictarium, Vitis Chironia, Bucranium, Quorumd.*

Sa racine est un peu grosse, fibreuse, rougeâtre, vivace. Elle pousse comme la Vigne des sarmens gros, rudes, plians, anguleux, rameux, rampans, un peu velus dans la jeunesse, puis rougeâtres, qui s'attachent aux plantes & aux arbrisseaux voisins. Ses feuilles sont assez semblables à celles de la Douce-amère ou Vigne de Judée, tantôt entiéres, tantôt crénelées, rangées ordinairement au nombre de cinq sur une côte, d'un goût âcre. Ses fleurs naissent en grappes ou en manière d'ombelles, composées chacune de quatre feuilles disposées en rose sans calice, garnies dans leur milieu de plusieurs étamines courtes & un peu pâles, blanches, odorantes, portées sur des pédicules blanchâtres. Lorsque ces fleurs sont passées, il leur succède des fruits chevelus, arrondis en manière de tête, formées par plusieurs semences barbues & lanugineuses. Cette plante croît presque partout aux bords des chemins, dans les hayes dont elle fait un des principaux

Ornemens, parmi les épines & les broffailles ; elle fleurit au mois de Juillet,
& fon fruit dure jufqu'à l'Hiver. Ses
tiges & fes branches font fi fléxibles
qu'on s'en fert au lieu d'Ofier ou de
cordes pour lier des fagots, des bottes
d'herbes & autres fardeaux.

L'Herbe aux Gueux donne par l'a-
nalyfe chymique beaucoup d'huile &
de fel très âcre, qui approche de celui
de l'Euphorbe. Tous les Auteurs anciens & modernes conviennent de la
caufticité de cette plante, lorfqu'elle eft
appliquée extérieurement fur les vieux
ulcères, dont elle nettoye & fait tomber les chairs pourries. *Diofcoride* dit
que fes feuilles pilées & appliquées fur
la Lépre la guériffent, & que fa femence broyée & prife dans de l'Hydromel
purge la bile & la pituite. *Tragus* ajoute que la racine cuite dans l'eau & dans
deux taffes de Vin, auquel on aura
mêlé de l'eau falée, eft purgative & propre contre l'Hydropifie. Nous ne confeillons pas fur ces témoignages de donner intérieurement une plante fi âcre,
quoique corrigée par le Vin & l'eau
falée. *Taberna-Montanus* faifoit un cataplafme avec cette plante pilée & de l'huile pour faire venir à fuppuration les tu-

meurs les plus opiniâtres. On l'appelle
l'*Herbe aux Gueux*, parce qu'on prétend
qu'ils s'en frottent la peau pour se former de petits ulcères ou écorchures,
qu'ils montrent avec de grandes plain-
tes pour exciter la Charité des Passans,
& leur récolte étant faite ils n'ont pas
de peine à guérir leurs playes en appliquant dessus des feuilles de Bouillon-
blanc. Nous avons pourtant vu des gens
qui s'étant fait appliquer aux poignets
de l'écorce moyenne de Clématite pour
se guérir des fièvres intermittentes, en
ont contracté des ulcères dangereux,
qui ont laissé après eux de très-vilai-
nes cicatrices.

---

## VIPERINA.

VIPERINE ou Herbe aux Vipères,
*Echium*, Offic. *Echium vulgare*,
C. B. P. 254. J. B. 3. 586. Inst. R. H.
135. Park. Ger. emac. Raii Hist. 498.
*Echion*, Cæsalp. 436. *Buglossum sylve-
stre*, Lob. icon. 579. Lonic. *Echium*,
Dod. Pempt. 631. *Lycopsis*, Cord. in
Diosc. *Buglossa sylvestris*, Brunf. *Onos-
ma*, Matth. Lac. Cast. Tabern. Lugd.
Hist. 1107. *Lycopsis Germanica purpu-*

*tea*, Fuchſ. *Anchuſa prima Dioſcoridis*, Guilland. *Echium caule ſimplici, foliis caulinis lanceolatis hiſpidis, floribus ſpicatis lateralibus*, Linn. Hort. Cliff. 43. *Echium ſive Echion colore floris ex purpura rubente, Bugloſſum agreſte, Anchuſa major, lingua hircina vulgi, Alcibion ſive Alcibiadion vel Alcibiacum, Viperina ſive Serpentaria, Herba Viperaria*, Quorumd.

Sa racine eſt longue, groſſe comme le pouce, ligneuſe, biſannuelle. Elle pouſſe une tige haute de plus de deux pieds, velue, ronde, ferme, verte, marquetée de points rudes & noirs comme la peau d'un Serpent, ordinairement réfléchie par le bout en queue de Scorpion. Ses feuilles font oblongues, étroites, velues, rudes au toucher, placées ſans ordre, d'un goût fade. La tige eſt garnie preſque depuis le bas juſqu'en haut de fleurs formées en entonnoir panché & découpé par les bords en cinq parties inégales, d'une belle couleur bleue, tirant quelquefois ſur le purpurin, quelquefois cendrée, ayant au centre cinq étamines purpurines à ſommets oblongs & un piſtile blanc ; le tout ſoutenu par un calice fendu juſqu'à la baſe en cinq

parties longues, étroites, pointues, canelées. Quand la fleur est tombée, il lui
succéde quatre semences jointes ensemble, ridées, semblables à la tête d'une Vipère. Cette plante croît dans les champs,
dans les terres incultes, dans les bleds,
& aux lieux exposés au Soleil, presque
par-tout le long des chemins & sur les
murs ; elle fleurit en Juin & Juillet ;
elle demeure verte tout l'Hiver, & la
seconde année elle périt après avoir
poussé sa tige & mûri sa graine ; elle
donne une variété à fleur blanche.

La Vipérine donne par l'analyse Chymique beaucoup d'huile & peu de sel.
Quoique *Césalpin* confirme ce que *Dioscoride* & les Anciens rapportent des
vertus de cette plante pour la morsure
de la Vipère & des autres bêtes veni-
meuses, nous ne croyons pourtant pas
qu'on y doive ajouter beaucoup de foi,
& nous pensons que le nom de Vipérine qu'on lui a donné vient plutôt de
la figure de sa graine, qui comme nous
avons dit, ressemble à la tête d'une Vipère, que non pas de sa prétendue qualité de guérir sa morsure. Voici cependant la manière dont *Césalpin* conseille
de s'en servir : il faut prendre une poignée des feuilles, & environ une de-

mi-once de la racine, les piler & les faire infuſer dans trois verres de Vin ; on en fait boire le jus au Malade, & l'on applique le marc ſur la bleſſure. *Jean Bauhin* attribue une vertu anti-épileptique à cette racine, & la donne à la doſe d'un demi-gros en poudre dans un verre de Vin ou de Bierre : mais cette propriété n'eſt pas plus certaine que l'autre. L'uſage le plus ordinaire de la Vipérine, c'eſt d'être ſubſtituée à la Bugloſe qui eſt moins commune : auſſi eſt-elle, comme cette derniére, émolliente, humectante & pectorale, mais dans un moindre dégré.

---

## Virga Aurea.

### *Verge d'Or.*

ENTRE un ſi grand nombre d'eſpéces de Verges d'Or, nous ne connoiſſons que les deux ſuivantes qui ſoient d'uſage en Médecine.

La Verge d'Or à feuilles étroites, ou la petite Verge dorée ; *Virga Aurea minor*, Offic. *Virga Aurea anguſtifolia minùs ſerrata*, C. B. P. 268. *Virga Aurea vulgaris latifolia*, J. B. 2. 1062. Inſt. R. H. 484. *Virga Aurea vulgaris*, Dod.

Pempt. 142. Ger. Raii Hift. 278. Gefn.
Hort. *Virga Aurea vulgaris*, Park. *Vir-*
*ga Aurea Matthioli*, Lugd. Hift. 1272.
*Solidago farracenica*, Trag. Fuchf. *Con-*
*folida farracenica*, Thal. Eyft. *Confolida*
*aurea*, Tabern. *Virga Aurea farraceni-*
*ca, Herba Doria, Herba Judaica & Pa-*
*gana*, Quorumd.

Sa racine eft genouillée, traçante,
brune, garnie de fibres, blanchâtres,
d'un goût aromatique. Elle pouffe une
ou plufieurs tiges à la hauteur de trois
pieds, droites, fermes, rondes, canelées, un peu velues, & remplies d'une
moëlle fongueufe. Ses feüilles font oblongues, alternes, pointues, velues,
dentelées en leurs bords, d'un verd
noirâtre. Ses fleurs font radiées & difpofées en épi le long de la tige, de
couleur jaune dorée, foutenues chacune par un calice compofé de plufieurs
feuilles en écailles, avec cinq étamines
capillaires à fommets cylindriques.
Quand ces fleurs font paffées, il leur
fuccède des femences oblongues, couronnées chacune d'une aigrette. Cette
plante croît fréquemment dans les bois
& les bruyéres, aux lieux montagneux,
fombres, humides, rudes ou incultes;
elle fleurit en Juillet & Août. *Gafpard*

*Bauhin* obſerve très-bien que ſes feuilles varient en ce qu'elles ſont ſouvent
ſans crénelures, quelquefois crénelées;
mais ces crénelures ſont toujours moins
apparentes que dans l'eſpèce qui ſuit.

La Verge d'Or à larges feuilles, ou la
grande Verge dorée; *Virga Aurea major,*
Offic. *Virga Aurea latifolia ſerrata,* C. B.
P. 268. Inſt. R. H. 484. Raii Hiſt. 279.
*Virga Aurea, ſive ſolidago ſarracenica,
latifolia, ſerrata,* J. B. 2. 1063. *Virga
Aurea margine crenato,* Dod. Pempt.
142. *Virga Aurea Arnoldi Villanovani,*
Ger. *Virga Aurea ſerratis foliis,* Park.
*Solidago floribus per caulem ſimplicem un-
dique ſparſis,* Linn. Flor. Lapp. 306.
*Conſolida ſarracenica major,* Lugd. Hiſt.
1271. *Virga aurea altera,* Lob. *Virga
Aurea folio latiore ſerrato,* Quorumd.

Sa racine eſt longue, oblique, fibreuſe, vivace. Elle pouſſe une tige
haute de trois pieds ou davantage,
droite, ronde, ferme, canelée, pleine
de moëlle fongueuſe. Ses feuilles ſont
beaucoup plus larges que celles de la
précédente, plus longues, plus dentelées en leurs bords. Ses fleurs ſont radiées, de couleur jaune doré, & naiſſent au ſommet de la tige, non en épi,

mais en manière d'ombelles, soutenues
par un calice écailleux. Lorsque ces
fleurs sont passées, il leur succède des
graines aigrettées. Cette plante croît
aux lieux montagneux, dans les bois
ombrageux & humides; elle fleurit en
Août, Septembre & Octobre.

La Verge d'Or est styptique, amère, & ne rougit pas le papier bleu. Il
y a apparence que son sel approche
beaucoup du sel naturel de la terre,
mais qu'il est mêlé avec beaucoup
d'huile & de parties terrestres; ce
qui rend cette plante détersive, vulnéraire & diurétique. Les feuilles &
fleurs des deux espèces que nous venons de décrire, se trouvent en quantité dans les Vulnéraires de Suisse. On
les employe ou en infusion à la manière
du Thé, à la dose d'une pincée sur
deux tasses d'eau bouillante, ou dans
les ptisanes & décoctions vulnéraires
& apéritives. Dans la difficulté d'uriner,
dans la Gravelle & la Colique néphrétique, dans les Obstructions des viscères, & dans les Hydropisies naissantes,
cette plante est fort utile du consente-
ment de tous les Auteurs. MM. *Hoffman* & *Boerhaave* disent l'avoir donnée
avec un grand succès dans ces dernières

res maladies, parce qu'elle déterge &
fortifie admirablement le ton des Viſcères, & qu'on en a fait long-temps un
ſecret. *Arnaud de Villeneuve* l'eſtime
beaucoup pour le Calcul ; il la donnoit
en poudre à la doſe de deux gros dans
quatre onces de Vin blanc tous les matins. M. *Chomel*, dans ſon *Traité des
plantes Uſuelles*, aſſûre avoir vu de très-
bons effets de ſa ſimple infuſion pour
les maladies de la veſſie. On la donne
encore dans les bouillons & les ptiſa-
nes contre la Dyſenterie & toutes ſortes d'Hémorragies, parce qu'elle eſt
fort adouciſſante, & qu'elle dégage les
Reins en faiſant couler les urines. L'eau
diſtillée des ſommités, qui ſe donne à
la doſe de quatre à ſix onces dans les
potions vulnéraires & diurétiques, &
l'extrait qui ſe donne depuis un gros
juſqu'à deux, ont les mêmes vertus.

La Verge dorée entre dans l'eau Générale de la Pharmacopée de Paris.

Prenez de la racine de Guimauve,
    une once & demie ; de la Régliſſe,
    une demi-once ; des feuilles de
    Verge d'Or, deux poignées ; de
    celles de Guimauve & de Parié-
    taire, de chacune une poignée ;
    quatre Figues ; des Bayes de Ge-

nièvre , des femences de Perfil de
Macédoine , de Bardane & de Gre-
mil , on ajoute cette dernière femence vers le milieu de la coction,
de chacune un gros.

Faites bouillir le tout dans trois livres de petit lait , dans lequel vous
aurez mis quatre onces de Vin
blanc , jufqu'à la diminution du
tiers.

Paffez enfuite la liqueur , & ajoutez-
y quatre onces de fyrop de Guimauve ; pour une décoction à donner tiéde d'heure en heure dans
la Colique Néphrétique fur la fin
du paroxyfme.

---

## VISCUM.

GUI commun , ou Gui de Chêne ;
*Vifcum* , Offic. *Vifcum baccis albis* ,
C. B. P. 423. Inft. R. H. 610. *Vifcus
Quercûs & cæterarum arborum* , J. B. 1.
Part. 2. 89. *Vifcum* , Dod. Pempt. 826,
Ger. Raii Hift. 1583. Matth. Trag.
Fuchf. Linn. Hort. Cliff. 441. *Vifcum
vulgare* , Park. *Vifcus* , Brunf. *Vifcum
Quernum , Querceum vel Quercinum , Vif-
cum Corylinum feu Colurnum , Vifcum ti-*

*liaceum*, *viscus vulgaris*, *Lignum Sanctæ Crucis Monachorum*, *Omnia sanans Druidarum*, *Hyphear Arabum*, *Ramus Aureus Virgilii*, Nonnull.

Sa racine est verte, d'abord tendre & grenue, puis ligneuse dans son milieu, vivace. Elle pousse une maniére de petit Arbrisseau qui croît à la hauteur d'environ deux pieds, & forme une boule assez régulière. Ses tiges sont presque grosses comme le petit doigt, ligneuses, compactes, pesantes, noueuses, d'un verd-brun ou foncé en dehors, d'un blanc jaunâtre en dedans; elles jettent beaucoup de rameaux ligneux, plians, souvent entrelacés les uns dans les autres, plus gros par les deux bouts à peu près comme l'os de la jambe, & comme articulés ensemble, couverts d'une écorce verte un peu inégale & grenue. Ses feuilles sont opposées deux à deux, oblongues, épaisses & charnues sans être succulentes, dures, assez semblables à celles du grand Buis ou du Pourpier, mais un peu plus longues, veineuses dans leur longueur, arrondies par le bout, de couleur verte jaunâtre ou pâle, d'un goût douçâtre légerement amer ou âcre & astringent, d'une odeur foible, mais

défagréable. Quoique MM. de *Tourne-*
*fort* , *Boerhaave* & *Linnæus* difent que les
deux fexes fe trouvent fur les mêmes
individus , mais dans des endroits fépa-
rés , l'expérience nous a appris qu'il y
a des pieds de Gui mâles qui ne portent jamais de fruit , & d'autres femelles qui en font chargés prefque tous les
ans , comme l'avoit avancé *Pline* , à la
différence près qu'il appelle mâle le
Gui qui porte du fruit , & femelle celui qui n'en porte point. Ses fleurs naiffent aux nœuds des branches , ramaffées par bouquets quelquefois jufqu'au
nombre de fept , d'une feule piéce ré-
guliére , formant une cloche fort ou-
verte à quatre échancrures avec autant
d'étamines à fommets oblongs chargés
d'une pouffière extrêmement fine ; mais
ces bouquets de fleurs font ftériles. Les
boutons à fruit font placés de même
dans les aiffelles des branches fur les
individus femelles , & ne contiennent ordinairement que trois ou quatre fleurs,
qui commencent à s'ouvrir dès la fin de
Février ou au commencement de Mars.
A ces derniéres fleurs fuccèdent des
fruits qui groffiffant peu à peu deviennent de petites bayes ovales , prefque
rondes , molles , un peu plus groffes que

des Pois, attachées par un court pédicule au fond d'un calice charnu, blanches, lisses, luisantes, à demi transpa-
rentes comme une Perle un peu paffée, assez reffemblantes à nos petites
Groseilles blanches ou perlées, remplies d'un fuc glaireux & visqueux dont
les Anciens se fervoient pour faire de
la Glu : on trouve renfermée dans le
milieu du fruit une petite femence verdâtre, fort applatie, ordinairement
triangulaire ou échancrée en cœur. Cette plante vraiment parasite ne vegéte
point dans la terre, mais feulement
dans l'écorce des branches d'arbres où
fes racines font implantées ; on fent
par-là combien elle fait de tort aux
arbres dont elle tire fa nourriture : aussi
les gens attentifs à l'entretien de leurs
Vergers font-ils leur possible pour la
détruire ; elle fleurit, comme nous l'a-
vons déja insinué, dès le premier Printemps ; fes fruits mûriffent en Septembre & Octobre, & on les peut femer
en Février & Mars.

Le fentiment le plus généralement
reçu des Botaniftes modernes eft que
c'eft la même efpèce de Gui qui croît
fur tant d'arbres différens, comme l'on

peut s'en aſſurer en l'y ſemant. Si l'on en croît les Auteurs, le Gui vient ſur preſque tous les arbres. Les uns diſent l'avoir trouvé ſur le Sapin, la Meleze, le Piſtachier, le Noyer, le Coignaſſier, le Poirier franc & le ſauvage, le Pommier ſauvage & ſur le domeſtique, ſur le Nefflier, l'Epine blanche, le Cormier, le Prunier, l'Amandier, ſur le Roſier : d'autres diſent l'avoir vu ſur le Chéne verd & ſur le commun, ſur le Liége, le Châtaignier, le Noiſettier, le Tilleul, le Bouleau, l'Erable, le Frêne, l'Olivier, le Saule, le Peuplier noir & ſur le blanc, ſur l'Orme, le Noirprun, le Bouis, même ſur la Vigne & ſur le Genèvrier. On l'a trouvé ſur le *Pſeudo-Acacia. Ariſtote* penſoit que le Gui ne venoit pas de ſemences ; il le regardoit comme une production ſpontanée, qui étoit produite ou par l'extravaſation du ſuc nourricier des arbres qui le portent, ou par leur tranſpiration. Preſque tous les Auteurs qui ont écrit ſur le Gui, ſi l'on en excepte quelques Modernes, ont ſuivi le ſentiment d'*Ariſtote.* Cependant *Théophraſte* & *Pline* avoient aſſuré que le Gui venoit de ſemences, mais qui avoient beſoin de

paſſer par l'eſtomac des Oiſeaux pour
le dépouiller d'une qualité froide qui
les empêchoit de germer. Comme les
ſemences du Gui ne ſont pas fort dures, nous croirions volontiers qu'elles
ſeroient digérées par l'eſtomac des Oiſeaux, ſi *Boccone* ne nous aſſuroit qu'il
a obſervé que les Oiſeaux les rendoient
entières dans les excrémens. Nous n'a-
vons point de preuve du contraire ;
mais les obſervations modernes prou-
vent que le Gui ſe multiplie de ſemences, ſans qu'il ſoit néceſſaire qu'elles
paſſent par l'eſtomac des Oiſeaux.

Une ſingularité bien digne d'attention, c'eſt que les branches du Gui
n'ont point cette affectation de monter
vers le ciel, qui eſt propre à preſque
toutes les plantes, ſurtout aux arbres
& aux arbuſtes. Si cet arbriſſeau eſt im-
planté ſur une branche, ſes rameaux
s'éléveront à l'ordinaire ; mais s'il part
de deſſous la branche, il pouſſe ſes rameaux vers la terre : ainſi il végete en
ſens contraire, ſans qu'il paroiſſe en
ſouffrir. Le Gui croît aſſez lentement ;
il conſerve ſes feuilles durant l'Hiver,
& par conſéquent *Théophraſte* ſe trom-
pe lorſqu'il dit que le Gui ne conſerve
ſes feuilles que quand il tient à un ar-

bre qui ne quitte point les fiennes l'Hiver, mais qu'il fe dépouille quand il eft
fur un arbre qui perd fes feuilles.

On trouve quelquefois dans nos forêts des Chênes qui portent du Gui :
mais il en naît beaucoup plus communément en Italie, & particuliérement
entre Rome & Lorette, où un feul
Chêne pourroit en fournir affez pour
charger une charette ; *Clufius* nous apprend auffi que le Chêne à larges feuilles eft très-fertile en Gui dans la plûpart des forêts de la Hongrie. Les Prêtres des anciens Payens s'affembloient
fous ces Chênes chargés de Gui pour
y faire leurs priéres, & ils le révéroient
comme une plante facrée. On peut voir
dans *Pline* avec combien de cérémo-
nies fuperftitieufes les Druides Prêtres
Gaulois cueilloient le Gui de Chêne.
C'eft auffi cette forte de Gui qui eft le
plus fouvent employée en Médecine ;
il faut le choifir gros ; bien nourri, dur,
pefant, & s'il fe peut encore attaché à
un morceau de Chêne, afin d'être affu-
ré qu'il en vient ; car on vend affez fouvent chez les Marchands du Gui commun pour du Gui de Chêne. Le Gui
des autres arbres a des vertus approchantes de celles du Gui de Chêne.

mais plus foibles, quoiqu'il y ait des Auteurs qui préférent à ce dernier le Gui de Coudrier, ou celui de Tilleul.

M. *Du Hamel*, un des principaux ornemens de l'Académie Royale des Sciences, & qui ne cesse d'enrichir la Physique par des découvertes également utiles & intéressantes, nous a donné *diverses observations sur le Gui* imprimées dans les Mémoires de cette Académie, *année* 1740. *pag.* 483. où nous renvoyons le Lecteur, persuadés qu'il les lira avec plaisir.

Le Gui contient beaucoup d'huile & de sel essentiel. On employe dans la Médecine son bois & ses fruits, & l'on préfére celui qui vient sur le Chêne à tous les autres : mais il est fort rare dans ce pays-ci, soit parce qu'il germe & végete plus difficilement sur cet arbre, soit parce que les gens de la Campagne sçachant combien il est recherché ne lui donnent pas le temps de se multiplier. Ce bois est regardé comme un excellent anti-épileptique ; on le met en poudre, & il se donne depuis un gros jusqu'à deux, ou coupé par morceaux & mis en infusion dans le Vin blanc à la dose d'une demi-once sur six onces de liqueur : on s'en sert aussi pour prévenir l'Apopléxie, & contre les vertiges. *Simon Paulli* en fait un grand cas contre la Pleurésie ; il en ordonne un gros en poudre dans quatre onces d'eau d'Orge, ou de Chardon bénit ; ce qui provoque des sueurs abondantes. *Jean Bauhin* recommande cette poudre contre les vers, & *Rai* assure que prise dans le Vin blanc ou dans le vin elle guérit les fièvres quartes.

Les bayes du Gui sont âcres & amères ; on ne doit jamais les donner intérieurement, étant regardées comme une espèce de poison ; elles purgent par bas avec une très-grande violence, & peuvent attirer une inflammation dans le bas ventre. Ces bayes sont remplies d'un suc visqueux qui est propre pour faire mûrir les abscès, & hâter leur suppuration, si on l'applique en liniment. Les Anciens s'en servoient pour faire de la Glu, en faisant bouillir ces fruits dans de l'eau, les pilant ensuite, & coulant la liqueur chaude pour en séparer les semences & la peau. On préfére aujourd'hui la Glu faite avec l'écorce de Houx ; on choisit celle du milieu, qui est la plus tendre & la plus verte ; on la laisse pourrir à la cave ; on la bat ensuite dans des

mortiers, pour la réduire en une pâte,
qu'on lave & qu'on manie dans l'eau.
Cette drogue eſt très-réſolutive & très-
émolliente, appliquée extérieurement.
M. *Chomel*, dans ſon *Traité des Plantes
Uſuelles*, dit en avoir vu de bons effets
dans la Goutte ; on l'étend ſur des étoupes, dont on enveloppe la partie ſouf-
frante. Ce cataplaſme adoucit les douleurs, & diminue l'inflammation.

Le Gui de Chêne entre dans l'eau
Générale, dans l'eau d'Hirondelles,
dans la poudre Antiſpaſmodique, &
dans la poudre de Guttète de la Pharmacopée de Paris.

> Prenez du bois de Gui de Chêne
> concaſſé, deux onces ; de la racine
> de Pivoine mâle, une once.

> Faites bouillir le tout dans trois pin-
> tes d'eau commune, que vous ré-
> duirez à deux.

> Ajoutez-y ſur la fin de la racine de
> grande Valériane ſauvage écraſée,
> une demi-once ; des fleurs de Mu-
> guet, de Tilleul & de Caillelait
> jaune, de chacune une pincée.

> Coulez enſuite la liqueur par un
> linge avec une légère expreſſion,
> & ajoutez à la colature du ſyrop
> de Pivoine ſimple, trois onces ;

pour une décoction anti-épileptique à donner à la dose de trois ou quatre verres tièdes par jour dans l'intervalle des accès.

Prenez de l'eau de fleurs de Tilleul, six onces ; du Borax de Venise & du sel Ammoniac , de chacun quinze grains , du Gui de Chêne pulvérisé , un gros ; de la racine de grande Valériane , deux gros ; du Kermès minéral , deux grains ; du syrop de Pivoine simple , une once.

Mêlez le tout pour une potion anti-épileptique.

Prenez du Gui de Chêne , une once & demie ; des racines de Pivoine mâle & de Valériane sauvage , de chacune une demi-once ; des fleurs de Lis des vallées & de Tilleul , de chacune quatre scrupules ; du Kermès minéral , un scrupule ; du sel Ammoniac & du Borax de Venise , de chacun six gros , du Cinnabre naturel & du sel Sédatif , de chacun une demi-once.

Faites du tout une poudre Anti-épileptique, dont la dose sera d'un demi-gros incorporé avec une suffisante quantité de syrop de *Stœchas*.

Prenez de l'écorce moyenne de Gui
de Chêne, telle quantité que vous
voudrez.

Pilez-la dans un mortier de marbre,
& incorporez-la avec une suffisante
quantité de Beurre de Mai, pour
former du tout un Onguent Anti-
phthisique, dont on se servira pour
faire des linimens sur la Poitrine, la couvrant ensuite de papier
brouillard.

---

## VISNAGA.

VISNAGE, Fenouil annuel, Cure-
dent d'Espagne ; *Visnaga*, Offic.
*Gingidium umbella oblonga*, C. B. P. 151.
*Visnaga*, J. B. 3. 31. Matth. Lob. Raii
Hist. 456. *Cingidium alterum*, Dod.
Pempt. 702. *Gingidium Hispanicum*, Ger.
*Visnaga Gingidium appellatum*, Park. *Fœ-
niculum annuum, umbellâ contractâ oblongâ*, Inst. R. H. 311. *Gingidion*, Cord.
in Dioscor. *Gingidium*, Anguill. Cluf.
Hist. *Seseli Massiliense*, Fuchs. *Cumini
sativi alterum genus*, Cæsalp. *Gingidium
seu Gingidion verum vel legitimum Dioscoridis, Bisnaga seu Visnaga Hispanorum,
Ceræfolium Hispanicum Herbariorum,*

*Dentiscalpium Hispanicum, Olus Syriacum*, Nonnull.

Sa racine est fibreuse & annuelle. Elle pousse une tige à la hauteur d'environ deux pieds, canelée, droite, glabre, genouillée, ressemblante à celle de l'Aneth. Ses feuilles sont découpées en grandes lanières, lisses & unies comme celles du Panais sauvage. Ses fleurs naissent au sommet de la tige disposées en ombelles blanchâtres, longues, dures, roides, garnies à leur base de petites feuilles comme d'une espèce de Fraise, qui se contractant sur elles-mêmes laissent un creux dans le milieu, composées chacune de cinq pétales ou feuilles en cœur avec autant d'étamines capillaires à sommets simples. Quand ces fleurs sont passées, il leur succède des fruits ovales divisés en deux parties, qui renferment deux semences convèxes d'un côté, & applaties de l'autre, velues, semblables à celles de l'Ache, d'un goût âcre. Cette plante croît naturellement dans les pays chauds, comme en Italie, en Espagne, en Languedoc ; on la cultive ici dans les jardins ; elle fleurit en Eté, & sa semence mûrit vers l'Automne.

*Visnaga* est un mot originairement

Espagnol. Lorfque les pédicules de fes ombelles font féchés, ils deviennent fermes, & il y a beaucoup de perfonnes, fur-tout en Espagne, qui s'en servent en guife de curedents; ils doivent être choifis gros, entiers, liffes, de couleur jaunâtre, d'un goût affez agréable, & d'une odeur douce.

Cette plante contient beaucoup d'huile & de fel effentiel. *Jean Bauhin* lui attribue les mêmes vertus qu'au Fénouil, c'eft-à-dire d'être apéritive & propre pour exciter l'urine & les mois aux femmes : mais elle eft de peu d'ufage en Médecine.

## VITIS.

VIGNE cultivée, haute, moyenne, & baffe; *Vitis*, Offic. *Vitis Vinifera*, C. B. P. 299. J. B. 2. 67. Raii Hift. 1613. *Vitis Vinifera, ex cujus uvis acerbis immaturis Omphacium exprimitur*, Boerh. Ind. Alt. 2. 232. *Vitis fativa, magna, media & parva Vinea, Mater Vini feu Nectaris, Lignum tortuofum & princeps Vegetabilium*, Quorumd.

Sa racine eft longue, peu profonde, ligneufe, vivace. Elle pouffe un arbrif-

seau qui s'élève quelquefois à la hauteur
d'un arbre , & dont la tige est mal faite , tortue , d'une écorce brune-rougeâ-
tre & crevassée , portant plusieurs sarmens longs , munis de mains ou vrilles
qui s'attachent aux arbres voisins &
aux charniers ou échalas. Ses feuilles
sont grandes , belles , larges , presque
rondes , incisées , vertes , luisantes , un
peu rudes au toucher , d'un goût astringent. Ses fleurs naissent dans les aisselles
des feuilles , petites , composées chacune de cinq pétales ou feuilles disposées
en rond , réunies par leur pointe , de
couleur jaunâtre , odorantes , avec autant d'étamines droites à sommets simples. Lorsque les fleurs sont tombées , il
leur succède des bayes rondes ou ovales ,
ramassées & pressées les unes contre les
autres en grosses grappes , vertes & ai-
gres au commencement , mais qui en
mûrissant prennent une couleur blanche , ou rouge , ou noire , & deviennent charnues , pleines d'un suc doux
& agréable , lesquelles renferment ordinairement dans une seule loge cinq
semences ou pepins osseux en cœur ,
plus pointues par un bout que par l'autre.
Cette plante se cultive dans les pays
chauds & tempérés ; elle s'élève en peu

de temps à une grande hauteur, si l'on n'a soin de l'arrêter en la taillant ; elle croît même sans fin jusqu'à surmonter les plus grands Ormes ; elle fleurit en Eté, & ses fruits ou raisins mûrissent en Automne. Il n'y a point de plante qui dure plus long-temps ; l'étendue qu'elle occupe est prodigieuse ; on a vu des maisons couvertes des branches d'une seule souche. Nous préférons à juste titre, dit *Columelle*, la vigne à tous les autres arbres ou arbrisseaux, nonseulement pour la douceur de son fruit, mais encore pour la facilité avec laquelle elle vient ; car elle répond à la culture & au soin des hommes presqu'en tout pays à moins qu'il ne soit ou trop froid ou trop brûlant, en plaines, en côteaux, en terre forte ou legére & meuble, grasse ou maigre, séche ou humide & un peu marécageuse. Selon *Pline*, les terreins ne différent pas plus entr'eux que les espèces de vignes & de raisins : il s'en peut produire & il s'en produit en effet tous les jours de nouvelles ; & parmi un nombre si innombrable d'espèces différentes il seroit bien difficile, pour ne pas dire impossible, d'accommoder à chacune le nom ancien qui lui convient : ainsi nous ne nous jetterons point dans cette difcuffion, que nous n'avons ni le temps ni les moyens de finir d'une maniére fatisfaifante pour le Lecteur.

La Vigne & fes productions ayant divers ufages, nous en allons parler fucceffivement : mais nous ne nous étendrons que fur le rapport qu'elles ont avec la Médecine.

On tire de toutes les parties de la Vigne par l'analyfe chymique beaucoup d'huile & de fel. Lorfque l'on coupe au Printemps les fommités de la Vigne qui eft en féve ; il en diftille naturellement une liqueur en larmes ; cette liqueur eft apéritive & propre pour la Gravelle, étant prife intérieurement ; on en lave auffi les yéux pour en déterger la fanie, & pour éclaircir la vue. Quelques-uns s'en fervent encore pour guérir les Dartres & les démangeaifons de la peau. Les Bourgeons de la Vigne & fes feuilles font aftringentes ; les anciens fe fervoient de leur fuc intérieurement pour arrêter les cours de Ventre & la Dyfenterie : nos Médecins modernes en ont rétabli l'ufage dans ces derniers temps, en donnant la poudre de ces feuilles vertes féchées à l'ombre au poids d'un gros dans un bouillon. Le bois de la

Vigne , ou le farment, eft fort apéritif , étant pris en décoction ; on fait
brûler pour cela dans un endroit net
des farmens de Vigne , on ramaffe les
cendres , & on les tamife ; après quoi
l'on en jette une once dans une pinte
d'eau commune ; & après l'avoir laiffé
raffeoir, on verfe doucement l'eau claire qui furnage , dont on fe fert pour
boiffon ordinaire : à mefure qu'on s'y
accoutume , on augmente la dofe des
cendres. Cela fait une ptifane très-utile dans l'Œdème , la Leucophlegmatie
& l'Hydropifie afcite. Cette cendre de
Sarment , fuivant *Rai* , étant mélée avec
le vinaigre & appliquée en cataplafme ,
guérit les condylomes ; & fi l'on y ajoûte la Rue , ce cataplafme eft propre
contre les inflammations de la Rate.

Perfonne n'ignore l'ufage qu'on fait
des raifins , foit pour manger , foit pour
en faire du vin. Lorfqu'ils font encore
verds , on les appelle *Verjus* ; dans cet
état ils font un peu aftringens , & l'on
s'en fert pour tempérer l'ardeur de l'eftomac, pour arrêter les cours de ventre
bilieux , & pour rétablir l'appétit. On
s'en fert encore pour l'affaifonnement
des viandes , & pour relever les fauces ,
ou bien on le confit pour le rendre plus

agréable , & pour le conferver plus long-temps. En Eté on fait avec le fuc de Verjus, l'eau & le fucre, une boiffon agréable & rafraîchiffante qui convient dans les grandes chaleurs, furtout aux tempéramens bilieux, A l'égard des raifins meurs, ils excitent l'appétit, lâchent le ventre, & adouciffent les acretés de la Poitrine; on doit les choifir bien nourris, mûrs, fucculens, ayant une peau mince & délicate, & d'un goût doux & agréable : dans cet état ils font falutaires, lorfqu'on n'en fait pas d'excès : autrement ils caufent des Coliques venteufes. Ils conviennent à toutes fortes d'âges & de tempéramens : cependant les vieillards font mieux de s'en abftenir ; car ils les affoibliffent, & augmentent les fluxions auxquelles leur âge ne les rend que trop fujets.

On fait fécher les raifins au Soleil & au four pour les garder ; ils font alors appellés *raifins paffes* ; il en a été parlé ci-deffus à la *page 99.* du *Tome III.* de cet Ouvrage, où nous renvoyons.

On fe fert du fuc des raifins que l'on appelle communément *Mouft*, pour faire le *Sapa* ou *Rob*, & le vin cuit. Le premier fe fait en coulant le Moût, & le

faifant évaporer fur le feu jufqu'à ce
qu'il n'en refte que la troifiéme partie.
Le *Rob* eft un peu aftringent & ftyptique ; le vulgaire s'en fert pour confire
les Coings & autres fruits : les Coings
confis avec le *Rob* font excellens pour
arrêter les cours de ventre , & pour
fortifier l'eftomac. On préfére avec raifon cette préparation à celle qui eft faite avec le miel , ou avec le fucre , puif-
que le miel & le fucre lâchent le ventre. On fe fert auffi du *Rob* pour préparer la Moutarde ; on délaye la femence de Moutarde pilée dans le *Rob* , plufieurs donnent le nom de *Réfiné* à cette
préparation ; mais felon *du Renou* le
Refiné eft fait de Raifins bien mûrs
qu'on a fait bouillir dans un chaude-
ron , dont on tire le fuc par expreffion ,
& qu'on fait enfuite évaporer au feu
jufqu'à ce qu'il ait acquis la confiftance
de miel. Ce même Auteur affûre que le
*Sapa* eft fort recommandé pour les maladies de la bouche ; il arrête la fluxion
par fa ftypticité , il digère & mondifie.
Quant au vin cuit , il fe prépare du fuc
de Raifins bien mûrs & bien doux , que
l'on fait confommer fur le feu jufqu'à
ce qu'il en refte les deux tiers : on a
foin , après l'avoir retiré du feu , de le

verſer dans un vaiſſeau de terre ou de
bois , & de l'agiter avec une cuillére ,
tant qu'il eſt chaud. La qualité des Raiſins qu'on a employés , fait la qualité
bonne ou mauvaiſe de cette préparation.
Le vin cuit eſt chargé de beaucoup de
parties terreſtres & viſqueuſes ; ce qui le
rend propre pour adoucir la Poitrine
& faciliter la ſortie des crachats dans les
tempéramens froids & humides : mais
il ne convient guéres aux bilieux , aux
mélancoliques , & à ceux qui ſont menacés d'obſtructions.

Tout le monde ſçait que c'eſt du ſuc
des raiſins fermenté dans une cuve qu'on
tire le vin ; cette liqueur délicieuſe ſeroit la Panacée de bien des maux , ſi
l'on en uſoit avec modération ; car le
vin eſt le plus excellent cordial que
l'Auteur de la nature nous ait donné ;
il eſt ſtomachique ; il fortifie les viſcéres ,
& facilite toutes les coctions : mais l'abus
qu'on en fait , pervertit toutes ces bonnes qualités ; car le vin pris avec excès
échauffe beaucoup , corrompt les liqueurs , produit l'yvreſſe , & cauſe beaucoup de maladies fâcheuſes , comme les
fièvres , l'Apopléxie , la Paralyſie , la
Léthargie , & autres ſemblables.

Si l'on veut faire une analyſe éxacte

du vin , on en retirera d'abord beaucoup d'efprit , qui n'eft autre chofe
qu'une huile éxaltée jointe à quelques
fels volatils : enfuite en pouffant la di-
ftillation , ou aura beaucoup de phlegme ; puis des efprits acides , qui font
des fels effentiels où volatils du vin re-
fous dans du phlegme ; enfin il viendra
un peu d'huile noire & fétide , qu'on
pourra féparer des efprits acides par le
papier gris ; car les efprits pafferont , &
l'huile étant épaiffe demeurera deffus :
il reftera au fond du vaiffeau une maffe
compofée de beaucoup de fel Alkali &
de terre ; on pourra retirer ce fel Alkali par la Leffive ; il eft tout-à-fait femblable au fel de Tartre.

Il y a beaucoup de vins différens fuivant leur couleur , leur odeur , leur
goût , & leur confiftance ; fuivant les
différens raifins qui ont fervi à les faire ;
fuivant les différens climats où les Raifins ont cru , & où ils ont été plus ou
moins cuits par le Soleil , & enfin fuivant les différentes fermentations que le
Mouft a fubi. Les Vins qui font le plus
en ufage dans les repas font le blanc ,
le paillet , & le rouge. Ils doivent être
choifis clairs , tranfparens , d'une belle
couleur , point trop nouveaux , d'un

goût doux & piquant, & d'une odeur agréable. L'*Ecole de Salerne* fait connoître en plusieurs endroits les marques d'un vin bon & salutaire, comme par ce vers:

> *Vina probantur odore, sapore, nitore, colore,*

& par ceux-ci:

> *Si bona Vina cupis, quinque hæc laudantur in illis:*
> *Fortia, formosa, & fragrantia, frigida, frisca;*

Enfin par ces derniers:

> *Vinum sit clarum, antiquum, subtile, maturum,*
> *Ac benè dilutum, saliens, moderamine sumptum.*

Quoique le Vin en général soit un des meilleurs remèdes fortifians que nous ayons en Médecine, il est pourtant très certain qu'on trouve dans ses différentes espèces une variété considérable de vertus & de vices. Le vin blanc, par exemple, est diurétique, & passe fort vîte par la voye des urines; il tempére l'acrimonie du sang dans les bilieux & les sanguins: mais il nourrit

moins

moins que le rouge, & il eſt ſujet à ex-
citèr de la douleur de tête. Le vin paillet eſt plus ſpiritueux que le précédent,
& il eſt mieux aſſorti aux tempéramens
phlegmatiques & aux vieillards. Cependant on peut dire que le vin rouge eſt
de tous les vins celui qui convient le
mieux à toutes ſortes de tempéramens.
La raiſon en eſt qu'il contient une
quantité ſuffiſante de parties tartareuſes
qui le rendent moins fumeux & plus
ſtomacal que le blanc. Le Vin noir eſt
ordinairement un peu aſtringent, il eſt
bon pour ceux qui vomiſſent facilement, & qui ont le cours de ventre;
mais il eſt contraire aux mélancoliques
& à ceux qui ont des obſtructions. Les
Vins doux ſont propres à faciliter l'expectoration des crachats, & ils ſont les
ſeuls entre toutes les eſpéces de vins qui
lâchent le ventre; ils nourriſſent, &
réparent très-bien les forces, pourvu
que ceux qui en uſent n'ayent point
d'obſtructions dans les viſcères. Les Vins
âpres & auſtères ſont aſtringens, &
ne ſont bons que pour ceux qui ont des
cours de ventre, & dont les fibres de
l'eſtomac ſont relâchés. Ceux qu'on appelle acerbes ou ſtyptiques, ſont à peu
près de la même nature. Les Vins aci-

des ou aigrelets conviennent aux bilieux, & font fort bons pour tempérer l'effervefcence du fang : mais ils ne valent rien pour ceux qui font d'un autre tempérament ; car ils caufent des vents & des tranchées, & font très-pernicieux aux mélancoliques. Les Vins forts & fpiritueux font plus propres pour réparer les efprits de ceux qui font épuifés, qu'ils ne le font pour l'ufage ordinaire ; ils nourriffent moins que les autres, & mettent le fang trop en mouvement : c'eft ce qui fait que l'excès de ces Vins eft beaucoup plus dangereux que celui des autres. Cependant quand on en ufe avec modération à la fin des repas, ils peuvent être falutaires ; ils fortifient beaucoup l'eftomac, parce qu'étant naturellement glutineux, ils s'arrêtent affez long-temps dans ce vifcère pour y produire ce bon effet.

On fait avec le Vin des Vins médicinaux, dont les uns font fimples, comme celui d'Abfinthe, de Geniévre, d'Alkekenge, & d'autres font compofés & mêlés de purgatifs. Nous donnerons ci-deffous quelques formules des meilleurs, & qui font le plus en ufage.

Le Marc qui refte après l'expreffion des Raifins dont on a tiré le Mouft, fe

met dans des tonneaux : on verse de
l'eau deſſus , qui ſe chargeant encore
de quelques principes du Raiſin devient
un peu vineuſe , & ſert de boiſſon aux
gens de la Campagne : mais elle eſt ſu-
jette à s'aigrir , & ne vaut rien pour ceux
qui ont l'eſtomac foible ; elle excite des
tranchées , & cauſe des obſtructions ;
en un mot , elle produit tous les mauvais effets des Vins acides. Il eſt pourtant vrai qu'elle eſt moins nuiſible ,
quand elle a été faite avec peu d'eau &
avec une grande quantité de Marc de
Raiſins bien meurs. On amaſſe encore
ce Marc en tas , afin qu'il fermente , &
qu'il s'échauffe : on en enveloppe alors
les membres & tout le corps des Malades attaqués de Rhumatiſmes , de Paralyſie , de Goutte Sciatique , pour les y
faire ſuer , & pour fortifier les nerfs :
mais il excite ſouvent des vertiges par
ſon eſprit ſulphureux qui monte à la tête ; ce qui fait que bien des gens ne le
peuvent ſupporter.

On tire du Vin par la diſtillation l'eau
de Vie , & l'Eſprit de Vin ; ces liqueurs
ſe peuvent tirer de toutes ſortes de Vins :
mais on en tire plus des uns que des autres. Les Vins les plus forts ne ſont pas
ceux qui en rendent le plus ; on trouve

mieux fon compte à faire diftiller du Vin qui commence à fe paffer , que non pas celui qui eft parfaitement bon au goût ; nòn feulement parce que l'un eft à beaucoup meilleur marché que l'autre , mais encore parce que l'efprit de celui qui tend à fe gâter , eft plus détaché & plus difpofé à s'enlever que l'autre. Ces efprits de Vin étant pris modérément & plutôt par néceffité que pour le plaifir , peuvent beaucoup contribuer à la fanté ; en effet ils aident à la digeftion en brifant & en atténuant les parties groffiéres des alimens ; ils fe diftribuent aifément par-tout , étant fort légers ; ils rétabliffent les forces , & ils donnent une nouvelle vigueur au fang , en réparant promptement par leurs parties volatiles & éxaltées la diffipation des efprits caufée ou par un trop grand travail , ou par des veilles trop continuelles ; ou par quelqu'autre épuifement. C'eft pourquoi ils font fort convenables aux vieillards , aux perfonnes caffées , & à ceux qui font d'un tempérament froid & phlegmatique.

On a foin de donner aux foldats un peu d'Eau de Vie avant que de les engager au combat ; cet ufage produit un bon effet ; car les efprits du Vin aug-

mentant pour lors le mouvement du
fang & des efprits, leur donnent plus
de force, plus de vigueur & plus de har-
dieffe pour furmonter fans crainte tous
les dangers.

L'ufage que l'on fait de l'Eau de Vie
& de l'efprit de Vin dans la Pharmacie
& dans la Chirurgie, eft trop connu
pour en parler ici fort au long. On fçait
que ces liqueurs font les menftrues &
les véhicules de prefque tous les remèdes fpiritueux & ftimulans; ce qui fait
qu'on les employe dans l'Apopléxie, la
Paralyfie, la Léthargie, & les autres
maladies de cette nature. Dans ces états,
les efprits animaux étant accablés par
des humeurs lentes & groffiéres ont befoin de parties volatiles & éxaltées qui
brifent & qui diffipent ces humeurs.
On employe auffi extérieurement ces
liqueurs inflammables pour ouvrir les
pores, parce qu'ils diffolvent & atté-
nuent ce qui s'oppofe à leur paffage, &
qu'ils conviennent extérieurement dans
les douleurs froides, comme l'Œdéme
dans les contufions, & dans les autres
maladies, où il s'agit d'ouvrir & de réfoudre.

Ces efprits inflammables pris avec
excès & trop fréquemment produifent

des effets tout opposés à ceux que nous venons de rapporter, c'est-à-dire qu'ils sont fort pernicieux à la santé. En effet, ils jettent les humeurs dans une agitation si forte par le mouvement excessif qu'ils leur communiquent, que leurs particules onctueuses & balsamiques qui étoient destinées à nourrir & à entretenir les parties solides, deviennent incapables de produire ce bon effet, à cause de la trop grande raréfaction qu'elles ont soufferte : d'où il s'ensuit une mauvaise disposition de tout le corps, parce que ses parties solides n'étant pas humectées & rafraîchies par ce Baume qui leur est nécessaire, deviennent arides, séches, & incapables de bien faire leurs fonctions. Ces esprits ardens causent encore d'autres maux ; car étant reçus en grande abondance dans le cerveau, outre qu'ils excitent l'yvresse comme le Vin, ils délayent aussi excessivement la Pituite, qui se répandant ensuite dans les canaux du cerveau les affoiblit, & accable les esprits animaux. Ces canaux ou nerfs qui ont communication avec toutes les parties du corps, étant de plus en plus abreuvés par l'usage continuel des liqueurs inflammables, & les esprits animaux étant par

conséquent de plus en plus appésantis,
la personne devient hebetée, & expo-
sée à des Catarrhes, à la Goutte, ou à
des maladies plus dangereuses, comme
l'Apopléxie, la Paralysie, & plusieurs
autres.

Il est aisé de voir par tout ce que nous
venons de rapporter, de quelle consé-
quence il est de ne se pas trop accoutumer aux liqueurs ardentes. Nos Anciens nous doivent servir d'exemple sur
cela ; la plupart ne buvoient que de
l'eau : les autres ne buvoient jamais
leur Vin qu'il ne fût bien trempé ; aussi
étoient-ils forts, vigoureux, & ils vi-
voient long-temps. Pour nous au contraire, nous abrégeons nos jours, nonseulement en buvant beaucoup de Vin
pur, mais encore en nous servant de
moyens pour retirer autant que nous
le pouvons, l'eau qui se trouve naturellement dans le Vin, & qui ne contribue
pas peu à modérer sa chaleur. C'est
ce qui pourroit mettre en doute si l'invention du vin & des liqueurs ardentes est plus utile que pernicieuse au
Genre Humain ; car enfin, si ces liqueurs raniment les esprits, si elles
sont cordiales, & si elles fortifient
l'estomac, elles produisent aussi plu-

fieurs incommodités que nous avons marquées, & qui plus eft, elles rendent par la fuite les gens brutaux & reffemblans plutôt à des bêtes qu'à des hommes.

Les efprits inflammables ont un goûe un peu âcre & fouvent empyreumatique, qui déplaît à beaucoup de gens. C'eft pour leur ôter ce goût défagréable, qu'on a inventé plufieurs compofitions, auxquelles on a donné le nom de *Ratafia*, & qui ne font autre chofe que de l'Eau de Vie ou de l'efprit de Vin chargé de différens ingrédiens qu'on y a mêlés. Ces Ratafias ont un goût, une odeur, & des propriétés différentes, fuivant les matiéres qui font entrées dans leur compofition. On en fait en France de plufieurs fortes qui font fort eftimés pour leur bon goût, comme les Ratafias de Cérifes, de Pêches, d'Abricots, de Mufcats, d'écorces d'Oranges, de Citron, de Noyaux ; & plufieurs autres.

Nous ne parlerons point de bien d'autres liqueurs qu'on nous envoye de différens endroits. Nous nous contenterons feulement de dire que quoique ces liqueurs ayent un meilleur goût que l'Éau de Vie ou l'efprit de Vin, elles

n'en font pas pour cela moins pernicieu-
fes pour la fanté, quand on en ufe avec
excès.

Le changement qui arrive au Vin
quand il vieillit, & que par une nouvelle fermentation il fe change en Vinaigre, n'eft pas moins utile à la Médecine que le vin le plus excellent. En effet,
cette liqueur acide nous fournit plufieurs
bons remèdes, fans compter l'ufage
continuel que l'on en fait dans nos cui-
fines pour l'affaifonnement des Alimens.
Le Vinaigre contient beaucoup d'acide à demi volatilifé par des fouphres
éxaltés, un peu d'huile & de terre, &
confidérablement de phlegme. On doit
choifir cette liqueur d'une faveur piquante, agréable, fuffifamment acide,
& qui ait été faite avec de bon Vin. Le
Vinaigre eft aftringent & rafraîchiffant,
pourvu qu'il foit pris en une quantité
modérée; il excite l'appétit; il aide à la
digeftion des alimens; il appaife les ardeurs de la bile; il réfifte au mauvais
air; il arrête quelquefois le Hocquet &
le Vomiffement; il eft propre dans les
Efquinancies & dans les Hémorragies:
mais fi l'on en ufe avec excès, il picot-
te fortement l'eftomac & les inteftins,
& il incommode le genre nerveux; il

eſt encore pernicieux aux perſonnes maigres & exténuées, à celles qui ont la poitrine foible, qui touſſent beaucoup, qui ne reſpirent qu'avec peine, & qui ſont ſujettes aux affections hyſtériques. Les vieillards & les perſonnes d'un tempérament mélancolique doivent auſſi s'en abſtenir, ou en uſer fort ſobrement.

Quant à ſon uſage en Médecine, il nous fournit un des meilleurs préſervatifs que nous ayons contre les Fièvres malignes peſtilentielles & contre la Peſte. On l'employe ou ſimple, ou compoſé avec des Aléxitères, tels que la Rue, le *Scordium*, la Zedoaire, la Carline, l'Impératoire, la Thériaque, &c, comme on peut le voir dans *Diemerbroeck* & *Sylvius de le Boë*, qui s'en font ſervis très-heureuſement pour ſe préſerver de la Peſte, en flairant ſouvent une éponge imbibée de Vinaigre, & en avalant une cuillerée de cette même liqueur le matin à jeun. On ſçait l'hiſtoire du *Vinaigre des quatre Voleurs*, dont nous donnerons ci-deſſous la recette. C'étoient quatre fripons, qui ſous prétexte de ſervir les Peſtiférés s'enrichirent par leurs larcins. L'hiſtoire porte qu'un d'entr'eux, ayant été pris &

condamné à être pendu , offrit son fecret pour avoir fa grace, qui lui fut accordée ; de forte que ce Remède le délivra de la potence , après lui avoir plufieurs fois fauvé la vie. On fait avec le mélange d'une partie de Vinaigre fur douze ou quinze parties d'eau une liqueur appellée *Oxycrat* ; elle eft employée dans les fomentations , dans les gargarifmes , & dans les lavemens.

On fe fert du Vinaigre pour conferver plufieurs chofes, comme des feuilles , des fleurs & des fruits ; il agit en cette occafion en bouchant par fes pointes acides les pores du corps avec lequel on l'a mêlé , & empèchant que l'air n'y puiffe entrer affez librement pour y exciter une fermentation qui le corromproit en peu de temps.

Le Vin nous fournit encore par fa dépuration dans les tonneaux deux matières très-utiles & très-néceffaires à la Médecine & à la Chymie , qui font le Tartre & la Lie de Vin. Il a été parlé ci-deffus du Tartre à la *page* 258 du *premier Volume* de cette *Matière Médicale.* Quant à la Lie du Vin , qui eft auffi un Tartre qui s'eft précipité au fond du tonneau , où il eft demeuré liquide fe trouvant mêlé avec les parties

les plus vifqueufes du Vin, les Vinai-
griers en féparent par expreffion la partie la plus liquide, dont ils fe fervent
pour faire du Vinaigre ; enfuite ils mettent fécher le marc de cette Lie ; puis
ils le font bruler & calciner à la Campagne dans de grands trous qu'ils ont
faits en terre : cette matière calcinée
eft ce qu'on appelle *Cendre gravelée ;*
elle eft en petits morceaux blancs-ver-
dâtres, reffemblans beaucoup au Tartre ordinaire calciné, & elle eft remplie comme lui d'un fel fixe alkalin
très-âcre : mais elle eft plus chargée de
terre. Les Teinturiers & les Dégraif-
feurs en font ufage. Elle eft fort déterfive, brûlante, & réfolutive ; c'eft avec
elle & la Chaux qu'on fait la *Pierre à
Cautère*, dont on peut voir la defcription dans le *Cours de Chymie de M. Lemery*. On la fait entrer dans les Dépila-
toires & dans les fomentations réfolu-
tives. On peut en faire prendre par la
bouche, étant diffoute dans beaucoup
d'eau pour faire lever les obftructions,
& pour diffoudre les humeurs glaireu-
fes. La dofe en eft depuis fix jufqu'à
vingt grains. *Gabriel Clauderus*, dans fon
*Traité de la manière d'embaumer les
Corps* imprimé à Iene, prétend confer-

ver les Cadavres de la corruption en
les faisant tremper dans une liqueur où
il a fait dissoudre la Cendre gravelée
& le sel Ammoniac mélés ensemble.
Cette Cendre gravelée doit être gar-
dée dans un lieu bien sec ; car elle s'hu-
mecte aisément & se résout en liqueur,
à cause du sel Alkali qu'elle contient.

Prenez des racines récentes d'Aunée
ratissées & coupées par tranches,
deux onces.

Mettez-les macérer à froid pendant
quinze jours dans une pinte de bon
Vin rouge, le vaisseau étant bien
bouché.

La dose est d'une ou deux cuillerées
après le repas dans le relâchement
& les pesanteurs d'estomac.

Prenez un Baril de telle grandeur que
vous voudrez.

Mettez y autant de bayes de Génie-
vre bien mûres, que si vous vou-
liez faire un rapé.

Achevez de le remplir de bon Vin
blanc, & laissez le tout infuser jufqu'à ce que le Vin soit clair.

La dose est d'un ou deux verres le
matin à jeun à une demi-heure
l'un de l'autre, ou bien en déjeû-
nant.

Ce Vin convient contre la Colique
Néphrétique , la Gravelle & les
glaires de la veſſie.

*Vin pour procurer les Règles.*

Prenez des feuilles de Romarin & de
Pouliot , de chacune deux poignées ; de celles de Sabine , une
poignée ; du Saffran & du Borax,
de chacun deux gros ; de la limail-
le de fer crue , une once.

Mettez le tout macérer à froid pendant huit jours dans ſix pintes de
bon Vin rouge.

Paſſez enſuite le Vin , que vous gar-
derez pour l'uſage.

La doſe en eſt d'un grand verre
froid le matin à jeun pendant neuf
jours.

Prenez des racines de *Sceau de Salo-
mon* lavées & coupées par morceaux , ſix gros.

Faitez-les infuſer pendant vingt quatre heures dans un demi-ſeptier de
Vin blanc.

Coulez enſuite l'infuſion pour faire
prendre en deux ou trois petits
verres dans le courant de la journée , en continuant pendant un
mois.

Ce Vin eſt utile dans les Hernies des enfans.

Il faut de plus piler les racines qui ont ſervi à l'infuſion, & les appliquer chaque jour ſur la Hernie réduite, en ſoutenant le tout par un bandage.

Prenez des racines d'Iris du pays ou Flambe & d'*Enula Campana* ratiſſées & coupées par tranches, de chacune une once; de celles de Chardon - Rôland & d'Arrête-bœuf, de chacune une demi-once; du Séné mondé, ſix gros; de la poudre de Jalap, un gros & demi; de la Canelle, un gros.

Verſez deſſus trois chopines de bon Vin blanc, & faites macérer le tout à froid pendant huit jours dans un vaiſſeau fermé.

La doſe eſt de deux verres le matin à jeun à une heure de diſtance l'un de l'autre, & un potage une heure après le ſecond verre.

Ce Vin eſt très-utile contre la Leucophlegmatie & l'Hydropiſie aſcite.

Prenez du Séné mondé, une demi-livre; des racines de Polypode de Chêne & de Garence, de chacune

deux onces ; des feuilles de Scolo-
pendre , quatre poignées ; de petite Abſinthe , deux poignées ; de
l'écorce ou pelure récente de Citron, une once.

Enfermez le tout dans un ſachet de
toile claire , que vous mettrez dans
un baril qui puiſſe contenir dix ou
douze pintes.

Rempliſſez ce baril au temps de Ven-
danges de Moût de vin blanc , que
vous laiſſerez bouillir.

Bouchez-le enſuite, en laiſſant infuſer
le tout pendant deux mois.

Tirez le Vin après ce temps-là , &
gardez-le au frais dans des bouteilles bien bouchées.

La doſe eſt d'un verre froid le matin
à jeun continué pendant quelque
temps.

Ce vin qui eſt apéritif & laxatif , eſt
excellent contre les obſtructions
des viſcéres du bas ventre.

Prenez des ſommités de Geneſt dont
le pied eſt rouge ; deux poignées.

Pilez-les à demi , & faites-les infuſer
pendant deux jours dans une pinte
de Vin blanc , pour une infuſion
Anti-peſtilentielle , dont on prend
tous les matins à jeun un petit ver-

re avant que de fortir de la mai-
fon.

*Vinaigre des quatre Voleurs.*

Prenez deux pintes de Vinaigre
blanc.

Faites-y infufer quatre onces d'Ail
coupé en petites tranches.

Ajoûtez-y de l'*Affa Fætida*, une once : des racines de Gentiane, deux
onces ; du Mithridate, une once ;
des grains de Génièvre, une poignée.

Laiffez le tout enfemble fur les cendres chaudes, ou au Soleil, pendant vingt-quatre heures dans un
vaiffeau bien bouché.

Mettez-le enfuite en bouteilles, après
l'avoir paffé & preffé.

La dofe eft d'une cuillerée le matin à
jeun.

Prenez du Vitriol, deux gros ; de la
Rue, une poignée ; du Vinaigre
diftillé, une livre.

Faites macérer la Rue dans le Vinaigre pendant un jour.

Paffez enfuite la liqueur, & mettez-
y le Vitriol en poudre.

Il faudra verfer de cette liqueur fur
des tuiles rougies au feu, pour une

fumigation fort bonne pour chaſ-
fer le mauvais air en temps de
Peſte.

Prenez des racines de Zedoaire &
d'Angelique, de chacune une once ; des bayes de Géniévre, deux
onces ; des feuilles de Rue, trois
poignées ; du meilleur Viñaigre,
trois livres.

Faites macérer le tout enſemble, &
paſſez la liqueur avec expreſſion.

On s'en ſert en parfum & en gargariſme en temps de Peſte.

Prenez du Poivre & des feuilles de
Pouliot le tout en poudre, de chacun un ſcrupule ; de bon Vinaigre,
deux cuillerées.

Mêlez le tout pour une petite potion
convenable pour des perſonnes
prêtes à être ſuffoquées par étranglement, ou autrement.

Prenez de la poudre de Gingembre,
trois onces ; de bon Vinaigre & du
beurre, de chacun une livre & demie.

Faites cuire le tout juſqu'à la con-
ſomption du Vinaigre.

Pilez enſuite le reſte, & faites-en un
Onguent, dont on frottera la tête
cinq ou ſix fois ſoir & matin dans

la Teigne & les Galles de cette partie.

Prenez de la poudre de feuilles de Vigne cueillies lorſqu'elles rougiſſent après la Vendange, un gros.

Faites-le infuſer la nuit dans un verre de Vin blanc, & avalez le tout le lendemain à jeun, pour une petite potion excellente contre le piſſement de ſang.

Prenez du Vin du Rhin, huit onces.

Faites-y infuſer pendant douze heures de la racine de Raifort ſauvavage, deux gros.

Paſſez enſuite le tout avec une forte expreſſion, pour une potion à prendre pendant dix jours le matin à jeun dans les Cancers & les Tumeurs de cette nature.

---

## VITIS IDÆA.

AIRELLE, Myrtille, Raiſin de bois; Bluets ou Morets; *Myrtillus*, Offic. *Vitis Idæa foliis oblongis crenatis, fructu nigricante*, C. B. P. 470. Inſt. R. H. 608. *Vitis Idæa anguloſa*, J. B. 1. 520. Raii Hiſt. 1488. *Vaccinia nigra*, Dod. Pempt. 768. Lob. Ger. *Vitis Idæa,*

*five Myrtillus primus* , Tabern. icon.
1078. *Myrtillus* , Matth. Lonic Caſt.
*Vaccinia nigra vulgaria* , Park. *Vitis Idæa
vulgaris baccis nigris* , Cluf. Hiſt. *Radix
Idæa fructu nigro* , Anguill. *Bagola primum genus* , Cæfalp. 210. *Vaccinia nigra
majora* , Frank. Spec. 38. *Myrtillus niger minor* , Rubd. Hort. 77. *Myrtillus
minor baccis nigris* , Till. ab. 47. *Vaccinium caule angulato* , *foliis ovatis ferratis
deciduis* , Linn. Hort. Cliff. 148. *Vitis
Idæa nigra feu Vaccinium nigrum* , *Myrtus nemoralis five montana* , *Myrtus ter-
reftris feu pumila vel humilis* , *Chamæmyr-
fine* , *Myrtillus vulgaris Germanorum fructu nigro* , *Uva Urfi vel Urfina feu Vulpina* , Quorumd.

Sa racine eſt menue , ligneuſe , dure,
fouvent rampante fous terre. Elle pouffe un petit arbriſſeau haut d'un pied ou
d'un pied & demi , qui jette pluſieurs
rameaux grêles , anguleux , fléxibles &
difficiles à rompre , couverts d'une écorce verte. Ses feuilles font oblongues ,
grandes comme celles du Buis , mais
moins épaiſſes , vertes , liſſes , crénelées
ou légèrement dentelées en leurs bords ,
d'un goût aſtringent. Ses fleurs naiſſent
dans les aiſſelles des feuilles , d'une feule piéce , rondes , creuſes , faites en gre-

lots , attachées à de courts pédicules , d'un blanc rougeâtre. Quand ces fleurs font paſſées, il leur ſuccède des bayes ſphériques, molles, pleines de ſuc, groſ-ſes comme des bayes de Génièvre , creuſées d'un nombril , d'un bleu foncé ou noirâtre , & d'un goût aſtringent tirant ſur l'acide qui n'eſt pas déſagréable ; où ſont renfermées pluſieurs ſemences aſſez menues, d'un rouge pâle. Cette plante croît en terre maigre , aux lieux incultes , dans les bois montagneux expoſés au vent , parmi les bruyéres & les broſſailles , dans les vallées déſertes , humides & ombrageuſes ; elle fleurit en Mai , & ſes fruits mûriſſent en Juillet.

L'Airelle donne par l'analyſe chymique beaucoup de ſel eſſentiel acide terreſtre , & de l'huile. On tire le ſuc des bayes de cette plante qu'on fait épaiſ-ſir en ſyrop épais comme du Reſiné, en y ajoutant un peu de ſucre. Cette compoſition s'appelle *Rob* ; elle eſt excellente pour le cours de Ventre, & pour modérer l'efferveſcence de la bile. On fait auſſi ſecher ſes fruits, & on les donne en poudre depuis un gros juſqu'à deux, ou en décoction juſqu'à demi once dans la Dyſenterie. *Simon Paul.*

*li* croit qu'on pourroit fubftituer le fuc épaiffi d'Airelle à celui du vrai Myrte des Anciens, même à l'*Acacia*, à caufe de fa vertu aftringente. Il y en a qui appliquent fur le fein un cataplafme fait avec la graine de cet arbriffeau & le fel commun, pour faire évader le lait, ou même pour empêcher qu'il n'y vienne. Plufieurs Cabaretiers font dans l'ufage de rougir leurs Vins blancs avec ces fruits, & d'en augmenter la quantité par le fuc de ces bayes ; cette falfification n'eft pas bonne : mais elle eft moins dangereufe que bien d'autres qui fe pratiquent. On fe fert du même fuc pour teindre le linge & le papier en bleu. Les Bergers & les Montagnards mangent de ces fruits avec plaifir : auffi leur douceur mêlée d'une certaine acidité les rend-ils affez agréables au goût.

---

## ULMARIA.

REINE des Prez, petite Barbe de Chévre, Vignette : *Ulmaria;* Offic. *Barba Capræ floribus compactis*, C. B. P. 164. *Ulmaria*, J. B. 3. 488. Inft. R. H. 265. Raii Hift. 623. Cluf. Hift.

198. Lugd. Hift. 1081. Camer. Hort. Tabern. *Regina Prati*, Dod. Pempt. 57. Ger. *Ulmaria vulgaris*, Park. *Barbi Capra & Ulmaria vulgi*, Lob. icon. 711. *Potentilla prima*, Anguill. *Argentilla major*, Thal. *Medefufium*, Cord. Hift. *Regina Prati & Ulmaria quorumdam*, Gefn. Hort. *Barba Capræ prima*, Trag. Lonic. *Filipendula foliis pinnatis, foliolo impari trifido*, Linn. Flor. Suec. 147. *Barba Capri vulgatior, Barbula Caprina prior, Ægopogon pratenfe, Flabellum Sancti Johannis, Apum herba, Rhodera fortè Plinii*, Nonnull.

Sa racine eft affez groffe, longue comme le doigt, odorante, noirâtre en dehors, rouge-brune en dedans, garnie de beaucoup de fibres rougeâtres. Elle pouffe une tige à la hauteur de trois pieds, droite, anguleufe, liffe, rougeâtre, ferme, creufe, rameufe. Ses feuilles font alternes, compofées de plufieurs autres feuilles oblongues à peuprès comme dans la Filipendule & l'Aigremoine, dentelées en leurs bords, ridées & vertes en deffus comme celles de l'Orme, blanchâtres en deffous. Ses fleurs font petites, ramaffées en grappes au fommet de la tige & des rameaux, compofées chacune de plufieurs feuil-

les blanchâtres difposées en rofe, d'une
odeur agréable. Lorfque cette fleur eft
paffée, il lui fuccède un fruit compofé de
plufieurs guaines torfes & ramaffées en
manière de tête, qui contiennent chacune
une femence affez menue. Cette Plante
croît abondamment aux lieux aquatiques, dans les foffés humides, dans les
prez bas, fur les bords des ruiffeaux &
des riviéres; elle fleurit en Juin & Juillet, & fes graines mûriffent en Automne.

La Reine des Prez eft appellée *Ulmaria*, comme qui diroit *Ulmaire* ou
*Ormaire*, parce que fes feuilles ont quelque reffemblance avec celles de l'Orme; *Barba Capra*, ou *Barbe de Chévre*,
parce que fes fleurs repréfentent en
quelque maniére la barbe d'une Chévre; & *Vignette*, comme qui diroit *petite Vigne*, à caufe que fa fleur a une
odeur fuave, approchante de celle de
la fleur de Vigne.

Les feuilles de la Reine des Prez ont
un goût d'herbe falé & gluant: elles
rougiffent un peu le papier bleu; la racine le rougit confidérablement; elle eft
ftyptique, & un peu amère. Il y a apparence que le fel de cette plante approche du fel Ammoniac: mais il eft uni
avec beaucoup de foufre & affez de
terre;

terre ; elle donne par l'analyſe chymique des liqueurs acides, du ſel volatil concret, beaucoup de ſouphre & aſſez de terre : ainſi cette plante eſt ſudorifique, cordiale & vulnéraire. La décoction de ſa racine eſt très-propre dans les fièvres malignes ; il faut la préférer à celle de la Scorſonère. On tient dans les boutiques une eau diſtillée des fleurs & des feuilles, dont la doſe eſt de quatre à ſix onces dans les potions cordiales & Diaphorétiques. Le Vin où la racine d'*Ulmaria* a bouilli, guérit les cours de Ventre, la Dyſenterie, & les bleſſures internes. *Simon Paulli* dit en avoir vu d'admirables effets dans ce dernier cas. Un gros d'extrait de cette racine eſt ſudorifique : mais il faut en continuer l'uſage pendant deux ou trois jours, ſi l'on veut en voir quelque effet ſenſible ; il en eſt de même des autres ſudorifiques, dont une ſeule priſe ne produit rien de conſidérable. Il faut donc le matin donner un gros d'extrait de racine de Reine des prez, en donner autant l'après midi, le ſoir le mêler avec un grain de *Laudanum* ; & continuer cette pratique pendant deux ou trois jours, s'il eſt néceſſaire. La décoction de ces mêmes racines eſt déterſive,

& propre pour les bleſſures & pour
les ulcères. On peut également les piler, & les appliquer en cataplaſme. Les
feuilles tendres & les fleurs de cette
plante miſes dans le vin, dans la Bierre, ou dans l'Hydromel, leur donnent
une ſaveur & une odeur agréable, qui
les fait reſſembler au Vin de Crète connu ſous le nom de Malvoiſie.

La racine de Reine des prez entre
dans l'eau Générale, & ſes feuilles dans
l'eau de lait Aléxitère de la Pharmacopée de Paris.

Prenez de l'eau diſtillée de Reine des
Prez & de celle de Ceriſes noires,
de chacune trois onces; du ſyrop
d'Œillet & de celui de Limon, de
chacun demi-once.

Mêlez le tout pour un Julep cordial
propre dans les défaillances & les
ſyncopes.

Prenez de l'eau de Reine des prez,
trois onces; de l'eau Epidémique;
de l'eau Thériacale & du ſyrop
Diacode, de chacun demi-once;
de l'Antimoine Diaphorétique, un
ſcrupule; de la Thériaque, deux
ſcrupules, de l'eſprit de ſel Ammoniac, douze gouttes.

Mêlez le tout pour une potion Diaphorétique.

Prenez des racines de Reine des
prez & de Bardane ratiſſées & coupées, de chacune une once ; des
feuilles de Chardon-bénit, de Reine des prez & de Scabieuſe, de
chacune une poignée.

Faites bouillir le tout dans quatre
pintes d'eau réduites à trois.

Coulez enſuite la liqueur, pour une
ptiſane ſudorifique convenable
dans les fiévres malignes.

Prenez de l'eau de Reine des prez &
de Lierre terreſtre, de chacune
deux onces ; des eaux de *Scordium*
& de Génièvre, de chacune une
once ; de l'Anti-Hectique de *Poterius*, douze grains ; de la Thériaque, un demi-gros ; du blanc de
Baleine diſſous dans de l'eau de canelle, un gros ; du ſyrop de Pied
de Chat, une once.

Mêlez le tout pour une potion vulnéraire à prendre à la cuillére, convenable dans les bleſſures internes.

---

## ULMUS.

ORME, Ormeau, Ormille, Arbre au pauvre Homme; *Ulmus*, Offic. *Ulmus campestris & Theophrasti*, C. B. P. 426. Inst. R. H. 601. *Ulmus*, J. B. 1. 139. Dod. Pempt. 837. Matth. Trag. *Ulmus vulgatissimus folio lato scabro*, Ger. Emac. 1480. Raii Hist. 1425. *Ulmus vulgaris cum Samarris, sive seminibus suis*, Park. Theat. 1404. *Ulmus in planis proveniens*, Anguill. *Ulmus nostras, sive Italica*, Plin. *Ulmus fructu membranaceo*, Linn. Hort. Cliff. 83. *Ulmus vulgatior seu Ptelea Gracis, Arbor Cimicum seu Culicum Serapionis & Arabum*, Quorumd.

Sa racine est grosse, dure, ligneuse, se répandant au loin de côté & d'autre dans la terre. Elle pousse un grand arbre fort branchu, dont le tronc est gros, couvert d'une écorce crevassée, rude, de couleur cendrée-rougeâtre en dehors, blanchâtre & souple en dedans: son bois est robuste, dur, jaunâtre tirant peu sur le rouge. Ses feuilles sont assez larges, ridées, rudes, veineuses, alternes, oblongues, dentelés en leurs bords, finissant en pointe, d'un verd un peu foncé, attachées à des queues courtes, traversées dans leur longueur par une nervure qui s'étend moins d'un côté que de l'autre. Sa fleur, qui naît avant les feuilles au sommet des rameaux, est un entonnoir à pavillon découpé & garni de plusieurs petites étamines de couleur obscure. Quand cette fleur est tombée, il lui succède un fruit membraneux applati en feuillet presque ovale, ordinairement échancré dans le haut, relevé vers le milieu d'une bosse, dans laquelle on trouve une capsule membraneuse faite en poire, qui renferme une semence menue, tendre, platte, blanche, succulente, douce au goût. Cet arbre croît dans les champs & les plaines, dans les bois, en terre grasse & humide, proche des riviéres ; il fleurit en Mars & Avril, & sa graine que les Latins appellent *Samara* ou *Samera* mûrit en Mai ; il est assez long à venir, mais très-propre pour faire des bosquets, des allées & de grandes avenues ou plants qu'on appelle *Ormaies* ou *Ormoies* ; & nos Anciens avoient ordinairement une Ormaie derrière leur maison pour leur servir d'abri, de vue, de promenade, &

R iij

pour leur fournir le bois de chauffage
& de charronage dont ils avoient befoin. En Italie où l'on n'a que des Vignes hautes, on plante des Ormes pour
les accoler & les foutenir; c'eſt ce que
les Latins ont appellé *Ulmus marita*,
comme qui diroit *Orme marié* avec la
Vigne. *Evelyn* dit qu'il n'y a point d'arbre qui ſouffre ſi facilement la tranſ-
plantation que l'Orme, & qu'on le peut
tranſplanter avec ſuccès, même au bout
de vingt ans, comme il l'a éprouvé ſur
un Orme dont le tronc étoit plus gros
du double que ſon corps.

L'Orme donne par l'analyſe chymique beaucoup d'huile & de ſel eſſentiel.
L'écorce de cet arbre & ſes feuilles ſont
remplies d'un ſuc mucilagineux & gluant
qui le rend propre à la réunion des
playes, & l'on employe la décoction de
ſes racines contre toutes ſortes de pertes
de ſang, ſur-tout contre les Hémorrhagies du Poumon & de la Matrice. Nous
avons dans les *Ephémérides d'Allemagne*,
année 1727. pag. 429. une obſervation
du Docteur *Erneſt Gothod Struvius*, qui
aſſure avoir guéri pluſieurs perſonnes
attaquées d'Hydropiſie aſcite avec la décoction d'écorce d'Orme donnée pour
boiſſon ordinaire. pendant cinq ou ſix

femaines ; il avertit qu'il ne faut pas s'étonner fi le remède n'agit pas les premiers jours, & même fi l'enflure augmente ; mais qu'après quelques jours la voie des urines s'ouvre, & qu'un flux copieux continuant annonce bientôt la guérifon.

On trouve quelquefois fur les feuilles d'Orme des veffies qui s'enflent jufqu'à la groffeur du poing, reffemblantes par leur figure à des Truffles, & qui contiennent une liqueur dans laquelle on voit nager des Pucerons verdâtres : on paffe ce Baume naturel par un linge pour en féparer les Pucerons, & l'on s'en fert avec un grand fuccès pour les playes récentes & pour les chûtes. Les payfans d'Italie & de Provence y font infufer les fommités de Millepertuis ; la liqueur devient rouge, comme avec de l'huile d'Olive, & fe conferve plufieurs années ; la plus vieille eft la meilleure. *Matthiole* affure que cette liqueur fans aucun mélange de Millepertuis guérit les Defcentes des enfans, fi on leur en graiffe les Parties ; & *Fallope* convient qu'il n'a rien trouvé de plus fouverain pour la réunion des playes. *Rai* affure que la décoction de l'écorce d'Orme réduite à la confi-

ftance de fyrop, en y ajoutant le tiers
d'Eau-de-Vie, eft très-bonne pour calmer la douleur de la Sciatique, fi l'on
en fait un liniment chaud fur la partie.
Le bois d'Orme eft d'un grand ufage
chez les Charrons, qui l'employent à
faire des effieux, des moyeux, & autres
ouvrages du reffort de leur Art.

Le mucilage de l'écorce moyenne
d'Orme entre dans l'emplâtre de mucilage de la Pharmacopée de Paris.

Prenez de l'écorce intérieure d'un
jeune Orme ou Ormeau, quatre
onces.

Faites-la bouillir dans trois livres
d'eau de fontaine jufqu'à la diminution de la moitié.

Paffez enfuite la liqueur, & ajoutez à
la colature du fyrop de Framboi-
fes & de Meures, de chacun une
once & demie; pour un gagarifme
excellent contre les Aphthes, les
afpérites de la langue, & les ulcères de la bouche & du gofier.

Prenez de l'écorce d'Orme, fix
gros; de la Régliffe, une demi-
once; des Raifins paffes mondés,
vingt grains; des Rofes rouges,
deux pincées.

Faites bouillir le tout dans une fuffifante quantité d'eau de fontaine qui fera réduite à une demi-livre.

Paffez la liqueur, & diffolvez-y de l'Oxymel fimple & du miel Rofat, de chacun deux gros ; pour un gargarifme contre la petite Vérole.

---

## UMBILICUS VENERIS.

### *Nombril de Venus.*

ENTRE les différentes efpèces de Cotyledon ou Nombril de Venus que nous connoiffons, il y en a deux qui font principalement ufitées en Médecine, & que nous allons décrire.

Le grand Cotyledon ou Nombril de Venus, les Efcudes ou Efcuelles communes ; *Umbilicus Veneris*, Offic. *Cotyledon major*, C. B. P. 285. Inft. R. H. 90. *Cotyledon vera, radice tuberosâ*, J. B. 3. 683. Raii Hift. 1878. *Umbilicus Veneris*, Ger. Matth. Lac. Turn. Cæfalp. Caft. Lugd. Hift. Tabern. *Umbilicus Veneris vulgaris*, Park. *Cotyledon, Umbilicus Veneris*, Cluf. Hift. 63. *Cotyledon prima feu major, Umbilicus Veneris major, Umbilici Veneris fpecies pri-*

*ma , Umbilicus terræ , Hortus Veneris ; Acetabulum , Scytalium ; Cymbalium seu Cymbalion majus , Herba Coxendicum Plinio , Scatum Cœli & Scatellum vel Scatuncellus Manlio ,* Nonnull.

Sa racine est tubéreuse , charnue , blanche , garnie en dessous de petites fibres. Elle pousse des feuilles rondes , épaisses , grasses , pleines de suc , tendres , creusées en bassin , attachées par des queues longues , d'un verd de mer , d'un goût visqueux & insipide : d'entre lesquelles s'éléve une tige menue , haute d'environ un demi pied , soit simple , soit divisée en plusieurs rameaux revêtus de petites fleurs en cloche allongée en tuyau & découpée en plusieurs pointes , de couleur blanche ou tirant sur le purpurin , avec dix étamines à sommets droits. Quand ces fleurs sont tombées , il leur succède des fruits à plusieurs gaînes membraneuses , ramassées en manière de tête , qui s'ouvrent dans leur longueur & renferment des semences fort menues. Cette plante croît naturellement dans les rochers & les vieux murs , aux lieux pierreux & chauds ; elle fleurit en Avril & Mai ; & alors ses feuilles se flétrissent ; elle n'est pas rare dans plusieurs Provinces de France :

mais elle ne s'éléve pas si aisément dans les jardins ; elle commence à paroître vers la fin de l'Automne , & garde ses feuilles tout l'hiver.

On remarque que les deux ou trois premiéres feuilles d'en bas ne sont pas rondes comme les autres , & que leur queue ne s'insére pas dans le centre mais un peu de côté. On a nommé cette plante *Cotyledon* ou *Nombril de Vénus* , parce que ses feuilles sont ordinairement concaves en dessous , ou creusées presque en manière d'entonnoir ou de nombril.

Le Cotyledon ou Nombril de Venus à fleur jaune ; *Umbilicus Veneris alter* , Offic. *Cotyledon radice tuberosa longa repente* , Mor. Hort. Reg. Blef. Inst. R. H. 90. Raii Hist. 1878. *Cotyledon flore luteo, radice tuberosa longa repente*, Act. Ac. R. Par. 73. *Cotyledon flore luteo maxima* , Herman. Cat. Leyd. *Cotyledon altera* , *Umbilici Veneris species secunda* , Nonnull.

Sa racine est longue & rempante, vivace. Elle pousse des feuilles approchantes de celles de l'espèce précédente, mais plus grandes , plus épaisses ,

R vj

ouvertes vers la queue, crénelées en leurs bords, d'entre lefquelles s'élève une tige ronde, ferme, rougeâtre, revêtue de quelques feuilles plus petites, divifée en plufieurs rameaux chargés de fleurs jaunes difpofées en épi ; compofées chacune d'une feule pièce en cloche découpée en cinq pointes, foutenues par un calice long & verdâtre. Lorfque ces fleurs font paffées, il leur fuccède cinq capfules oblongues, pointues, verdâtres, remplies de graines très-menues & rougeâtres. Cette plante vient ordinairement de Portugal ; on la cultive dans les jardins curieux, où elle n'eft pas difficile à conferver ; elle fleurit au mois de Juin. Ses feuilles font toutes vertes pendant l'hiver, & fe flétriffent en Mai, de forte qu'il n'en refte plus que quelques veftiges.

La première des deux efpèces de Cotyledon que nous venons de décrire eft la plus ufitée en Médecine ; quoiqu'on y puiffe fubftituer la dernière dans le befoin. Les feuilles de cette plante ont un goût vifqueux & aqueux. *Diofcoride & Galien* ont cru qu'elle étoit fort rafraîchiffante. Il eft certain qu'elle produit de très-bons effets dans les inflammations externes ; & qu'elle peut-être ſubſtituée à la Joubarbe, dont elle a les propriétés ; elle entre dans la compoſition de l'onguent *Populeum*, qui eſt un excellent adouciſſant, ſoit pour la brûlure, ſoit pour la douleur des Hémorrhoïdes. Quoique cette plante ſoit chargée de beaucoup de phlegme & d'huile, elle contient cependant un peu de ſel volatil. L'application utile qui ſe fait de la plante pilée entre deux cailloux ſur les Hémorrhoïdes, nous fait connoître qu'elle relâche par ſes parties mucilagineuſes les fibres trop tendues, & que par ſon ſel volatil elle fond & réſoud le ſang arrêté & épaiſſi. *Dioſcoride* & *Galien* aſſûrent que ſon ſuc pris intérieurement chaſſe le calcul & le ſable des Reins ; mais nous ne voyons pas que les Médecins modernes en faſſent uſage pour ces ſortes de maladies.

Les feuilles du Nombril de Vénus entrent dans l'onguent *Populeum* de la Pharmacopée de Paris.

## U N E D O.

ARBOUSIER , ou Fraisier en Arbre ; *Unedo , sive Arbutus* , Offic. *Arbutus folio serrato* , C. B. P. 460. Inst. R. H. 598. *Arbustus , Comarus Theophrasti* , J. B. 1. 83. *Arbustus* , Dod. Pempt. 804. Ger. Park. Raii Hist. 1576. Matth. *Arbutus , sive Unedo* , Lob. Adv. *Comarus seu Comarum , Arbutum , Memœcylum seu Memœcylon Græcis , Cerasus marina Calabris , Fragorum Arbor vel Fragum Arboreum , Fraga montana Poëtarum* , Quorumd.

Sa racine est assez grosse , dure , ligneuse. Elle produit un arbrisseau ou un petit arbre dont le tronc est couvert d'une écorce rude & crevassée , jettant beaucoup de rameaux rougeâtres dans le haut. Ses feuilles sont oblongues , un peu larges , presque semblables à celles du Laurier , épaisses , lisses , toujours vertes , crénelées élégamment en leurs bords. Ses fleurs sont d'une seule pièce en grelot découpé en cinq pointes , blanches , belles , approchantes de celles du Muguet , disposées en grappes , d'une odeur agréable , avec dix étamines capillaires à sommets panchés. Quand ces fleurs sont passées, il leur succède des fruits qui ont quelque ressemblance avec les Fraises, mais plus gros, de figure sphérique, charnus, jaunes avant leur maturité, & d'un beau rouge quand ils sont mûrs, d'un goût un peu austère. On appelle ce fruit en Latin *Unedo* ou *Arbutum*, en Grec *Comarum* ou *Memacylon*, & en François *Arboux*; il est partagé en cinq loges qui renferment plusieurs semences menues, oblongues, osseuses. Cet arbrisseau croît abondamment en Italie, en Espagne, en Languedoc, en Provence, aux lieux montagneux; dans les bois parmi les brossailles; selon *Clusius*, on le voit presque toujours en fleur, ou chargé de fruit, quelquefois même chargé de fleur & de fruit tout ensemble; il fleurit principalement en Juillet & Août; son fruit est un an à mûrir. Les Merles & les Grives sont aussi friands des Arboux, que les femmes & les enfans. *Virgile* dit que les Abeilles aiment les fleurs de l'Arboufier, & les Chevreaux ses feuilles. *Belon* nous apprend qu'en Candie & dans les vallées voisines du Mont Athos il s'élève si haut, qu'il égale les plus grands arbres, & que son fruit y est gros comme une petite Pomme, de couleur rouge noirâtre, plus mou & plus agréable au goût que celui de l'Arboufier ordinaire.

L'Arboufier a peu d'ufage en Médecine, quoiqu'on reconnoiffe une qualité aftringente tant dans fes feuilles, que dans fon écorce & fon fruit : on peut cependant fe fervir de fa décoction pour arrêter les cours de ventre. *Amatus Lufinatus* affûre que l'eau diftillée des fleurs & des feuilles de cet arbriffeau eft bonne contre la Pefte, & pour réfifter à la malignité des humeurs, fur-tout fi on la donne dans le commencement du mal. *Matthiole* y ajoûte la Corne de Cerf préparée. *Sebizius* & quelques autres Auteurs eftiment que fon fruit nuit à l'eftomac, & qu'il caufe des maux de tête : ce qui lui a fait donner le nom d'*Unedo*, *quafi unum edo*, parce que fi l'on en mange plus d'un il fait du mal : mais ce fait n'eft pas bien prouvé ; car *Clufius* affûre en avoir mangé plufieurs fois, fans s'être reffenti d'aucune de ces incommodités ; & c'eft ce que confirme *Garidel*, qui dit qu'en Provence on en mange communément, fans s'en trouver plus incommodé.

Le bois de l'Arboufier eft blanc, propre à de certains ouvrages, & fait de bon charbon.

---

## URTICA.

### Ortie.

NOus nous proposons de parler ici des trois espèces d'Ortie que l'on employe dans les boutiques.

La grande Ortie piquante, l'Ortie vivace, l'Ortie vulgaire ou commune; *Urtica major*, Offic. *Urtica urens maxima*, C. B. P. 232. Inst. R. H. 534. *Urtica vulgaris major*, J. B. 3. 445. Raii Hist. 160. *Urtica urens altera*, Dod. Pempt. 151. *Urtica major*, Brunf. Fuchs. *Urtica major, sive sylvestris asperior*, Tabern. icon. 534. *Urtica major vulgaris & media sylvestris*, Park. *Urtica urens maxima sterilis vel fertilis*, Ponthed. Anth. 210. *Urtica foliis cordatis, amentis cylindraceis, sexu distincta*, Linn. Flor. Lapp. 374. *Urtica urens vulgatior, Urtica perennis mas & femina, Urtica communis major*, Quorumd.

Sa racine est menue, fibrée, serpentante au loin, de couleur jaunâtre. Elle pousse des tiges à la hauteur de trois pieds, quarrées, canelées, roides, cou-

vertes d'un poil piquant, creufes, rameufes, revêtues de feuilles oppofées
deux à deux, oblongues, larges, pointues, dentelées en leurs bords, garnies
de poils fort piquans & brûlans, attachées à des queues un peu longues. Ses
fleurs naiffent aux fommités des tiges &
des rameaux dans les aiffelles des feuilles, difpofées en grappes branchues,
compofées chacune de plufieurs étamines foutenues par un calice à quatre
feuilles, de couleur herbeufe; ces fleurs
ne laiffent aucune graine après elles.
Ainfi l'on diftingue, comme dans le
Chanvre, les Orties en *mâle* & en *fe-*
*melle* : l'Ortie mâle porte fur des pieds
qui ne fleuriffent point, des capfules
pointues, formées en fer de pique, brûlantes au toucher, qui contiennent chacune une femence ovale, applatie, luifante. L'Ortie femelle ne porte que des
fleurs, & ne produit aucun fruit; ce qui
eft une maniére de parler ufitée feulement chez le vulgaire; car les Botaniftes appellent proprement *fleurs mâles*
celles qui ne font point fuivies de graines, & *fleurs femelles* celles qui en font
fuivies. Cette plante croît prefque par-
tout en abondance, particuliérement
aux lieux incultes & fablonneux, dans

les hayes, dans les fossés, contre les murailles, dans les bois mêmes & dans les jardins ; elle fleurit en Juin , & sa graine mûrit en Juillet & Août ; ses feuilles se flétrissent ordinairement tous les ans en Hiver : mais sa racine ne pé-rit point, & repousse de nouvelles feuilles dès le premier Printemps. On fait usage en Médecine de ses racines, de ses feuilles & de ses semences. On peut aussi faire de la toile de ses tiges, comme l'on en fait de celles de Chanvre. M. *Linnæus* dit qu'au Printemps l'on fait cuire ses jeunes pousses avec les légumes. L'Ortie commune varie quelquefois par la couleur de ses tiges, de ses racines, & de ses feuilles ; on l'appelle alors *Ortie rouge*, ou *Ortie jaune ou panachée*.

La petite Ortie , ou l'Ortie griesche ; *Urtica minor* , Offic. *Urtica urens minor* , C. B. P. 232. Inst. R. H. 535. *Urtica minor annua* , J. B. 3. 446. *Urtica urens minima* , Dod. Pempt. 152. *Urtica minor* , Ger. Raii Hist. 161. Brunf. Fuchs. Cord. Lob. Tabern. *Urtica tertia Matthioli* , Lugd. Hist. 1244. *Urticoides urens* , Ponted. Anth. 210. *Urtica minor urens, foliis eleganter va-*

*riegatis , caule intorto rubente* , Rudb.
Lapp. 100. *Urtica foliis ovatis , amen-
tis cylindraceis, Androgyna* , Linn. Flor.
Lappon. 375. Hall. Helv. 178. *Urtica
vulgaris minor , Urtica minor & acrior ,
Cania Plinii acrior* , Quorumd.

Sa racine est simple, assez grosse ;
blanche, garnie de petites fibres, annuelle. Elle pousse des tiges hautes d'un
demi-pied, & quelquefois d'un pied,
assez grosses, quarrées, dures, canelées, rameuses, piquantes, moins droites
que celles de la précédente. Ses feuilles
naissent opposées deux à deux, plus courtes & plus obtuses que celles de la grande
Ortie, profondément dentelées le long
des bords, fort brûlantes au toucher,
d'un verd-brun ou foncé, attachées à
de longes queues. Ses fleurs sont à étamines disposées par petites grappes en forme de croix dans les aisselles des feuilles, de couleur herbeuse, les unes mâles ou stériles, les autres femelles ou
fertiles, toutes sur le même pied ou in-
dividu. Lorsque ces derniéres sont passées, il leur succède de petites capsules
formées de deux feuillets appliqués
l'un contre l'autre, qui enveloppent
chacune une semence menue, oblongue, applatie, luisante, roussâtre. Cet-

te plante croît fréquemment le long des maisons, aux lieux rudes, pami les décombres des bâtimens, dans les jardins potagers, où elle se renouvelle tous les ans de graine, ne pouvant endurer la rigueur de l'hiver. L'herbe est sur-tout d'usage en Médecine.

L'Ortie Romaine, l'Ortie Grecque, ou l'Ortie mâle; *Urtica Romana,* Offic. *Urtica urens, pilulas ferens, prima Dioscoridis, semine Lini,* C. B. P. 232. Inst. R. H. 535. *Urtica Romana, sive mas, cum globulis,* J. B. 3. 445. *Urtica urens prior,* Dod. Pempt. 151. *Urtica Romana,* Ger. Park. Raii Hist. 161. *Urtica sylvestris, sive Romana Officinarum semine Lini,* Lob. Adv. *Urtica prima,* Matth. Lac. Cæsalp. Cast. Tabern. *Urtica prima Matthioli,* Lugd. Hist. 1243. *Urtica Græca, sive Romana, & aspera Dioscoridis,* Fuchs. *Urtica Romana, seu peregrina & elegantissima,* Trag. *Urtica Dioscoridis, aliis Cnide dicta, Urtica urens major & prima, Urtica mascula sive mas, Urtica sylvestris asperior, Urtica pilulifera seu pilulas rotundas ferens, Urtica Italica sive hortensis,* Nonnull,

Sa racine est fibreuse, jaunâtre, annuelle. Elle pousse une tige à la hau-

teur de quatre ou cinq pieds, ronde &
foible, rameufe, garnie de petites épines roides & piquantes. Ses feuilles font
oppofées, larges, pointues, profondément dentelées en leurs bords, couvertes d'un poil rude, brûlant & brillant.
Ses fleurs naiffent des aiffelles des feuilles vers les fommités de la tige & des
branches, femblables à celles des deux
efpéces précédentes. Quand ces fleurs
font paffées, il leur fuccéde des globu-
les ou pilules vertes, qui font autant
de petits fruits ronds, gros comme des
Pois, tout hériffés de piquans, attachés à de longs pédicules, compofés
de plufieurs capfules qui s'ouvrent en
deux parties, & renferment chacune
une femence ovale, pointue, applatie,
liffe, gliffante & douce au toucher comme de la graine de Lin. Cette plante
croît aux pays froids comme aux pays
chauds, dans les hayes, dans les prez,
dans les bois taillis & ombrageux; elle
eft plus rare que les deux autres, &
on la feme pour le plaifir dans les jardins; elle fleurit en Eté, & fa graine
mûrit en Juillet & Août; elle ne foutient point l'Hiver, & périt tous les ans.
Sa femence eft furtout en ufage.

On a nommé cette plante *Urtica ab*

*nrere*, brûler, parce que l'Ortie est couverte d'un poil très-fin, roide & pointu, qui s'attachant à la peau de ceux qui la touchent la pénétre, & fait sur leurs nerfs la même impression de douleur que si la partie avoit touché à du feu, y excitant une chaleur brûlante, des pustules, & des démangeaisons importunes ; à quoi l'on peut remédier avec l'huile d'Olive, l'huile Rosat, le suc de Tabac, avec une feuille d'Ortie appliquée dessus, ou avec le suc exprimé de la plante même, selon *Parkinson*. *Hook* a découvert au Microscope que l'Ortie est toute couverte de piquans très-aigus, dont la base est une vésicule qui enferme une liqueur âcre, mordicante, veneneuse, & la pointe une substance très-dure qui a un trou au milieu, par où la liqueur coule dans la partie piquée, & y excite de la douleur. Cependant *Langius* nie, ou du moins n'a pu appercevoir, quoiqu'avec de bons Microscopes, ces sortes de vésicules, ni les cavités ou trous des Orties, dont parle le célébre Observateur *Hook*.

Les feuilles des trois espéces d'Ortie que nous venons de décrire, ont un goût fade, gluant, & ne rougissent pas le papier bleu : les racines le rougissent tant soit peu ; elles sont fades aussi, mais un peu styptiques : d'où l'on peut conjecturer que les espèces d'Orties ont un sel approchant du sel naturel de la terre, c'est-à-dire, composé de sel Ammoniac, de Nitre & de sel Marin : mais dans ces plantes ce sel est embarrassé dans beaucoup de phlegme gluant, & uni avec beaucoup de souphre & de parties terrestres : car par l'analyse chymique on tire des Orties du sel volatil concret, beaucoup de souphre & de terre, avec plusieurs liqueurs qui donnent de plus grands indices de sel âcre que de sel acide. Ainsi il y a beaucoup d'apparence que le phlegme de ces herbes est plus épaissi par les parties terrestres que par l'acide : mais ce phlegme épaissi qui est considérable, est tout-à-fait détruit par le feu. Cependant il n'est pas surprenant que les Orties soient détersives, diurétiques, & propres pour rétablir le mouvement des liqueurs, car ce phlegme glaireux ne fait que modérer la grande activité du sel âcre & du souphre.

On se sert de ces plantes intérieurement & extérieurement. Le suc d'Ortie dépuré, ou par lui-même, ou

par

par une légère ébullition, arrête le crachement de fang, l'hémorrhagie du nez; & le flux des Hémorrhoïdes; il eft bon auffi pour la dyfenterie & pour les fleurs blanches. La dofe en eft depuis deux onces jufqu'à quatre, ou feul un peu tiède, ou mélé avec parties égales de bouillon. On fe fert des feuilles d'Ortie infufées dans l'eau bouillante à la manière du Thé pour la Goutte, le Rhumatifme, le Calcul, & la Gravelle : cette infufion eft propre auffi en gargarifme pour les maux de gorge. Les tendrons d'Ortie cuits dans le bouillon purifient le fang ; la ptifane des mêmes plantes eft fort eftimée dans la fièvre maligne, dans la petite Vérole ; & dans la Rougeole. On peut même faire des émulfions avec l'eau & leurs femences. Le fyrop, la conferve des grappes, & l'extrait ont les mêmes vertus : on confit auffi au fucre les racines d'Ortie ; c'eft un fort bon remède contre la jauniffe, & pour procurer l'expectoration dans la vieille toux, dans l'Afthme humide, & dans la Pleuréfie, furtout fi l'on applique les feuilles pilées en cataplafme fur le côté. On en fait boire le fuc pour les mêmes cas. Le remède fuivant eſt fort en uſage à Paris , & réuſſit ſouvent dans la Pleuréſie.

Prenez deux ou trois poignées d'Ortie griêche la plus fraîche.

Pilez - la legérement , & faites - la bouillir avec un demi quarteron de bonne huile d'Olive & un verre de vin.

Paſſez le tout , & faites-en prendre le jus au Malade , que vous tiendrez bien couvert pour ménager la ſueur.

On doit appliquer le marc ſur le côté le plus chaud qu'il ſera poſſible.

Le temps le plus favorable pour ce remède eſt après avoir fait deux ou trois ſaignées , & entre le ſecond & le troiſiéme jour.

Quant à l'uſage externe de cette Plante , le cataplaſme d'Ortie eſt émollient & réſolutif, propre pour fondre les tumeurs accompagnées d'inflammation ; il ſoulage les Gouteux , & diſſipe quelquefois les Tumeurs & les Loupes. Pluſieurs Médecins , tant anciens que modernes , recommandent auſſi comme un bon remède contre la Sciatique & la Paralyſie de frapper les parties malades jufqu'à rougeur avec un paquet d'Orties , & de les laver enfuite avec du vin chaud. On a plufieurs Obfervations de guérifon par cette méthode , qui rappelle dans les parties foibles & deffechées le fang & les efprits , & qui en rétablit par-là le mouvement.

La femence d'Ortie entre dans le fyrop de Guimauve compofé , & dans l'onguent *Martiatum* de la Pharmacopée de Paris.

Prenez du fuc d'Ortie Grièche dépuré, deux onces ; du vin blanc , quatre onces.

Mêlez le tout enfemble, pour prendre le matin à jeun pendant neuf jours dans la Gravelle & la difficulté d'uriner.

Prenez des racines d'Ortie & de grande Confoude , de chacune une once & demie ; des feuilles de Millefeuille & de Plantain , de chacune une poignée ; de l'écorce de Grenade & de la Gomme Arabique , de chacune deux gros ; des femences de Pavot blanc , une demi-once.

Faites bouillir le tout dans trois livres d'eau de fontaine , que vous réduirez à la moitié.

Passez ensuite la liqueur , & ajoûtez-y du syrop de Roses séches , quatre onces ; du sucre de Saturne , un scrupule ; du Saffran de Mars astringent , quatre scrupules.

Pour une décoction, dont on donnera quatre onces deux fois le jour dans le crachement de sang , l'Hémorrhagie du nez , & le flux immodéré des Hémorrhoïdes.

---

## USNEA.

USNÉE Humaine , ou Mousse de Crâne humain ; *Usnea Humana ,* Offic. *Muscus ex Cranio ,* J. B. 3. 764. *Muscus ex Cranio humano ,* Tabern. icon. & Hist. *Muscus Cranio humano innatus ,* Raii Hist. 117. *Usnea seu Muscus Cranii humani , Usnea Microcosmi , Muscus de Calvariâ humanâ , seu Cranio hominis suspensi & strangulati vel rotâ necati innascens , Muscus ex Craniis hominum violentâ morte peremptorum , Flos Cranii ,* Quorumd.

Selon *Lémery ,* l'Usnée Humaine est

la Mousse ordinaire , verdâtre , haute
de deux ou trois lignes , sans odeur ,
d'un goût un peu salé , qui naît sur les
crânes des cadavres d'hommes & de
femmes qui ont été fort long-temps
exposés à l'air : on trouve cette petite
plante principalement en Angleterre ,
en Irlande, sur les crânes des hommes
qui ont été pendus & attachés à des
Gibets ; car on a soin d'y faire si bien
tenir leurs membres avec du fil d'Ar-
chal , que leurs os y demeurent plusieurs années après que la chair a été entiérement consumée par la pourriture
& par l'air. Il naît aussi quelquefois de
l'Usnée sur les os des Cadavres humains
qui ont demeuré long-temps exposés à
l'air ; mais elle n'est pas estimée si bonne que celle du Crâne.

Selon d'autres , il y a deux sortes
d'Usnée humaine ; la premiére dont on
fait usage dans nos Boutiques , nous
vient d'Irlande , & n'est autre chose
qu'une petite espèce de *Muscus vulga-*
*ris terrestris Adianti aurei capitulis* , qui
ne différe en rien de la Mousse qui croît
sur les tuiles , sur les pierres & les arbres ; aussi a-t-on beaucoup de peine
à la distinguer. M. *Doody* , Apoticaire
à Londres & fameux Botaniste , a re-

marqué qu'elle croît fur les os des chevaux & des bœufs qu'on a jettés à la
Voirie. On la trouve principalement
fur les têtes ou crânes couchés par terre en des lieux humides.

La feconde eft cruftacée, croiffant
en forme de croûte fur les crânes humains, de la même maniére que le *Li-*
*chen faxatilis* ou *Lichen petræus* naît fur
les pierres aux lieux incultes & cham-
pêtres ; & les Auteurs préférent cette
derniére à la précédente, comme étant
douée d'une vertu particuliére pour la
guérifon de diverfes maladies. Selon
*Rai*, c'eft une efpèce de *Lichen* cendrée
en deffus, noire en deffous, crêpue ou
frangée fur les bords, comme découpée, fans tige, étendue fur les écorces
des arbres & des autres corps où elle
s'attache.

Nous ne parlerons point ici de l'*Uf-*
*née commune*, que *Jean Bauhin* appelle
*Mufcus arboreus villofus*, qui eft une forte de Mouffe d'arbre, ou plutôt une efpèce de *Lichen* blanchâtre & filamen-
teufe, qu'on trouve affez fréquemment
dans les pays chauds fur les plus vieux
arbres, comme fur le Chêne, le Peuplier, l'Orme, le Bouleau, le Pommier,
le Poirier, le Pin, le Sapin, la Melè-

ze, le Cédre, & dont la poudre fait la bafe de la Poudre de Chypre appellée vulgairement *Corps de Cypre gris.*

*Ufnée* eft un terme qui nous vient des Alchymiftes fectateurs de *Paracelfe*; il eft dérivé, fuivant les apparences, du mot *Axnech* dont les Arabes fe fervent pour exprimer l'Ufnée des arbres.

L'Ufnée humaine donne par l'Analyfe chymique beaucoup de fel volatil & d'huile. Cette plante eft fort rare en ce pays-ci, parce qu'on n'y expofe pas les Cadavres des criminels auffi communément que dans les pays du Nord, comme en Allemagne, où elle eft fort en ufage. On l'employe comme aftringente dans le faignement de nez, étant mife dans les narines. On peut s'en fervir auffi pour l'Epilepfie : mais nous y fubftituons le Crâne humain ; elle entre dans les Poudres de Sympathie, dans la *Pierre de Butler*, dans l'*Unguentum Armarium* ou Onguent d'Arquebufade, qu'on appelle autrement *Onguent Martial & Magnétique*, & dans d'autres compofitions qui tendent toutes à arrêter l'écoulement du fang de quelque partie du corps que ce foit. On trouve dans les *Ephémérides d'Allemagne, Décurie premiére, année feconde, pag.* 96.

& fuivantes, une fçavante Differtation du Docteur *Martin-Bernhard à Berniz*, dans laquelle il s'étend beaucoup fur les vertus de cette plante, & où nous renvoyons le Lecteur, qui y verra entr'autres chofes curieufes divers procédés pour la faire croître fur des crânes humains.

*Grube* nous apprend qu'on ne fait tant de cas de l'Ufnée dans la Médecine, que dans la fuppofition que les efprits vitaux & animaux du cadavre qui y font renfermés, paffent par une certaine vertu dans la partie affectée de la perfonne vivante : mais chacun fçait qu'un cadavre eft entiérement denué d'efprits vitaux & animaux ; & ceux-là n'ont pas tort qui difputent à cette plante les vertus fpécifiques qu'on lui attribue pour la guérifon de plufieurs maladies. *Juncker* affûre qu'elle n'a d'autres vertus que celles que les gens crédules ont bien voulu lui attribuer. *Mark*, fameux Droguifte de Nuremberg, ne craint point d'avancer que l'Ufnée du Crâne Humain n'a d'autre mérite que fa rareté ; & *Bœcler* affûre qu'on fait fervir l'Ufnée, de même que les os des cadavres, à plufieurs ufages auffi fuperftitieux qu'impies. Nous fommes cependant perſuadés avec le ſçavant M. *Ja-mes*, que cette Mouſſe peut avoir ſon utilité dans les Hémorrhagies où l'on eſt obligé de ſe ſervir de tentes & de peſſaires ſtyptiques, pourvu qu'on la mêle avec des Drogues convenables ; elle ne ſçauroit manquer non plus, étant employée extérieurement ou intérieure-ment dans les cas qui demandent des remèdes deſſiccatifs & aſtringens, de produire quelque bon effet, à cauſe de ſa nature deſſiccative & aſtringente.

## VULNERARIA.

VULNERAIRE des Payſans ; *Vulnera-ria*, Offic. *Loto affinis*, *Vulneraria pratenſis*, C. B. P. 332. *Vulneraria ruſti-ca*, J. B. 2. 362. Inſt. R. H. 591. *An-thyllis Lenti ſimilis*, Dod. Pempt. 552. *Anthyllis leguminoſa*, Ger. Raii Hiſt. 922. *Anthyllis leguminoſa vulgaris*, Park. *Vul-neraria Conſolida*, Geſn. Hort. *Glaux quorumdam*, Lob. adv. *Lotus latifolia Da-lechampii*, Lugd. Hiſt. *Lagopodium flore luteo*, Tabern. icon. 925. *Anthyllis foliis pinnatis, foliolis pluribus, terminatrice ma-jore*, Linn. Hort. Cliff. 371. *Vulneraria ruſtica flore ferrugineo*, Act. Stoch. 1741.

S v

202. *Anthyllis leguminofa Belgarum , Anthyllis prior feu magna , five Anthyllis Difcoridis , Anthyllis major vel leguminofa flore luteo , Anthylion five Anthyllion & Anthicellon Plinii , fideritis cognomine ruftica , Glauciola , Panaces Chironium læve denominatum ,* Nonnull.

Sa racine eft fimple , longue , droite , ligneufe , noirâtre , d'un goût légumineux. Elle pouffe des tiges à la hauteur d'environ un pied , grêles , rondes , velues ; un peu rougeâtres , courbées ou couchées par terre. Ses feuilles font rangées par paires le long d'une côte fimple terminée par une feule feuille , femblables , à celles du *Galega* ou de la Rue de Chévre , mais un peu plus moëlleufes , velues en deffous & tirant fur le blanc , d'un verd jaunâtre en-deffus , d'un goût douçâtre accompagné de quelque âcreté ; celles qui foutiennent les fleurs aux fommités des rameaux font plus larges que les autres , oblongues , membraneufes. Les fleurs naiffent aux fommets des branches , difpofées en bouquets , légumineufes , jaunes , foutenues chacune par un calice fait en tuyau renflé , lanugineux , argentin , fans odeur bien fenfible. Lorfque la fleur eft paffée , ce calice s'enfle encore davantage, & devient une veſſie qui renferme une capſule membraneu-ſe remplie ordinairement d'une ou deux petites ſemences jaunâtres. Cette plante croît aux lieux montagneux, ſecs, ſa-blonneux, ſur des côteaux expoſés au Soleil, dans les pâturages en terrein mai-gre & plein de craye, ſur les bords des champs ; on la cultive quelquefois dans les jardins pour ſa fleur ; elle fleurit en Mai & Juin, & ſa graine mûrit en Juillet & Août ; elle donne une variété à fleur blanche.

La Vulnéraire des payſans contient beaucoup d'huile, & peu de ſel eſſen-tiel ; elle eſt vulnéraire & conſolidan-te, propre pour guérir les playes ré-centes ou les bleſſures, comme le porte ſon nom, étant pilée & appliquée deſ-ſus en cataplaſme : cependant nous ne voyons pas qu'on en faſſe beaucoup d'u-ſage en Médecine.

## UVULARIA.

CAMPANULE à feuilles d'Ortie, Gan-telée ou Gands de Notre-Dame, Ortie bleue ; *Trachelium*, Offic. *Cam-panula vulgatior, foliis Urticæ, vel major*

S vj

& asperior , C. B. P. 94. Inst. R. H.
109. Campanula major & asperior folio
Urticæ, J. B. 2. 805. Cervicaria major ,
Dod. Pempt 164 Trachelium vulgare ,
Cluf. Hist. 170. Trachelium majus , Ger.
Raii Hist. 732. Trachelium majus flore
purpureo, Park. Parad. Campanula major , Fuchf. Uvularia major , Trag. Cervicaria maxima foliis urticæ majoris, caule fæpè tricubitali , floribus magnis cæruleis,
quandoque etiam albis , Thal. Cervicaria,
Uvularia, Campanula major prima, Tabern. icon. 412. Trachelium majus pur-
puro-violaceum , Schwenck Campanula
foliis radicalibus cordatis , calicibus ciliatis , Linn. Hort. Cliff. 64. Campanula
quibuſdam Herbariis vocata Archangeli-
ca , Trachelium foliis urticæ flore ſubcæru-
leo , Campanula uchſii flore dilutè purpureo vel ad cæruleum inclinante , Ra-
pum ſylveſtre majus , Quorumd.

Sa racine eſt aſſez groſſe , longue ,
branchue , blanche , vivace , d'un goût
auſſi agréable que celui de la Raiponce.
Elle pouſſe pluſieurs tiges hautes de
deux à trois pieds , quelquefois groſſes
comme le petit doigt , anguleuſes , canelées , creuſes , rougeâtres , velues. Ses
feuilles ſont diſpoſées alternativement
le long des tiges , & ſemblables à celles

de l'Ortie commune, mais plus pointues, garnies de poils, celles d'en-bas
font attachées à de longues queues, au
lieu que celles d'en-haut tiennent à des
queues courtes. Ses fleurs fortent des
aiffelles des feuilles ; elles font faites en
cloches évafées & découpées fur leurs
bords en cinq parties, de couleur bleue
ou violette, quelquefois blanche, velues en dedans, foutenues chacune par
un petit calice découpé aussi en cinq
parties, ayant dans leur milieu cinq étamines capillaires très-courtes à fommets
longs & applatis. Lorfque la fleur eft
tombée, le calice devient un fruit membraneux, arrondi, anguleux, divifé en
plufieurs loges trouées latéralement,
qui contiennent beaucoup de femences
menues, luifantes, rouffâtres. Cette
Plante croît fréquemment dans les bois
taillis, dans les hauts bois, dans les
hayes, dans les prez, & le long des vallées, aux lieux fombres & ombrageux ;
elle fleurit en Eté, & fa graine mûrit
vers l'Automne. On la cultive aussi dans
les jardins curieux ; elle donne d'agréables variétés à fleur pourpre clair, à fleur
double blanche, à fleur double bleue,
même triple & quadruple.

Notre Campanule eft empreinte d'un

fuc laiteux, & fa racine peut tenir lieu de la Raiponce ordinaire dans les falades, furtout en Carême. Si après avoir retiré de la terre cette racine, on la coupe par tranches ou par rouelles de l'épaiffeur de trois ou quatre lignes, & qu'on remette enfuite ces rouelles féparément en terre, elles produiront chacune une plante de la meme efpèce; c'eft une expérience que M. *Marchand*, après l'avoir faite, a rapportée à l'Académie Royale des Sciences. Nous avons vu ci-deffus que la même expérience avoit été faite avec un pareil fuccès fur la racine du Raifort fauvage.

On a nommé cette plante *Campanula*, ou Campanule, à caufe que fa fleur eft faite en petite cloche ou clochette; *Trachelium*, tant parce qu'elle eft un peu âpre & rude au toucher, que parce qu'elle eft propre pour les inflammations de la Trachée-Artère; *Uvularia*, parce qu'elle eft bonne pour les maladies de la Luette, & *Cervicaria*, parce qu'elle eft recommandée pour les maladies du col ou du gofier.

La Gantelée contient beaucoup d'huile & de phlegme, médiocrement de fel. Cette plante eft aftringente, déterfive, & vulnéraire. On fe fert de fa

décoction en gargarisme pour les inflammations de la bouche, de la gorge
& des amygdales : mais il ne le faut faire que dans les premiers commencemens de la maladie, qui permet alors
l'usage des astringens ; car si l'on atten-
doit plus tard, ce remède seroit plus de
mal que de bien.

## XANTHIUM.

PEtite Bardane, petit Glouteron ou
Gletteron ; Grappelles ; *Xanthium*,
Offic. *Lappa minor, Xanthium Dioscoridis*, C. B. P. 198. *Xanthium, sive Lappa minor*, J. B. 3. 572. Raii Hist. 165.
*Xanthium*, Dod. Pempt. 39. Inst. R. H.
439. Matth. Anguill. Fuchs. Turn.
Cord. in Diosc. Lac. Lonic. Thal. Cæsalp. Cast. Tabern. Gesn. Hort. Lob.
icon. 588. Lugd. Hist. 1056. *Xanthium,
sive Strumaria*, Lob. Adv. 254. *Barda-
na minor*, Ger. *Lappa minor*, Brunf.
Trag. Eric. Cord. *Lappa strumaria, foliis angulosis, dispermos, echinis bicorni-
bus sursùm rigentibus ad foliorum alas con-
fertis*, Pluk. Alm. 205. *anthium caule
inermi*, Linn. Hort. Cliff. 443. *Lappa
inversa, Arction minus, Philanthropon*,

*Charadolethron, Phasganon seu Phasga-*
*nion,* Quorumd.

Sa racine est petite, blanche, garnie
de fibres assez grosses, annuelle. Elle
pousse une tige haute de près de deux
pieds, anguleuse, velue, marquetée de
points rouges, rameuse, & qui s'étend
au large. Ses feuilles sont beaucoup
plus petites que celles de la grande Bardane, alternes, semblables en quelque
manière à celles du Tussilage, d'un verd
tirant sur le jaune, velues, légérement
découpées ou crénelées en leurs bords,
attachées à des queues un peu longues,
d'un goût un peu âcre tirant sur l'aromatique. Ses fleurs naissent dans les aisselles des feuilles, & chacune est un
bouquet à fleurons semblables à de petites vessies, du fond desquels sortent
cinq étamines ; ces fleurons tombent
facilement, & ne laissent aucune graine après eux : mais il naît sur le même
pied au-dessous de ces fleurs mâles ou
stériles d'autres fleurs femelles ou fertiles, qui laissent après elles des fruits
oblongs, gros comme de petites Olives, hérissés de piquans qui s'attachent
aux habits des passans, divisés chacun
dans leur longueur en deux loges qui
renferment des semences oblongues,

rougeâtres, convexes d'un côté, & applaties de l'autre. Cette plante croît dans les terres grasses, contre les murailles, le long des ruisseaux, dans les décombres des bâtimens, dans les fossés dont les eaux sont taries, elle fleurit en Juillet & Août, & ses semences mûrissent en Automne.

On a donné à la petite Bardane le nom de *Xanthium*, comme qui diroit *Plante jaune* ou *à jaunir*, parce que les Anciens se servoient de cette plante pour teindre les cheveux en jaune ou blond; car cette couleur de cheveux étoit autrefois la plus estimée.

Les feuilles de la petite Bardane sont amères, astringentes, & ne rougissent pas le papier bleu; elle donne par l'analyse chymique beaucoup de sel & d'huile. On assûre que l'usage du *Xanthium* guérit les Ecrouelles, les Dartres, & purifie le sang : il faut faire boire au Malade six onces du suc de cette plante, ou bien lui faire prendre un gros de son extrait. Les feuilles pilées sont résolutives comme celles de la grande Bardane, & elles conviennent pour dissiper & fondre les tumeurs scrophuleuses. *Konig* assûre que la semence de cette même plante infusée dans l'esprit de

Vin pousse le sable puissamment. Nous croyons qu'il seroit mieux, si l'on vouloit s'en servir pour la Gravelle, de la donner en poudre à la dose d'un demigros dans du vin blanc.

## XYRIS.

GLAYEUL puant, Spatule ou Espatule, Iris qui sent le Gigot; *Xyris*, Offic. *Gladiolus fœtidus*, C. B. P. 30. *Spatula fœtida, plerisque Xyris*, J. B. 2. 73 1. Dod. Pempt. 247. *Iris fœtidissima, seu Xyris*, Inst. R. H. 360. *Xyris*, Matth. Lob. Cast. Camer. Ger. Raii Hist. 1190. *Xyris, sive Spatula fœtida*, Park. *Iris foliis ensiformibus, Corollulis imberbibus, petalis interioribus Longitudine Stigmatis*, Linn. Hort. Cliff. 19. *Iris agria Theophrasti, Xyris sive Iris sylvestris Dioscoridis, Iris agrestis Spatula fœtida vulgà dicta*, Nonnul.

Sa racine est ronde à peu près comme un Oignon, étant encore jeune, ensuite courbée, genouillée, garnie de fibres un peu grosses, longues, entrelacées, d'un goût fort âcre comme celle de l'Iris ordinaire. Elle pousse beaucoup de feuilles longues d'un pied &

demi ou de deux pieds, plus étroites que celles de l'Iris commune, pointues comme un couteau ou un glaive, d'un verd noirâtre & luisant, d'une odeur puante comme de Punaise, ou de Gigot de Mouton rôti, quand on les frotte ou qu'on les rompt. Il s'élève d'entre ces feuilles plusieurs tiges de grosseur médiocre, droites, lisses, portant chacune en leur sommet une fleur semblable à celle de l'Iris, mais plus petite, composée de six pétales ou feuilles d'un pourpre sale tirant sur le bleuâtre. Lorsque ces fleurs sont passées, il leur succède des fruits oblongs anguleux, qui s'ouvrant dans leur maturité comme ceux de la Pivoine mâle, laissent paroître des semences rondes, grosses comme de petits Pois, de couleur rouge, & d'un goût âcre ou brûlant. Cette plante croît aux lieux humides, le long des hayes, dans les bois taillis, dans les brossailles, dans les vallées ombrageuses ; elle fleurit en Juillet & Août, & sa semence mûrit en Automne. On la cultive aussi quelquefois dans les jardins ; elle vient aisément par-tout ; on la trouve en plusieurs endroits aux environs de Paris, & dans toutes les Provinces de

France : mais selon *Ray*, elle est rare en Angleterre.

Nos Anciens ont donné à cette plante le nom de *Xyris* ou *Xiris*, comme qui diroit *Epée*, *Glaive* ou *Poignard*, parce que ses feuilles ont la figure de cette sorte d'arme. *Spatula* ou *Spathula* signifie la même chose.

Le Glayeul puant fournit par l'analyse chymique beaucoup d'huile & de sel. Sa racine & sa semence prises en décoction sont apéritives, hydragogues, & propres contre les Rhumatismes, les obstructions & l'Hydropisie. La poudre séche de la racine se donne également dans tous ces cas à la pésanteur d'un gros dans un verre de vin blanc. Quelques-uns en font beaucoup de cas pour les Ecrouelles, & contre l'Asthme humide : mais il paroît que sa vertu principale est d'évacuer puissamment les eaux, & de fondre les matières tenaces & visqueuses qui engluent souvent la substance des viscères.

*Fin du Supplément au Traité de la Matière Médicale de feu M. Geoffroy.*

*Fin de la Table.*

---

Le Privilége est au Tome premier du même Ouvrage latin.

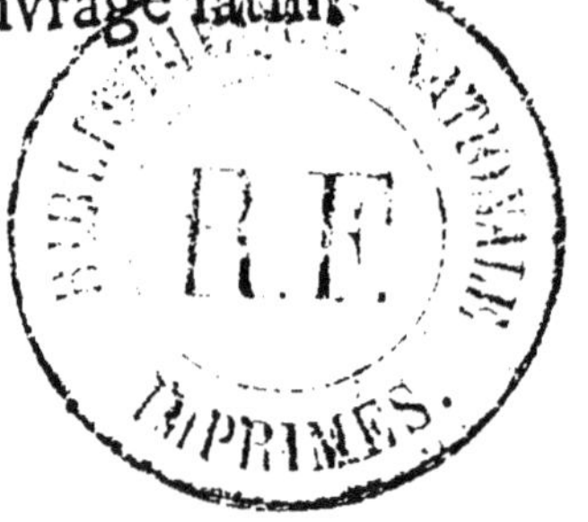